经济管理·学术前沿

基于劳动力再生产理论的中国分级医疗体制改革研究

Research on the Reform of **Graded Medical System** in China Based on the Theory of Labor Reproduction

李珊珊　修位刚　李晶　孟彦军　著

经济管理出版社
ECONOMY & MANAGEMENT PUBLISHING HOUSE

图书在版编目（CIP）数据

基于劳动力再生产理论的中国分级医疗体制改革研究 / 李珊珊等著. —北京：经济管理出版社，2023.10

ISBN 978-7-5096-9369-8

Ⅰ.①基… Ⅱ.①李… Ⅲ.①分级分工医疗—医疗保健制度—体制改革—研究—中国 Ⅳ.①R199.2

中国国家版本馆 CIP 数据核字（2023）第 204819 号

组稿编辑：范美琴
责任编辑：范美琴
责任印制：黄章平
责任校对：陈 颖

出版发行：经济管理出版社
（北京市海淀区北蜂窝 8 号中雅大厦 A 座 11 层 100038）
网 址：www. E-mp. com. cn
电 话：（010）51915602
印 刷：北京晨旭印刷厂
经 销：新华书店
开 本：720mm×1000mm /16
印 张：15.25
字 数：290 千字
版 次：2024 年 1 月第 1 版 2024 年 1 月第 1 次印刷
书 号：ISBN 978-7-5096-9369-8
定 价：88.00 元

联系地址：北京市海淀区北蜂窝 8 号中雅大厦 11 层
电话：（010）68022974 邮编：100038

前言

PREFACE

2019 年发布的《健康中国行动(2019—2030 年)》提出了坚持预防为主、防治结合的原则，以基层为重点，促进以治病为中心向以健康为中心转变，提高人民健康水平，而分级医疗体制改革是实现此战略目标的重要保障。但是当前我国分级医疗体制仍存在诸多问题，尚不完善。

由于本书研究的是医疗体制改革中的分级诊疗部分，它涉及医疗体系的科学分极、各层级医疗机构的功能定位以及各层级医疗机构间的分工协作机制等，因此本书以“分级医疗体制”为研究主题。本书主要研究当前我国分级医疗体制存在的问题，并提出改革的对策建议。

本书首先借鉴了实施分级医疗体制的部分 OECD 国家的实践经验，总结归纳出劳动力再生产成本在各层级政府间的分摊机制及在此基础上各层级医疗体制的资源配置衰减规律、各层级医疗体制功能以及各层级医疗体制之间的分工协作机制。在医疗资源配置方面，以初级卫生体制为主体，医生资源、医疗机构数量都应呈现金字塔结构，下面级医疗资源配置最多，向上逐级递减，并呈现一定的比例结构。在各层级医疗体制功能方面，下面级医疗机构应承担居民的第一接触人角色，其功能包括居民疾病的预防、诊断和治疗，以及在无法提供相应诊疗手段时，向居民提供合理的就诊机构并参与上面级医疗机构的诊疗过程，充当上面级医疗机构的“守门人”角色。在分工协作机制方面，下面级医疗机构的全科医生做居民的代理人，负责联系专科医生，参与居民在上面级医疗机构的就诊方案的设计，是居民首诊及最终的健康管理者；大部分专科医生自由流动，与上面级医疗机构之间是合同关系；全科医生在医院成为资历较高的医生后在社区开办诊所，并可以带患者在上面级医院进行手术，从而较好地实现了上面级与下面级医疗机构间的信息互通及资源共享。国外分级医疗体制实现了医疗体制金字塔与疾病发病规律金字塔的呼应，各层级医疗体制间的分工协作机制也保证了资源配置响应疾病发病规律金字塔对医疗资源的要求。

本书通过探寻国外医疗资源“金字塔衰减”的规律性，总结归纳出各层级医疗资源配置的结构比例，以此为依据检验我国分级医疗体制在各阶段的资源配置状态，得出我国分级医疗资源呈现体制性错配的基本结论。我国下面级医疗体制的分级比重不占有主体地位，更多的资源配置在上面级医疗机构，医疗资源配置总体呈现倒置的状态；下面级医疗机构的卫生人员质量不高，优质医疗资源大部分富集在上面级医疗机构，医务人员中全科医生缺乏，没有实现全科下沉、专科上升的资源分级配置安排；上面级医疗机构人员向下流动性较差，一般通过编制束缚在高层级医疗机构，无法在各层级医疗机构间流动。各层级医疗机构间不是功能定位的差别，而是医疗资源质量的差异。通过对我国分级医疗体制的历史沿革的分析发现，我国分级医疗体制对疾病发病规律的呼应呈现出呼应—不呼应—部分呼应的状态，由此也导致了医疗资源的配置呈现相对合理—不合理—趋于合理的状态。我国分级医疗体制经历了三次比较大的改革，在新中国成立初期，我国劳动力再生产成本主要由中央财政承担，政府按照疾病发病规律的要求在城乡构建了三级医疗体制。医疗资源下沉基层，深入居民生活、工作场所，大量的诊所和赤脚医生分布在基层，高层级医疗机构不直接面向居民，只接受急性或从下面级医疗机构转诊而来的患者，实现了用较少的资源满足最大量患者的需求，国民健康指数迅速上升。市场经济条件下，在分级医疗体制的改革中，一方面，政府削减了投入本来就有限的卫生费用，劳动力成本分摊由国家逐渐转变为个人，从劳动力成本在政府之间的分摊来看，地方政府在本时期成为卫生费用的主要投入主体；另一方面，政府通过“给政策不给钱”的做法将各层级医疗机构推向市场去竞争运行费用，导致医疗机构转向高利润或有利润的诊疗服务，下面级医疗机构的公共防疫功能崩溃的同时，其诊疗能力也无力与上面级医疗机构竞争患者，居民的常见病、多发病无法在下面级医疗机构得到有效诊疗，只能被迫在上面级医疗机构就诊。医疗资源扭曲状态在市场化改革过程中逐渐形成。新医改重新确立了“政府主导”的基调，政府加大了对医疗卫生领域的投入力度，尤其是初级医疗卫生体制的建设。由于没有意识到既有医疗资源配置的失当根源于劳动力再生产成本分摊在各层级政府间的失衡，尽管政府加大了对初级医疗卫生体制的投入，通过医联体等形式促进各层级医疗体制间的分工协作，但是倒置的医疗资源配置状况及居民趋高就诊的问题并没有从根本上得到解决。

通过对我国分级医疗体制历史沿革的研究发现，医疗资源体制性错配的根本原因在于政府在分级医疗体制运行中的失灵。劳动力成本在各层级政府间、在城乡区域间的不合理分摊以及在此基础上形成的医疗资源配置机制导致了分级医疗体制的扭曲。因此，为解决我国政府在医疗卫生领域资源配置失灵的问题，本书提出了更好发挥政府作用即政府应主动修正体制性错配的分级医疗体制改革路径。

针对我国分级医疗体制错配的原因及改革路径，本书提出的具体对策建议包括：转变劳动力再生产成本分摊机制，转变对医疗卫生服务的错误认识，加强政府财政投入调节机制，调整各层级政府间卫生财政分摊结构，完善转移支付制度，加强卫生财政投入的法律保障；以省为主体对区域内医疗卫生资源合理统筹分级，依据医疗机构承载功能分配医疗卫生资源，完善区域卫生规划构建医疗资源调整、监测机制；构建全科医生“守门人”制度下的转诊体系，加强全科医生的人才培养，构建竞争性全科医生签约制度，改革各层级医生的雇佣方式及薪酬制度，构建以全科医生与专科医生为主体的转诊体系；构建与医师个人相挂钩的医保付费机制，综合采用多种医保支付方式激励医疗资源优化配置；构建医疗联合体，促进医疗资源的优化配置与分工协作。

在本书的研究和写作过程中，笔者参阅了国内外大量的文献资料，得到了很多领导、同事和朋友的帮助，在此一并表示感谢。

由于笔者水平和条件所限，书中谬误在所难免，恳请专家和同仁批评指正。

目　录
CONTENTS

导　论

Chapter one

1.1 研究背景

健康是促进人的全面发展的必然要求，是经济社会发展的基础条件。我国一直以来高度重视人民的健康问题，党的十八大以来，党中央更是将人民健康放在优先发展的战略地位，努力实现全方位、全生命周期保障人民健康，在医疗卫生领域的一系列改革中，分级诊疗被定位为五项基本医疗卫生制度之首。

分级医疗体制是一种由国家主导的，通过劳动力再生产成本在各层级政府间的合理分摊实现的医疗卫生资源分级配置的体制。该体制最早由英国提出并付诸实践，随后原英国殖民地国家及欧洲诸国等发达国家纷纷效仿。从20世纪50年代开始，世界卫生组织基于发达国家实施分级医疗体制的成功经验，倡导各国构建分工合理的分级医疗体制，至此，包括中国在内的大部分国家开始构建三级医疗体制，部分国家根据自身情况构建四级[如德国划分为社区门诊服务、跨社区(专科医院)、综合医院、大型医院]或者二级结构(如新加坡由初级与次级医疗机构组成的治疗服务体系)的医疗体制。

新中国成立初期，我国政府是医疗卫生服务的主要提供者，医疗卫生资源的配置统一遵循国家的计划经济体制安排，中央政府是医疗卫生费用的主要承担者，对医疗卫生机构按照其所属行政等级及承担的功能进行财政拨款，逐渐构建了城乡三级医疗卫生体制。该分级体制在计划经济时期适应了资源配置的需要并取得了较好的健康效益，但随着计划经济的改革，其赖以存在的政治、经济、文化环境不复存在，政府大幅度削减了医疗卫生领域的财政投入，从而削弱了政府调控卫生资源合理配置的能力，在分税制改革中，政府间对劳动力再生产成本的财政分摊机制出现扭曲，由此导致了医疗卫生领域卫生资源配置的倒金字塔结构。从而与正金字塔式的疾病发病规律及由此决定的居民直接式就医需求相背离，处于金字塔塔底的常见病、多发病无法在社区找到可以信任的全科医生进行治疗，患者只能采取间接式就医方式，选择在医疗资源丰富、质量较高的上面级医疗机构就诊，趋高无序就医导致的拥堵、医患矛盾、资源浪费、医保基金支出急剧增长等社会问题日益严重。

为解决医疗领域的突出矛盾，我国政府在继2009年新医改中提出“引导一般诊疗下沉到基层，逐步实现社区首诊、分级诊疗和双向转诊”之后，2015年出台了《关于推进分级诊疗制度建设的指导意见》，旨在通过分级诊疗政策体系的完善、医疗机构分工协作机制的形成、全科医生队伍建设的加强，实现优质资源的下沉、医疗资源利用效率和整体效益的提高，在2020年构建符合我国国情的分级诊疗制度。在2016年召开的全国卫生与健康大会将分级诊疗定位为五项基本医疗卫生制度之首，同年10月，中共中央、国务院印发《“健康中国2030”规划纲要》，确立了分级诊疗优先发展，保基本、强基层的政策。在2016年3月8日的十二届全国人大四次会议举行的记者会上，时任国家卫计委副主任马晓伟表示，“这一轮医改一个最重大的举措就是分级诊疗制度的提出”。分级诊疗被作为缓解看病难、看病贵的重要措施提出，是落实人人享有就医体制的保证，是对我国医疗资源格局的重新调整。在具体的分级医疗制度推进方法上，2016年，国务院医改办、国家卫生计生委等七部门联合制定了《关于推进家庭医生签约服务的指导意见》，通过家庭医生签约服务促进医疗卫生工作重心下移、资源下沉，为群众提供综合、连续、协同的卫生服务，引导群众有序就医，增强人民群众的获得感。2017年4月，《国务院办公厅关于推进医疗联合体建设和发展的指导意见》指出，通过开展医疗联合体建设，调整优化医疗资源结构布局，促进医疗卫生中心下移和资源下沉，提高基层医疗服务能力，促进医疗资源在医疗机构间的流动，提升医疗服务体系服务效率，更好地实施分级诊疗和满足群众健康需求。各地也在政策引导下，结合自身特点开展了分级诊疗制度的实施工作，如以厦门为代表的慢性病管理模式，采用“三师共管、上下联动”的方式，提升基层服务能力，实现居民慢性病的自我管理；以北京为代表，通过构建医联体方式实现各层级医疗机构间的区域医疗资源共享；以攀枝花为代表，通过对诊疗病种分级的方式实现各层级医疗机构间的功能定位；以上海为代表的以家庭医生签约服务为手段实现有序就医的模式；以西宁为代表的通过医保政策引导居民有序就医的模式等。

国家自2009年以来的新医改决心不可谓不大，出台的政策措施不可谓不多，但尚未改变导致医疗资源错配的根源——劳动力再生产成本在各层级政府间分摊机制的失衡问题。劳动力再生产成本在各级政府间不合理的分摊机制导致按照行政级别获取财政投入的各层级医疗卫生机构间的资源配置呈现倒置状态，医疗机构的分级无法回应疾病发病规律的特点，却成为患者选择医疗机构就诊的依据，行政级别越高的医疗机构越受到患者的信赖。因此，在不合理的劳动力再生产成本分摊基础上，无论国家如何进行改革，都无法矫正医疗资源倒置、患者跟随医疗资源趋高就诊的问题，因此，医药卫生体制改革仍有待深化。

尽管新医改已经过去了10多年，但医疗卫生领域依然存在诸多问题，主要包括：基层服务能力薄弱接不住应诊患者，基层医疗机构的条件尤其是优质医师资源未得到同步改善的情况下，服务与需求差距大，以至于沦为开具转诊证明的工具，为居民所诟病（李志荣等，2018；李显文，2015；方鹏骞，2014）；各层级医疗机构功能定位不清，业务存在重叠，以营利保证机构正常运行的情况下，高层级医疗机构在分级诊疗制度实施过程中利益必将受损，因此参与积极性不高，甚至会阻碍分级诊疗制度的实施，上转容易下转难的现象以及高层级医院居高不下的就诊率就是很好的例证；双向转诊运行不畅，甚至在医联体内部，在高层级医疗机构医生坐诊基层的模式中依然存在高层级医疗机构虹吸患者的现象（高和荣，2017）。

对于患方，原有的就诊方式赋予患者更多的选择权，患者可根据自己的判断选择相应的医疗机构就诊，而当前在基层尚未真正做强，在没有建立起信誉品牌之前要求患者社区首诊的制度，必然得不到患者很好的遵从。从《中国卫生健康统计年鉴（2020）》的数据来看，2019 年医疗机构数占比 3.47%的医院，其诊疗量占比为 45.89%，且 2015~2019 年以平均 5.7%的速度增长，而占比 96.53%的基层医疗卫生机构，其诊疗量占比为 54.11%，2018 年诊疗绝对量出现负增长，基层医疗机构人次数在总诊疗人次数中的占比呈现下降趋势。目前的就医流向趋势表明，我国基层医疗服务业务依然在萎缩，服务能力日益下降，这与当前分级诊疗的目标——建立合理的就医秩序相背离。

我国分级医疗体制应该如何改革，医疗资源合理配置的标准是什么，如何通过政府间对劳动力再生产成本的合理分摊扭转医疗卫生资源的倒置问题，成为当前亟须从理论和实践方面予以解决的问题。因此，研究分级医疗体制错配的根源，构建合理的医疗资源配置结构，探寻分级医疗体制改革的根本方向与合理路径，具有重要的现实意义。

1.2 研究目的和意义

1.2.1 研究目的

本书的研究目的是分析我国分级医疗体制存在问题的根源，即解释医疗资源分级配置为什么发生体制性错配，以及如何修正这种体制性错配。

1.2.2 研究意义

1.2.2.1 理论价值

本书运用马克思劳动力再生产理论，以劳动力再生产成本分摊为主线，构建了关于判别分级医疗体制合理性及如何加以完善的理论分析。通过运用马克思劳动力再生产理论探究劳动力再生产与医疗费用的关系，劳动力健康再生产作为劳动力再生产的重要组成部分，是社会经济发展的根基，特别在社会化大生产以来，劳动力再生产已由单纯的个人需要转变为社会需要，劳动力健康再生产应更多地由国家通过直接或间接的方式予以干预。劳动力再生产在各级政府间是否合理分摊成为决定医疗卫生资源是否实现合理配置的决定因素，医疗资源分级配置状态是劳动力再生产成本在各级政府间分摊的外在表现。通过运用马克思劳动力再生产理论，探寻国外劳动力再生产成本合理分摊机制以及在此基础上形成的各层级医疗资源配置的结构比例，提供了判断分级医疗体制合理性的客观依据，从而阐明了我国分级医疗体制根本性弊端的表现形式为医疗资源分级配置呈现倒金字塔分布；而产生这种问题的主要根源是政府失灵，表现为劳动力再生产成本在各层级政府间的分摊失衡；在此基础上提出了政府更好发挥作用体现为主动修正体制性错配的观点，即彻底转变当前劳动力再生产成本在各层级政府间扭曲的分摊机制及在此基础上形成的医疗资源分级配置中的体制性错配，以“金字塔衰减”为导向，将我国分级医疗体制从倒金字塔分布的不合理格局改变为正金字塔分布的合理布局，从而对我国分级医疗体制改革做出了系统性理论解释。

1.2.2.2 应用价值

本书首先深入探讨了导致分级医疗体制呈现体制性错配的根源在于劳动力再生产成本在各级政府间的分摊机制的失衡，从而为分级医疗体制改革指明了方向，找到了突破口；其次深化了医疗资源分级配置应呈金字塔分布的分析并使之实用化，进一步提出了医疗资源分级配置的具体结构比例，即各层级医疗资源配置结构为：下面级与上面级医疗机构的数量之比为35，医师比为1.1，卫生费用之比为0.68，为分级医疗体制改革提供了具有可量化、可操作的决策依据，为政策优化提供参考；最后，结合国外劳动力再生产成本分摊机制及实施分级医疗体制的成功经验，为我国分级医疗体制改革提出了改革路径、措施与对策建议。

1.3 分级医疗相关概念界定

1.3.1 劳动力再生产成本

劳动力再生产是人类为养育自身和延续后代进行的一种生产活动，具体包括体能再生产、健康再生产、精神再生产、智能再生产和后代再生产五个方面。

劳动力再生产顺利进行所花费的物质资料的价值构成了劳动力再生产成本，即以上五个方面再生产所花费的费用，具体包括体能再生产费用、健康再生产费用、精神再生产费用、智能再生产费用和后代再生产费用。其中，体能再生产费用包括为保持身体机能所需要的衣食住行等生活费用；健康再生产费用包括使人从患病到恢复健康的医疗费用及防疫费用；精神再生产费用包括满足人的精神生活的文化娱乐费用；智能再生产费用包括使人获得知识和技能的学习费用；后代再生产费用包括组建家庭和繁育后代的婚姻和养育费用。

1.3.2 劳动力再生产成本分摊

1.3.2.1 劳动力再生产成本分摊的含义

劳动力再生产成本分摊指劳动力再生产成本在承担主体间的分配结构。它有两种形式：一种是劳动力再生产成本在政府、社会、个人之间的分摊，它影响到政府对医疗卫生资源的调控能力；另一种是劳动力再生产成本在各层级政府之间的分摊，它影响到医疗资源的分级配置结构。

1.3.2.2 劳动力再生产成本分摊与分级医疗体制的关系

劳动力再生产成本分摊机制是分级医疗体制的经济本质，国家通过财政再分配的职能将医疗资源配置在不同层级的医疗卫生机构，实现不同的医疗功能，形成一定的卫生资源配置结构，分级医疗体制是劳动力再生产成本分摊在医疗卫生领域的表现形式，二者互为表里。

1.3.3 经济资源与医疗资源

经济资源指一切可以产生使用价值、劳务和价值，可供进行生产经营，可供劳动就业，能够提供营利的一切“硬件”和“软件”的事物。经济资源包括物的要素与人的要素。物的要素包括劳动资料和劳动对象，劳动资料包括生产工具、建筑物等，劳动对象由未经人类加工的、自然界直接提供的矿藏、土地、水等资源构成。人的要素包括一切形态的劳动及具有一定技能、知识的劳动者。

医疗资源是在一定社会经济条件下，社会投入到卫生服务中的各类资源的总称，包括卫生人力资源、物力资源、财力资源、技术和信息资源等。医疗资源是经济资源的一部分。

1.3.4 金字塔结构

本书中金字塔结构指的是不同疾病发病患者在数量上呈现的一种结构关系。一般而言，常见病、多发病的发病患者数量最多，疑难重症、罕见病的发病患者最少，其他疾病患者及疾病发展介于初期与疑难重症之间阶段的患者数量居中，由此，形成了常见病、多发病患者数量构成金字塔底部，疑难重症、罕见病发病患者数量位于金字塔顶部，其余患者数量居于金字塔中间部位的金字塔结构。该结构强调不同种类、不同严重程度疾病患者的数量关系以及由此所呈现的空间布局结构。

1.3.5 分级医疗与分级医疗体制

1.3.5.1 分级医疗

对于分级医疗概念的界定，比较流行的观点认为分级医疗是将疾病按照轻、重、缓、急及治疗的难易程度进行分级，要求不同级别的医疗机构承担不同等级疾病的治疗，目的是治疗及时、效果良好、费用支出节省，促进医疗机构间的分工协作，实现对医疗卫生资源的有效配置。

从全科医学视角进行界定的学者认为，分级医疗是以患者健康需要而展开的分工、合作与协调的网核型服务模式，其本质是全科医疗与专科医疗之间的分工与合作。

从制度视角进行界定的学者认为，分级诊疗是由一系列制度和机制作保障的，基于医疗服务需求的逐级筛选过程。分级医疗既是看病问题，更是制度安排问题。

由此可见，分级医疗的分级依据是疾病的发生规律，医疗机构要依据疾病的发病情况来确定分级及其应承担的医疗功能。当前国际上比较流行的分级方法一般将医疗机构分为三个层级：初级医疗服务、次级医疗服务和三级医疗服务。每一层级的医疗服务应根据疾病治疗需求设计其功能，按照疾病需求的三级划分方法，患常见病、多发病的患者数量最多，对医疗服务的需求量也是最大的，该类疾病的特点为，或者处于疾病发生初期，或者是较常见、易于处理，因此，针对该类疾病配置的医疗卫生资源包括人力、物力等应是最大量的，且易于为患者所接触，在该层级的医疗机构也被称为初级医疗机构，强调“第一响应”“可及性”等目标。初级医疗机构在地理位置上要求满足深入社区，能够为居民提供首诊服务、护理服务等，它是居民同医疗服务接触的第一环节，是连续性医疗的第一级。

罕见病、疑难重症覆盖的人群数量是最小的，但由于其复杂性与罕见性，治疗难度较大，对应该类疾病的医疗资源配置数量在三类患病人群中应最少，覆盖人群范围或医疗服务半径要足够大，但是对医务人员的专科知识背景、团队合作能力、创新能力等要求较高，且医疗资源的配置应有利于科研与医学知识的传授。

介于常见病和复杂病症之间的是一般复杂疾病，是可以确诊的相对严重、复杂的疾病，此类疾病专科化明显，有较成熟的治疗方案，可通过住院治疗康复。无论从疾病的发病概率还是从疾病治疗的难易程度角度而言，都处于中间水平，因此，医疗卫生资源配置的数量也应处于中间状态。

医疗卫生资源如果能够按照疾病发生规律进行资源配置，并执行相应的治疗功能，我们就认为是一种正确的分级方式；反之，就是错误的分级方式，需要通过改革进行矫正。

1.3.5.2 分级医疗体制

分级医疗是人类社会为应对疾病发生而设计的医疗服务供给方式，它不会自发形成，只能在人类社会对疾病发病规律的认识过程中，通过相应的体制、机制安排来实现。通过对西方资本主义国家的分级医疗体制进行考察发现，分级医疗体制的实现是在劳动力再生产上升为社会资本再生产的过程中，伴随着各级政府之间的劳动力成本分摊机制的形成而形成的，劳动力再生产成本合理分摊体现为医疗资源分级配置遵循疾病发病规律呈现金字塔布局。分级医疗体制体现为国家通过财政的再分配职能，通过政府间的合理分摊将资源按照疾病发病规律的要求配置在相应的医疗卫生服务层级，即国家通过相应制度的构建，促成医疗资源分级配置，实现不同级别、类型的医疗机构承担不同类型或阶段疾病诊疗的功能，从而形成医疗资源合理配置的医疗服务体制。它是关于医疗资源配置的人群空间覆盖问题，是人类社会根据疾病发病规律，通过构建相应的体制机制实现更好的、更有效覆盖全体社会成员中多数患者的医疗体制。分级医疗体制中的“级”并非以机构规模大小或行政级别高低为划分标准的纵向联系节点，而是基于疾病的类型及所处病程的差异所承担不同诊疗职责的体现。

具体而言，分级医疗体制的内涵主要包括三方面的内容：第一，医疗服务体系如何科学分级；第二，各层级医疗机构的功能定位；第三，如何促进各层级医疗机构之间的分工协作以实现医疗资源的合理配置。分级医疗体制的外延包括分级医疗资源配置的各项制度及其相互之间的作用机制的总和，如财政卫生投入体制、家庭医生制度、社区首诊制度、双向转诊制度、医疗保险制度等。

1.3.5.3 全科下沉与专科上升

全科指的是以全科医生为核心的全科医疗资源，全科医生接受全科医学（整合临床、预防、康复及人文、社会学科等相关内容于一体的专业学科）的专门训练，提供以人为中心、以家庭为单位、以社区为范围、以整体健康的维护与促进为方向的长期综合性照护。

专科指的是以专科医生为核心的专科医疗资源，专科医生一般擅长某类疾病或某个人体器官疾病的诊治，他立足于生物医学模式基础，以治疗疾病为中心，病患多为可以确诊的某类疾病的患者，可为患者提供有针对性的医疗服务。

从疾病的发病规律来看，常见病、多发病及处于发展初期的疾病具有覆盖人群广，且多为未分化的甚至是自限性的特点，此时的专科性并不明显，病因存在广泛性与不确定性，对医疗服务的要求更倾向于长期的跟踪观察、经常性的沟通，甚至是对心理、人际关系的疏导等。因此，针对该类疾病的特点，需要全科资源下沉在金字塔的塔底与该类患者的医疗需求进行呼应。从具体工作来看，全科资源应深入社区和居民生活、工作的地方，为居民提供便捷、迅速、可得的医疗服务。

对于一般复杂性疾病或急危重症，其覆盖人群明显低于常见病、多发病，位于发病金字塔的中上部，该类疾病需要具有较专业背景的专科医生有针对性地进行治疗，因此，专科医疗资源应上升到金字塔的中部及上部与患者疾病需求相对应。在具体实践中，经过全科医生诊断、筛选、确诊后的患者大量减少，因此，以专科医疗资源为主的上面级医疗机构覆盖的地理范围要远远大于全科诊所。

由此可见，全科下沉指的是全科医疗资源要在金字塔底部与患者的就诊需求相对应，专科上升指的是专科医疗资源应在金字塔的中上部与患者的就诊需求相对应。专科医疗资源与全科医疗资源是当今医疗服务供给必备的两种资源，全科医疗资源是保障居民健康的第一道防线，且是居民利用专科医疗资源的枢纽，能够保证居民有效地利用医疗资源，因此应最大化覆盖到每一位居民；专科医疗资源提供的服务更具有针对性，更加专业化，是一种以疾病为中心的诊疗模式，其专业性强、技术要求高，服务对象一般是经过全科医生筛选而来的，面对的患者数量较少。

1.3.6 二次响应

疾病发生规律具有客观实在性，而分级医疗体制则是人类在与疾病作斗争的过程中不断探索总结形成的社会意识，它可能正确反映客观规律，也可能会偏离。当分级医疗体制的资源配置设计遵从疾病发生规律时，便能够有效利用医疗资源控制疾病的发生与发展；反之，便会导致医疗资源的浪费与无效。

二次响应指的是分级医疗体制资源配置与疾病发病规律的呼应情况。疾病发病规律金字塔要求医疗资源配置也应呈现金字塔式的空间布局，人类社会制度在经济、政治、文化等多种因素影响下做出的对疾病发病规律的响应即为二次响应。它可能正确响应也可能错误响应疾病发病规律的客观需求，若分级医疗体制对资源的配置适应疾病发病规律，我们称为直接响应；反之，称为间接响应。

直接响应的具体内容包括：全科医疗资源下沉在金字塔的底部能够对居民各种医疗服务需求做出响应，包括直接诊疗和推荐转诊；专科医疗资源上升，诊疗工作主要面对急症患者及由全科医生转诊而来的患者。

间接响应指医疗资源没有按照疾病发病规律来进行配置，下沉在基层的全科资源不足或质量不佳等，导致居民向上就诊；或者专科下沉在基层，居民由于自身医学知识的匮乏不能找到对症医生而导致重复就诊的情况，从而过多消耗医疗资源、社会资源等。

直接响应被认为是分级医疗体制正确回应疾病发病规律的外在表现；间接响应是分级医疗体制没有对发病规律做出合理响应，间接响应反映出资源配置的错位。在分级医疗体制对发病规律不能做出正确响应的情况下，必将导致看病难、看病贵，因此必须通过改革进行矫正。

1.3.7 直接式就诊需求与间接式就诊需求

直接式就诊需求指居民由疾病发病规律所决定的不受其他因素影响下呈现出来的自然就诊需求。常见病、多发病居民由专门针对该类疾病特点的全科医生在社区诊所或社区医院进行医治，急危重症等疾病到相对应的专科诊所或医院进行就诊。

间接式就诊需求指居民的常见病、多发病在社区无法获得相应治疗的前提下，由自己做出判断到高层级专科医疗机构就诊的状况。此种就诊方式浪费大量的人力、物力、财力，治疗效率低下，容易引发高层级医疗机构的人员拥堵、医患矛盾、费用上涨等严重的社会问题。

1.3.8 分级医疗体制与相关概念辨析

1.3.8.1 分级医疗体制与医疗资源配置

医疗资源配置指的是在一个国家或区域，将筹集到的卫生资源在不同卫生行业(或部门)内进行分配和转移，主要包括卫生机构、人力资源、物力资源、财力资源及卫生管理资源等构成卫生资源的诸要素如何分配，分配的数量、结构和布局等。

医疗资源空间的优化配置是实现有序就医的基础，也是分级医疗体制改革的目标。分级医疗以合理的资源配置为前提，若医疗资源空间配置不当，则很难实现患者的有序就诊。在信息严重不对称的医疗市场，患者跟着医生走，在医生隶属于医疗机构的体制下，患者通过医疗机构级别来选择医生，因此医疗资源配置到哪里，患者就会流动到哪里。当前“看病难”主要是到三级医疗机构看病难，因为当前医疗资源的配置是按照医院的行政级别高低来决定的，越高级别的医疗机构获得的资源越多，质量越高。这与当前分级医疗的精神是相悖的，英美国家诊疗经验表明，85%以上的疾病都可以在基层治愈，大量资源应首先配置在基层，才能发挥基层医疗机构“守门人”的作用，才能实现基层首诊，从这个角度来说，分级医疗体制改革即为医疗资源空间配置布局的改革，其目标是形成与疾病发生规律决定的医疗需求相匹配的医疗资源空间配置格局。因此，很多学者认为，分级诊疗制度是合理配置卫生资源的核心制度之一，是实现人人享有基本医疗服务这一目标的制度保障。分级诊疗体系成为重新配置医疗资源、破解“看病难”顽疾的一剂“药方”。

1.3.8.2 分级医疗体制与医疗资源整合

医疗资源整合是在医疗资源总体数量不改变的情况下，通过对医疗资源进行优化组合与配置，提供更大量、更优质的医疗服务，从而降低医疗服务提供的运营成本，实现规模经济。当前医疗资源整合的形式按照整合医院级别可分为：垂直整合，即不同级别和水平的医疗卫生服务机构之间的整合；水平整合，同级或同类医疗卫生服务机构之间的整合。按照产权归属划分为：虚拟整合，不以资产所有权进行的整合，主要通过卫生系统要素进行联结(如以合同、协议、战略伙伴等形式合作)；实体整合，以所有权为基础的整合，对所属机构资产有统一所有权。按照整合的部门可分为：卫生服务筹资部门与提供部门的整合，如美国退伍军人医疗服务体系、英国1991年改革前的国家医疗服务体系等；卫生服务体系的整合；公共卫生体系的整合，如医疗服务提供体系的整合；以慢性病为基础，通过将社区预防机构、医疗机构及其他社区基层组织整合为一个整体，医院与下面级医疗机构包括乡镇卫生院或社区服务中心(站)、公共卫生服务机构等基层网底机构紧密结合起来的慢性疾病管理模式；功能整合，关键的支持性功能和活动在各科室和部门之间的整合；临床整合，卫生系统中，医疗机构内部各类部门和科室之间资源进行整合协调共同为患者提供适宜的服务，所需要的协调程度由患者病情严重程度及医生的判断决定。由此可见，资源整合相对于分级医疗而言范围更加宽泛，分级医疗仅针对的是医疗资源整合中的垂直整合部分，即医疗服务提供体系纵向整合，比如将一级医院、二级医院、三级医院依据一定的组合方式构建起来的医疗联合体或将村卫生室、乡镇卫生院、县级医院整合起来的医共体等。

医疗资源整合是医疗资源优化配置的重要途径之一，通过对医疗资源存量实施优化重组，充分发挥既有资源的使用效率，从而满足患者的医疗需求。2010年卫生部《关于公立医院改革试点的指导意见》中强调通过各种形式的重组方式对医疗资源进行整合，利用分等级的医疗服务价格、医保支付制度等多种制度设计引导患者下沉在基层就诊一般常见疾病，逐步实现社区首诊、分级医疗和双向转诊。由此可见，分级医疗是医疗资源纵向整合的目标，医疗资源整合是分级医疗体制实现的前提和手段，分级医疗形成过程也是医疗资源不断整合、完善的过程。

1.3.8.3 分级医疗体制与分工协作

医疗机构的分工协作是指各医疗机构在初级卫生保健和专科医疗服务之间进行的分工，并在疾病、健康教育、人员培训、科学研究和医疗技术等方面开展协作，为患者提供连续性的医疗卫生服务，从而形成合理的分级诊疗秩序，更好地保障人民群众健康。分工协作更加强调既有资源的再配置、更合理有效的使用，分级医疗体制不仅强调对既有资源的空间配置，还包括对初始资源的合理空间配置，因此，分工协作是分级医疗体制实现的重要机制。

分级医疗制度中提到的“双向转诊、急慢分治、上下联动”就是分工协作的内容。由此可见，分级医疗与分工协作互为前提与因果。在发达国家，实施分级医疗政策促进了医疗机构的分工协作，而在我国，在良好的分工协作前提下实施分级医疗制度将更为可行。

1.4 研究内容与框架

本书通过对国内外劳动力再生产成本在国家之间的分摊机制及在此基础上形成的医疗资源分级配置状态进行分析，探索分级医疗“金字塔衰减”规律及导致我国分级医疗体制出现问题的根源，为我国分级医疗体制改革提供理论支撑和改革思路。

1.4.1 研究内容

本书的内容可分为三大部分：第一部分为理论部分，主要运用马克思劳动力再生产理论作为本书研究的理论基础，并根据西方资本主义国家劳动力再生产成本的分摊变化得出结论，在劳动力再生产上升为社会资本再生产之后，国家成为劳动力再生产成本分摊的主体，而各层级政府间对劳动力成本的分摊机制形成了相应的分级医疗体制。合理的劳动力再生产成本分摊会响应疾病发病规律对人类社会的呼唤，体现为医疗资源分级配置的金字塔布局，即医疗体制的分级、金字塔衰减的数量关系都应响应疾病发病规律的客观要求。进而在既有理论的基础上对医疗资源分级配置的金字塔理论进一步深入研究，提出了医疗资源分级配置的衰减规律，包括分级特点及其衰减的数量关系描述。

第二部分，通过对 OECD 发达国家劳动力再生产成本分摊机制及在此基础上医疗卫生资源在各层级的配置进行分析，进一步探寻各层级医疗资源具体衰减比例结构。选取在一定年份符合衰减规律的三个 OECD 国家——澳大利亚、法国和加拿大，对它们的医师配置结构、医疗机构配置结构和经费配置结构进行统计学分析，得出医疗资源分级配置结构的现实状态及各层级医疗资源具体的衰减比例。同时对影响医疗资源配置结构的因素进行分析，进一步验证了不仅疾病发病规律，一个国家的政治、经济、社会等因素也会影响医疗资源的配置结构，西方发达国家医疗资源的布局响应了疾病发病规律，其资源配置结构及方式对我国的分级医疗体制改革具有较好的借鉴意义。第二部分是对理论部分的进一步论证。

第三部分，通过剖析我国劳动力再生产成本分摊机制在各个阶段的变化以及由此形成的医疗资源分级配置状态，发现我国分级医疗体制在计划经济时期医疗卫生资源在各层级的分级配置呈现正金字塔结构，在经济体制改革时期，分级医疗体制资源配置严重背离了金字塔状态，倒置的金字塔配置状态逐渐形成，分级医疗体系在该时期趋于瓦解。在新医改时期，随着我国各项政策的颁布与实施，医疗资源配置状态逐渐发生改变，但是并没有从根本上扭转资源倒置的现状。通过对分级医疗体制历史演变过程中影响其发展的各项制度展开分析，探究医疗资源体制性错配发生、发展过程，发现导致错配的根本原因是政府在医疗领域的失灵。因此，应以合理衰减原则为指导，转变我国劳动力再生产成本分摊机制失衡，从而彻底扭转医疗资源分级配置中的体制性错配，通过更好地发挥政府作用来实现医疗资源的合理配置结构。

针对我国分级医疗体制出现的问题，根据改革路径，结合国外分级医疗体制的成功经验，对我国分级医疗体制改革提出了具体的对策建议。根据以上研究内容，具体章节安排如下：

第1章，导论。本章介绍了本书的研究背景、研究目的和意义、相关概念界定、研究内容与框架、研究方法、本书的创新与不足。本章是全书的总领。

第2章，国内外文献研究综述。本章对国内的研究主要从分级医疗体制现状、分级医疗体制存在问题产生的后果及原因、分级医疗体制改革的必要性及分级医疗体制的理论分析等方面进行了文献梳理；对国外研究主要从分级医疗的内涵及体制建设方面进行了文献梳理，并对国内外研究现状进行了述评。

第3章，分级医疗体制的理论基础。本章梳理了马克思劳动力再生产理论，并在此基础上研究了劳动力再生产与医疗费用的一般关系、垄断资本主义时代劳动力再生产与医疗费用的特殊关系，以及劳动力再生产成本分摊体现为医疗资源分级配置的"金字塔法则"，为本书的研究做好理论支撑。

第4章，劳动力再生产过程分析。本章详细论述了劳动力再生产过程与再生产费用的关系、劳动力再生产费用分摊的形式与性质、劳动力健康再生产成本分摊的方式与后果、劳动力健康再生产成本分摊引起分级医疗体制，以及医疗费用筹资模式对劳动力健康再生产成本分摊的影响。

第5章，分级医疗体制的状态及其运行规律。本章在既有理论的基础上，对分级医疗体制的状态及其运行规律进行探讨。分级医疗体制或遵循或不遵循疾病发病规律对医疗资源配置的客观要求，外在表现为医疗资源由下而上逐级衰减的正金字塔或由上而下逐级衰减的倒金字塔布局结构。医疗资源逐级衰减的正金字塔规律体现为劳动力再生产成本在各级政府间合理的分摊机制，其表现形式包括医师资源、医疗机构及卫生费用在各层级医疗机构配置数量的衰减规律。

第6章，分级医疗体制的国际经验与借鉴。本章通过对OECD国家劳动力再生产成本分摊及其医疗卫生资源的配置状况展开研究，发现了某一时间段内符合金字塔配置要求的国家，通过对这些国家在较长一段时间内的医师资源、卫生费用支出、医疗机构数量的研究，发现其资源配置的结构特点、各层级医疗资源实现的功能以及国家在医疗资源配置中的制度供给、政策变化及改革方向，得出金字塔分布的具体配置比例。通过对OECD国家资源配置结构进行回归分析，论证了OECD国家的医疗资源配置响应了疾病的发病规律的需求，医疗资源配置呈现合理或趋于合理的状态。

第7章，我国分级医疗体制的历史演变。本章运用劳动力再生产理论剖析了我国劳动力再生产成本分摊机制在每个阶段的特点以及由此形成的分级医疗体制状态。我国劳动力再生产成本分摊分为三个阶段：计划经济时期，国家承担了几乎全部的成本，通过计划经济体制实现了各层级医疗资源的相对合理的配置；社会主义市场经济体制改革时期，国家通过“甩包袱”“给政策不给钱”等方式将大部分的劳动力再生产成本推向市场，市场的逐利性导致医疗卫生资源向利润高、效益好的上面级医疗机构流动，各层级政府间的劳动力再生产成本分摊随着分税制的改革逐渐发生失衡，各层级医疗机构按照行政级别由其隶属政府负责财政拨款，行政级别越高的医疗机构获得的财政拨款越多，上面级医疗机构隶属于行政级别高的政府，下面级医疗机构隶属于行政级别低的政府，导致下面级医疗机构无法获得充足的财政投入，也无法在市场上与上面级医疗机构相抗衡，从而导致了下面级医疗机构卫生资源配置匮乏、医疗卫生资源整体呈现倒置的现状。尽管在新医改以来该失衡有所缓解，但没有从根本上改变。

第 8 章，我国分级医疗体制存在的问题及其原因。本章运用理论分析工具对我国分级医疗体制的现状进行分析，指出我国分级医疗体制依然呈现错配的状态，通过对分级医疗体制形成的历史沿革的分析发现，劳动力再生产成本分摊失衡引起分级医疗体制错配，劳动力再生产成本分摊机制的失衡表现为劳动力再生产成本在纵向和横向分摊的失衡，其外在表现形式为医疗资源分级配置呈现倒金字塔分布，倒金字塔分布在城乡之间的表现为：医疗资源远离人口占比高的乡村，偏好人口占比低的城市。分级医疗体制功能错位，各层级医疗机构之间的分工协作无法实现，并形成了诸如患病群体无序就诊、医疗资源匮乏与浪费等问题。劳动力再生产成本分摊机制失衡的原因在于对医疗卫生服务的错误认识，区域间、城乡间经济发展失衡，政府在劳动力再生产成本分摊中不具有主体地位，转移支付制度存在缺陷等。

第 9 章，我国分级医疗体制改革目标与路径。本章针对我国劳动力再生产成本分摊机制失衡，分级医疗资源的体制性错配，提出分级医疗体制改革的总目标、具体目标，分级配置的原则以及改革的路径。

第 10 章，我国分级医疗体制改革的对策建议。根据我国分级医疗体制存在的问题与不足，借鉴西方发达国家的实践经验，依据分级医疗体制改革目标与路径，提出我国分级医疗体制改革的对策建议。

1.4.2 研究框架

本书的研究框架如图 1-1 所示。

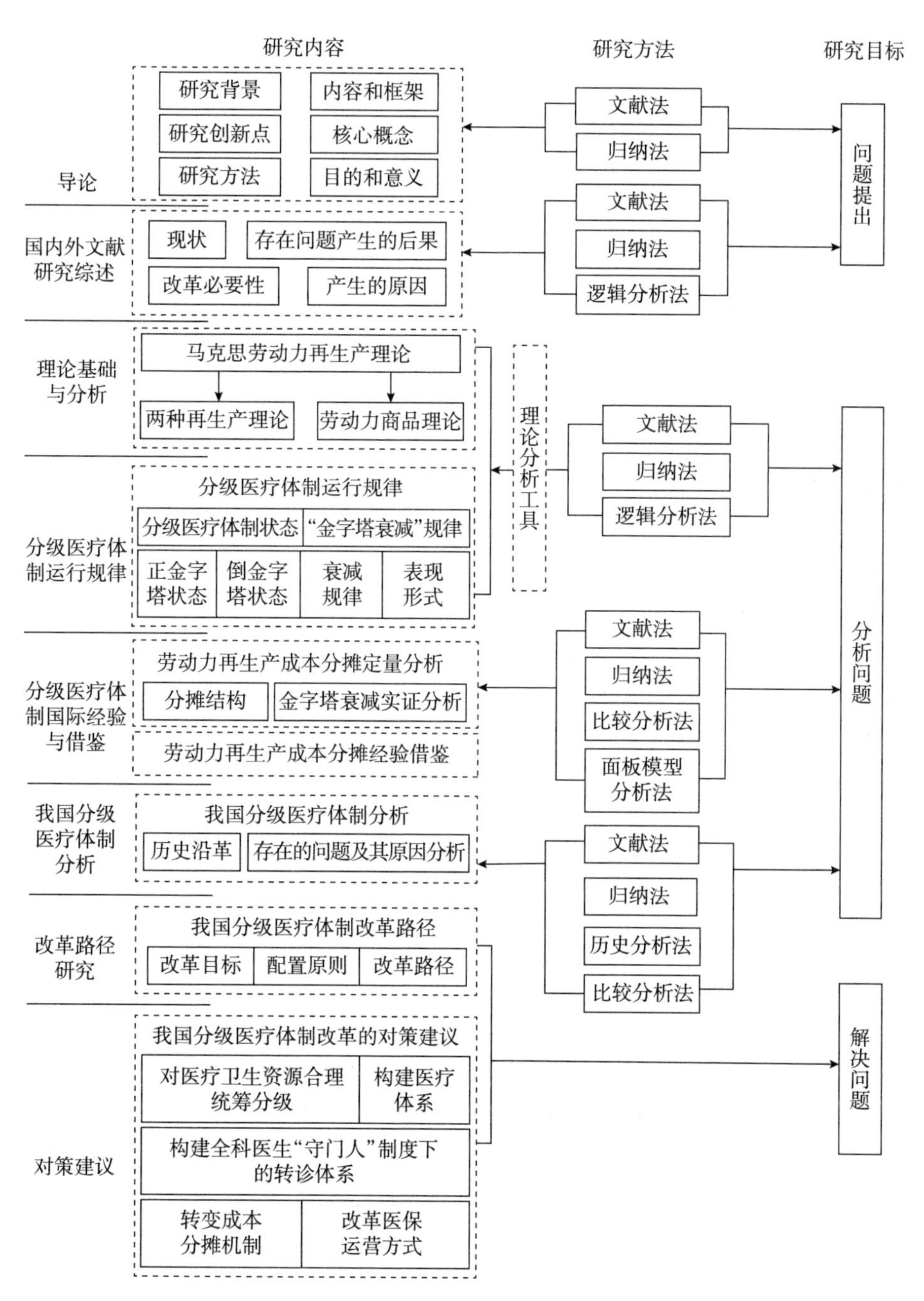
研究内容
研究方法
研究目标
研究背景
内容和框架
研究创新点
核心概念
研究方法
目的和意义
导论
文献法
归纳法
问题提出
国内外文献研究综述
现状
存在问题产生的后果
改革必要性
产生的原因
文献法
归纳法
逻辑分析法
理论基础与分析
马克思劳动力再生产理论
两种再生产理论
劳动力商品理论
理论分析工具
文献法
归纳法
逻辑分析法
分级医疗体制运行规律
分级医疗体制运行规律
分级医疗体制状态
“金字塔衰减”规律
正金字塔状态
倒金字塔状态
衰减规律
表现形式
分析问题
分级医疗体制国际经验与借鉴
劳动力再生产成本分摊定量分析
分摊结构
金字塔衰减实证分析
劳动力再生产成本分摊经验借鉴
文献法
归纳法
比较分析法
面板模型分析法
我国分级医疗体制分析
我国分级医疗体制分析
历史沿革
存在的问题及其原因分析
文献法
归纳法
历史分析法
比较分析法
改革路径研究
我国分级医疗体制改革路径
改革目标
配置原则
改革路径
对策建议
我国分级医疗体制改革的对策建议
对医疗卫生资源合理统筹分级
构建医疗体系
构建全科医生“守门人”制度下的转诊体系
转变成本分摊机制
改革医保运营方式
解决问题

图 1-1 本书的研究框架

1.5 研究方法

1.5.1 文献分析法

本书选择CNKI数据库、万方数据库、维普数据库、Pubmed等多家国内外数据库及谷歌、百度等网络资源，收集与分级医疗体制相关的文献，通过摘要阅读、全文浏览等方法剔除重复及不相关文献，共获得500多篇与本书有密切关系的文献。通过对文献的阅读、分析与整理，了解当前学者在分级医疗、资源配置、分工协作、资源整合等方面的研究前沿与热点，发现研究中存在的问题与不足，借鉴其好的观点与研究方法，梳理国内外分级医疗体制的实践做法，探寻分级医疗体制制度变迁规律及分级医疗体制错配的原因。

1.5.2 归纳分析法

本书通过归纳分析方法，梳理了国内外分级医疗体制的文献研究资料，找到了开展研究的突破口，通过归纳总结实施分级诊疗制度国家合理的劳动力再生产分摊结构、各层级医疗机构功能设计及相应的制度安排，为我国分级医疗体制改革提供了依据。

1.5.3 比较研究法

本书运用比较分析法分析了国内外分级医疗体制的分摊机制及其医疗资源配置状况。通过比较法国、澳大利亚、加拿大的医疗资源分级配置状况，发现三个国家医疗资源分级配置符合医疗资源金字塔分配模式，但法国在下面级医疗卫生资源的布局上不均衡，出现了“医疗荒漠”，导致分级医疗体制运行效果不佳，同时三个国家都通过财政投入、政策倾斜等方式保证全科医生资源稳定在下面级医疗机构。通过比较分析我国三个阶段分级医疗体制的变化，发现我国医疗卫生资源配置呈现合理—不合理—趋于合理的状态，究其原因在于劳动力再生产成本分摊失衡，本质在于政府的失灵，为我国分级医疗体制改革找到突破口。

1.5.4 定性分析与定量分析相结合

本书通过统计分析方法，对我国及国外部分实施分级医疗体制国家的分级医疗资源配置状况——上面级与下面级医疗机构的数量、医生数量、卫生费用支出等指标进行分析，研究我国及国外部分国家的分级医疗体制资源配置的变化情况。通过运用面板模型分析法对影响医疗资源合理配置比例的因素进行研究。在定量分析的基础上，结合定性分析方法，探寻实施分级医疗体制的部分国家的劳动力再生产成本分摊机制，通过对我国分级医疗体制的历史沿革的定性分析，探寻导致我国分级医疗体制错配的制度缺陷。

1.6 创新之处

第一，本书在马克思劳动力再生产理论基础上，提出了以劳动力再生产成本分摊为主线的关于判别分级医疗体制合理性及其完善的理论框架，对我国分级医疗体制改革提出了新的理论依据，即我国分级医疗体制存在的问题在于劳动力再生产成本分摊在各层级政府之间的失衡，其主要原因是政府失灵，在社会主义市场经济体制改革时期，政府将劳动力再生产成本的分摊推向了市场，对下面级医疗机构的财政投入严重不足，引起分级医疗体制的错配，形成医疗资源分级配置的倒金字塔结构。

第二，提出了分级医疗体制改革的系统性对策，即劳动力再生产成本在政府间的分摊机制必须遵循财政汲取能力越高的政府承担的成本越高，越应保证下面级医疗机构的资源供给，以“金字塔衰减”规律为导向，彻底扭转医疗资源分级配置中的体制性错配，将我国分级医疗体制从倒金字塔分布的不合理格局改变为正金字塔分布的合理布局，以实现医疗资源的分级配置能够与疾病发病规律相呼应，满足居民直接式就诊需求，实现医疗资源的合理利用。

第三，在前人提出医疗资源分级配置应呈金字塔结构的基础上，进一步提出了医疗资源分级配置的具体结构比例，即各层级医疗资源配置结构为：下面级与上面级医疗机构的数量之比为35：1、医师比为1.1：1、卫生费用之比为0.68：1，为分级医疗体制改革提供了可量化、可操作的决策依据。通过建立回归模型，验证了医疗资源配置结构首先主要受到疾病发病规律的影响，其次还受到经济发展、国家重视程度等多方面因素的影响。

1.7 存在的不足

OECD数据库中对于2000年之后的各个国家的医疗资源配置情况有相对完整的数据，之前的数据残缺较多，没办法进行系统的数据分析，因此对合理的分级医疗衰减比例只能通过2000年之后的部分国家的数据进行实证分析，无法反映自分级医疗体制实施以来整个过程中的资源配置变化情况。此外，关于我国医师资源和卫生费用在各层级医疗机构配置情况的省级层面数据缺失严重，因此本书只从宏观层面对我国进行总体研究，对分级医疗体制的改革建议也只是一个相对宏观的构想，鉴于我国幅员辽阔，各地区在经济、文化、人口、地理等方面也存在较大的差异，在具体实践中还需要结合本地实际情况和进一步的数据调研以进行充分论证，才能制定具体实施方案和措施。

02

国内外文献研究综述

Chapter two

2.1 国内文献综述

2.1.1 我国分级医疗体制研究现状

国内对于分级医疗的研究最早可追溯到1957年发表在《护理杂志》上的《北京市东单区分级分工医疗工作的介绍》，2015年《国务院办公厅关于推进分级诊疗制度建设的指导意见》中正式将分级诊疗作为一项制度提出。本章对分级医疗体制的研究主要从分级医疗的内涵、资源配置状况等方面展开。

2.1.1.1 分级医疗的内涵

对于分级医疗概念的界定，比较流行的观点认为分级医疗的实现途径是将疾病按照轻、重、缓、急及治疗的难易程度进行分级，要求不同级别的医疗机构承担不同等级疾病的治疗（崔欠华等，2014；邹萃，2014），目的是治疗及时、效果良好、节省费用支出（黄显官等，2013），促进医疗机构之间的分工协作，实现对医疗卫生资源的有效配置（邹萃，2014；高和荣，2017）。从全科医学视角进行探讨的学者认为，分级医疗是以患者健康需要而展开的分工、合作与协调的网核型服务模式，其本质是全科医疗与专科医疗之间的分工与合作。从就诊路径上看，李菲（2014）认为，分级医疗是一种逐级转诊的过程，居民医疗服务利用应呈现从基层医疗机构向高等级医疗机构逐级递减的趋势。分级诊疗强调根据患者发病情况选择恰当的医疗机构就诊。王虎峰、王鸿蕴（2014）从制度视角来看，认为分级诊疗是由一系列制度和机制作保障的，是基于医疗服务需求的逐级筛选过程。分级医疗不仅是看病问题，更是制度安排问题。熊先军（2015）认为分级诊疗不是一项单独的制度，而是医疗制度体系良好运行的结果，是医疗服务在功能上的连续。分级医疗实现的前提是医师资源合理分级配置。方鹏骞（2014）认为分级医疗是解决卫生资源布局和利用不合理、协调分工不畅和基层能力薄弱的有效途径，其本质是探寻医疗资源各元素如何达到合理的功能定位，从而构建一个提供连续性、协同性医疗服务的体系，使患者在合理的医疗层级、合理的医疗卫生机构寻求合理的医疗卫生服务。匡莉、LiLi（2016）认为，分级诊疗作为一项制度，是一种全程化、无缝隙健康管理的流程体系和制度安排，是有关就医秩序、就医流程、求医和医治行为的规范性要求。

对分级医疗的界定，学者存在的分歧在于“分级医疗”中的“级”是指什么？匡莉、LiLi(2016)从供给主体的视角认为，“分级”分的是类别——全科或专科，而非级别，并建议三级医疗的结构关系从“金字塔型”向“网核型”转变。针对当前实施过程中依托既有医疗体系中的分级状况，有学者认为，分级医疗中的“级”并非以机构规模大小和级别高低为划分标准的纵向联系节点，而是基于疾病所处阶段的差异所承担不同诊疗职责的体现。

2.1.1.2　分级医疗体制资源配置状况

当前，我国医疗机构按照医院的规模及区域功能定位，将农村和城市的医疗机构分为三级：在农村形成了村卫生室、乡镇卫生院、县医院三级医疗服务网络；在城市医疗机构被分为社区医院、二级医院和三级医院三级，每一级医院又被划分为甲、乙、丙三等，三级医院增设特等。若从总体上看，乡镇卫生院、社区医院属于一级医院，村卫生室隶属于乡镇卫生院，是乡镇卫生院的派出机构，由乡镇卫生院对其进行管理和业务指导。如果将医疗机构划分为两级，按照医疗机构的规模与形式，可分为医院与基层医疗卫生机构。基层医疗卫生机构分为社区卫生服务中心(站)、街道(乡镇)卫生院、门诊部(所)、村卫生室、诊所或医务室。一级医院主要承担一定区域的预防、医疗、保健、康复服务；二级医院主要承担多个社区综合医疗卫生服务和一定教学、科研任务；三级医院提供高水平专科性医疗卫生服务和承担高等教育教学、科研任务。

学者对各级医疗机构的资源配置方面进行研究发现，当前我国医疗资源的配置呈现“倒三角”结构，无法覆盖各层级医疗机构应覆盖的人群及实现应有的功能。

高强(2005)认为，我国医疗卫生服务应该走低水平、广覆盖的路子，医疗资源配置应是金字塔型，以此满足居民的医疗服务需求。但实际上我们走的是高水平、低覆盖的路子，高技术、高质量人才都集中在上层医疗机构，集中在大城市，农村和社区缺医少药局面没有扭转，群众在基层难以有效就诊，只能到外地或到大医院就诊，从而加重了患者的负担，造成看病困难。本应收治危急重症患者的大医院，却收治了大量常见病和多发病患者，浪费了大量宝贵资源。

李珍、王平(2011)指出，我国医疗资源配置及利用呈现倒金字塔结构的问题是逐步产生的，当前我国无论是资产配置，抑或是卫生总费用的流向都呈现倒金字塔结构，大量优质资源包括人力、物力、技术等都富集在上层医疗机构，基层医疗机构的各项资源都相对薄弱，由此导致更多的居民趋高就医，也给上层医疗机构带来更多的资源，如此循环往复，资源错配问题不断加剧。

李菲（2014）认为，分级诊疗遵从了疾病发生所决定的医疗需求的本质。人群的发病规律一般是普通病最多，疑难重症最少，呈现正金字塔结构。普通疾病不仅代表发病的普遍性，也指诊疗手段的普遍性，其数量应居于发病金字塔的塔底，与此对应的医疗服务机构也应是数量最多的基层医疗机构；疑难重症是发病率较低且较难治愈的疾病，它位于发病金字塔的顶部，从而决定了人们对治疗疑难重症的需求是最少的，对治疗技术的要求是最高的，因此对应此类疾病的医疗资源配置也应是少而精的。对应到我国的医疗机构来看，基层医疗机构包括一级医院（自 1997 年开始大量的一级医院转型为社区医院，其功能覆盖范围等与社区医院相似）、社区医院、乡镇卫生院、诊所、村卫生室等都应是治疗常见病、多发病的医疗机构，为第一职能等级；服务于多个社区、提供较复杂疾病医疗服务的二级医院为第二职能等级；服务于多个地区、提供疑难重症医疗服务的三级医院为第三职能等级。通过查阅 2010~2015 年《中国卫生统计年鉴》发现，当前我国三个职能等级的医疗机构数量呈现正金字塔结构，但第一职能等级医疗机构数量的变化呈现波动趋势，第二职能等级的医疗机构的数量呈现负增长，第三职能等级医疗机构数量的增长速度加快，她认为高职能等级的医疗机构数量和规模的扩张将导致医疗卫生资源向高端富集，进一步巩固医疗资源的“倒三角”配置状态，不利于甚至会阻碍分级诊疗制度的形成。因此，她提出了推进医疗资源“下沉”，确保基层医疗机构服务质量的建议。

王虎峰、王鸿蕴（2014）指出，市场机制的引入、政府管制等原因导致了医疗资源配置呈现倒金字塔结构，从而打破了已经建立起来的分级诊疗秩序，而医保制度建立的同时没有设置“强制守门人”的做法使得分级诊疗秩序被彻底破坏，医疗资源配置及利用的倒金字塔结构被进一步巩固。由此提出要解决分级诊疗的问题，必须解决一级、二级医疗机构服务能力均衡的问题，并建议改善医疗资源分配不均衡的现状。

代英姿、王兆刚（2014）指出，中国医疗资源的配置是失衡的，在计划经济体制下，医疗资源是按照国家计划手段和行政化的方式配置，城乡居民获得的是具有福利性质的医疗服务。该方式保证了在经济发展较落后情况下，资源配置的公平性与合理性。而在市场经济体制改革背景下进行的医疗保障制度改革走向市场化，大多数居民丧失了医疗保险，由此医疗服务可及性和公平性丧失。而自 1998 年开始重建的城镇职工医疗保险、新型农村合作医疗保险、城镇居民医疗保险使医疗资源配置由原来政府直接配给供方的方式转为以货币形式对需方提供补贴，通过消费者消费医疗服务和产品流向医疗机构。而在消费者自愿选择的前提下，医疗资源必将流向技术先进、质量较好的医疗机构。当前医疗资源分布的失衡状态主要表现为：医疗资源在城乡之间分布不均衡，占比2.2%的医院拥有的资产总额占比高达78%，万元以上设备价值占比达82%，100万元以上设备台数占比达91%。在三级医疗机构中的资源配置失衡，最有利于居民就医可及性与公平性的初级医疗机构所配置的资源明显不足，占比97.1%的基层医疗机构拥有的卫生人员仅占35.5%。资源配置的倒三角必然导致居民就医的倒三角流向，从而形成看病难和看病贵的问题。因此，他建议将医疗资源更多配置在效益大、成本低、获得便利、安全、公平的初级卫生保健机构。

孔祥金(2018)认为，当前的医疗卫生资源配置现状不具备开展分级诊疗的条件，开展基层首诊需要充足的基层医疗卫生资源，但当前80%的医疗卫生资源集中在城市，而城市80%的医疗资源集中在上层医疗卫生机构。基层医疗卫生资源严重不足使其不能承担覆盖最广大居民的职责，也由此丧失了居民对基层医疗机构的信任感。当前实行的医疗联合体在资源配置失衡的情况下也不能解决医疗资源配置失衡的问题，通过大医院与基层医疗机构联合实现资源下沉的仅为专科医生，其在培训基层医疗机构人员某项技能方面有专长，但对培养基层医务人员预防、保健、康复等综合技能方面却力不从心，而这些才是基层医疗机构所急需的。因此，开展分级诊疗，必须在医疗资源配置相对合理的地区展开。

刘国恩、官海静(2016)认为，患者的就医行为不合理，主要是因为其就医行为受到卫生资源倒三角分布的影响。服务供给的倒三角必将改变患者的就医行为，使其被迫将就资源供给的状态，倒三角的就医行为由此产生，从而导致了大医院看病拥挤的问题。医疗卫生资源配置的倒三角是特定制度安排的结果，需求侧的正三角源于疾病分布，改革供给侧的资源配置体制是分级诊疗顺利运行的关键。当前基层医疗机构与医院的资源配置差别很大，以2014年的床位数和卫生技术人员数为例，医院床位数是基层医疗机构的3.6倍，医院卫生技术人员是基层医疗机构的2.2倍，从2010~2014年的变化趋势来看，医院数量增长率是基层医疗机构的13.8倍，医院床位数增长率是基层医疗机构的3倍，医院卫生技术人员增长率是基层医疗机构的2.76倍。从供给侧质量来看，医院中高学历、高职称的医生数量远大于基层医疗机构相应的医生数量。

从医疗机构的服务量来看，以医院为中心的资源配置模式没有改变，医院仍然承担了大量的普通疾病的治疗，分级诊疗体系并未真正形成。

2.1.2 分级医疗体制性错配的不良影响

分级医疗资源的体制性错配导致“正三角”状发病布局的人群不能得到“倒三角”状布局的医疗资源的有效回应，必将改变患者的就医行为，使其被迫适应当前的资源配置状态，到医疗资源丰富、质量较高的上层医疗机构就诊，这必将导致上面级医疗机构的拥挤及优质医疗资源的浪费，并进一步恶化资源配置的状态，循环往复进而导致看病难、看病贵的恶果。

2.1.2.1 分级医疗体制存在问题产生的后果

第一，优质医疗资源富集上层级医疗机构且难以流动，导致资源配置与疾病治疗需求不能有效对应。首先，从医疗资源在各层级的配置来看，医院的资产金额、医技人员数量等都是基层医疗卫生机构的数倍，拥有高学历、高职称的医生也大多聚集在高层级医疗机构。资源配置的倒金字塔结构导致沉积在基层的医疗资源无论数量抑或质量都不能满足居民的就医需求，主要服务于常见病、多发病的全科医生在 2013 年仅有 11 万人，远低于 30 万人的配置目标，也低于欧美发达国家的全科医生数量，且有相当一部分富集在了医院内部，不能发挥服务基层的作用。李珊珊、黄滢(2016)认为，当前既有的制度不利于医疗资源的流动，如医院的编制制度以及依附于编制之上的养老、职称评审、福利待遇等都严重阻碍了医院医生的流出并会强有力地吸引优秀的医生的加入，基层医疗机构的编制制度、收支两条线制度、基本药物制度等降低了基层卫生机构医生工作的积极性。

第二，居民就医行为被改变，并导致高层级医疗机构看病难、看病贵的问题。在优质医疗资源稀少，且富集高层级医院的情况下，居民的趋高就诊将是个人理性的选择，居民的医疗需求不再完全遵从疾病发病的金字塔规律就医而呈现扭曲变形。当本该在基层就诊的患者涌入高层级医疗机构看病时，必将导致大医院就医拥挤及居民就医费用高涨的现象。

代英姿、王兆刚(2014)研究发现，2010 年大型综合医院承担了 1/3 强的门诊服务及 2/3 强的住院服务，“一号难求”、排队等候是其明显的特征。朱恒鹏(2018)根据北京 2012 年的数据发现，社区门诊服务完成率仅为 21.3%，二级医院为 20.8%，三级医院承担最多，达 42.1%。看病难的同时还必然引发看病贵的问题。根据北京 2014 年的收费标准，三甲医院门诊费用超过 500 元，接诊时间 10 分钟，中档诊所接诊时间 15~20 分钟，费用在 380 元，而一般诊所费用仅为 100~200 元。李志荣等(2018)根据统计数据分析发现，2015 年我国医院的总诊疗人数增加 34187 万人次，远大于基层机构增加的 1761 万人次。入院人数医院增加2080万人次，基层减少264万人次。我国基层医疗机构业务进一步萎缩，服务能力日益下降，患者不愿意选择基层医疗服务。饶克勤(2018)根据2010~2016年的数据发现，基层医疗卫生机构门诊和住院服务量分别下降了6.7%和10.6%，医院门诊次均费用是基层医疗服务机构的2.3倍、乡镇卫生院的3.9倍。三级医院不断扩张，促使医疗费用不合理增长。

2.1.2.2　分级医疗体制存在问题产生的原因

在导致我国分级医疗资源体制性错配成因的分析中，部分学者认为主要是由医疗卫生领域的市场化改革导致的，而部分学者认为是因政府职能的缺失与错位导致。

刘金伟(2006)认为，在城乡二元经济、社会体制的影响下，医疗卫生资源的配置也呈现很强的“二元”特征，导致了城乡卫生资源的巨大差距。另外，卫生体制的市场化改革促使医疗资源流向“效益”更高的城市。

刘兴柱、魏颖(1996)认为导致医疗资源倒三角配置的原因主要有：医疗卫生机构实行的是垂直性分化管理，导致城市医疗卫生机构职能交叉和资源重复，在财政投入上，在“分灶吃饭”体制下，中央、省、市财政来源充足，其所属的医院经费得到了保障，而社区和农村卫生院只能由区、乡财政投入，资金匮乏且不稳定严重影响了基层医疗机构的发展。20世纪90年代市场化改革中政府监管缺失使得高层级医疗机构得到了进一步的扩张，资源配置进一步失衡。

朱恒鹏(2018)认为，分级医疗体制错配源于医疗服务市场由公立医疗机构占据主导地位的格局，由此决定了必须建立严格的行政等级制度配置资源，才能使公立机构主导的体系维持效率，而包括核心资源的医生、工资标准等都需要按照行政等级分配。最终形成越优秀的医生集中在行政级别越高的医疗机构，而位于最底层的医生及其资源质量最差的现实，由此导致分级医疗体制的错配。

高春亮等(2009)认为，多年来政府职能缺失与错位导致医疗行业既得利益格局形成。从医疗卫生行业来说，相关主体都具有某种程度的信息垄断优势，卫生行政当局行政权力主导更加剧了医院的垄断优势。

王虎峰、王鸿蕴(2014)认为分级医疗体制错配开始于医疗卫生领域市场化改革之后，而全民医保及医院的规模效应又加剧了这种错配的程度，计划经济时期建立的有效的分级医疗服务格局被打破。

李银才(2015)认为分级医疗体制错配始于医疗领域市场化改革之后，医保制度、首诊制度、全科医生培养制度等多项制度不协调，导致居民自由就诊，医疗机构间竞争代替了合作，医疗资源不断向上层积聚。

姚泽麟(2016)认为，分级医疗体制自中华人民共和国成立以来一脉相承，但计划经济时期与医疗体制市场化改革之后的效果有天壤之别，究其原因在于，与分级诊疗相关的几个重要的制度发生了变化。在计划经济时期，医疗卫生工作的“四大方针”、医疗保障制度和财政保障制度相互配合，从意识形态、规范就医到规范行医等方面都发挥了积极有效的作用；而医疗体制改革后，对市场经济的迷信、单位保障制度的崩溃、公立医院自负盈亏后的逐利动机，最终导致了高层级医院对患者构成强大吸引力，从而造成了居民就医的倒金字塔结构。

顾昕(2006)认为我国医疗资源配置失当的重要原因在于政府没有正确地矫正市场失灵，弥补市场的不足，反而跟随市场力量将大量的财政资源投入高层级的医院，从而导致了基层医疗服务体系发展滞后、医疗服务可及性差等问题。

熊先军(2015)认为，分级诊疗难以建立的原因在于医疗体制不顺。医疗服务是一种市场行为，相关制度的构建应符合市场规律，建立供方能够按照需方需求自由流动的管理制度，才能保证医疗资源的合理配置。当前我国医疗资源错配的根本原因在于既有的医疗体制阻碍了医疗资源的自由流动，同时地方政府错位办医，在社会可以办医的领域大规模投入，而在市场机制失灵的地方政府又投入不足，从而导致了困难地区、基层医疗机构好医生不足，无法引导居民首诊在基层。

2.1.2.3　改革对策

王东进(2015)认为，要改变当前医疗资源的体制性错配问题，必须解决当前的体制性障碍、政策性问题以及医疗资源配置的结构性矛盾，并把重点放在医疗资源配置的结构性改革上，从而改变多年形成的倒三角医疗资源配置结构，让基层真正强起来。改变按照医院级别设定不同编制、待遇和投入的规定；政府转变职能，管办分开，少兴办，多监管，改变医院实际存在的行政属性，完善法人治理结构；深化人事分配制度改革，引导优质资源下沉；培养合格的全科医生，建立“守门人”制度，指导患者理性就医、合理就医。

李志荣等(2018)认为，应通过明确各级医疗机构的发展定位，健全分级诊疗标准和程序，通过提升基层医疗机构的业务能力，提高基层机构的服务质量；通过取消普通门诊服务、引导患者到基层就诊、提高收费标准、增加政府补贴等方式弥补医院因业务量减少导致的损失。

姚泽麟(2016)认为，若要使得医疗资源配置合理、有效利用，三级医疗保健网和医院分级管理是必要的，关键在于由适当主体负担医疗资源的筹措与递送，政府应搭建制度框架，确保相应的投入，以此修正分级诊疗系统嵌入的部分不合理的制度安排。

李珍、王平(2011)认为，政府必须通过加强基层医疗服务能力建设和规范参保者就医行为来反转倒金字塔的资源配置结构，其中首诊制是解决资源错配的核心。

顾昕(2006)认为，政府应注意财政投入的流向问题。首先，政府应将有限的支出投入到市场管不好的领域以矫正市场失灵；其次，要将投入流向医疗保障领域，大力推动医保覆盖；最后，要将投入流向社区卫生体系的建设，促进社区医疗服务体系能力的提升，促进组织协调能力、竞争能力的提高。

2.1.3 我国分级医疗体制改革的必要性

分级医疗体制改革的本质在于根除导致当前资源错配的制度性障碍，使各层级医疗资源与对应的患者就诊需求相对应，以此实现医疗资源配置的公平性、可及性及公益性，它对改变当前我国医疗资源错配、实现人人享有基本医疗的目标具有重要的意义。

分级医疗体制是医疗体制的重要组成部分，分级诊疗制度是新医改以来推行的一项重大制度。从某种意义上来说，分级诊疗制度实现之日，乃是我国医疗体制改革成功之时。分级诊疗制度在 2016 年 8 月召开的全国卫生与健康大会上被定位为五项基本医疗卫生制度之首。马晓伟(2019)认为，“看病难”的问题根源于供需矛盾。解决当前我国资源总量不足、优质资源匮乏且分布不合理、基层服务能力弱等问题的最切实可行的办法就是推行分级诊疗制度，从而达到重新调整医疗资源配置结构，实现提高诊疗效率、合理分流患者的目的。

潘多拉(2019)认为，目前优质医疗资源主要集中在城市，尤其是大城市，广大农村地区优质医疗资源匮乏，基层医疗卫生机构医疗资源严重不足，医务人员的诊疗水平低，医疗设施陈旧，迫使患者涌入大城市，涌入大医院，良好的就医秩序和就医环境难以实现。分级诊疗体制是按照疾病发病规律来配置医疗资源的，与患者发病规律所决定的就诊需求相契合，可以提高诊疗效率，优化资源配置，打破资源错配—趋高就诊—资源进一步错配的循环，避免医疗资源的体制性浪费。实行分级诊疗制度，促进医疗资源在各层级医疗机构的分布与患者的就诊需求相匹配从而实现优化配置，不但具有提高诊疗服务的效率效益、优化资源配置等价值，且彰显了基本医疗服务的普惠性、公益性等价值。分级诊疗制度在全国卫生与健康大会上被界定为五项基本医疗卫生制度之首，并成为政府今后深化医改的重点工作，其重要性和紧迫性可见一斑。

2.1.4 我国分级医疗体制的理论分析

邹晓旭等(2015)认为，分级医疗可用分工理论进行解释。劳动分工是经济发展的原动力，合理的制度结构是经济发展的保障。分工可促进劳动专业化、机械智能化，促进劳动时间的节省，进而促进经济效益的提升，分工可以促进比较优势的形成，进而提高劳动生产率。基于分工的理论，分级医疗服务体系应明晰各级医疗机构的功能定位，根据规模、能力等进行合理的分工与布局；分工需要根据社会容量和社会密度进行不断调整，在老龄化加剧、寿命不断延长的背景下，康复医疗、照护管理等服务分工应运而生，分工要求疾病治疗的连续性和互补性。分工需要明确的规范和标准，并要求各自的功能与其他生产环节应互补、连续和完整，避免重复的生产与无序的竞争，才能实现医疗服务的最优利用；分工也需要良好的制度环境，其对契约和制度水平的依赖程度较高。良好的制度、政策环境是建立有效分工的基础。

李玲(2018)认为分级医疗的理论基础有两个：一是企业理论和交易成本论，认为市场交易有成本，当交易成本大于组织自己生产时，就产生了企业。在企业内部，市场交换会被组织协调所取代。若上下游产品在生产过程中存在范围经济时，纵向一体化就可以提高效率。作为不完全竞争市场，医疗市场中的患者处在医疗信息劣势、医保第三方付费等环境下，具有自发的趋高就医倾向，因此，单靠价格机制不能完全改变患者趋高就诊的行为，必须建立一种有效的组织协调机制。二是规模经济和范围经济，规模经济是指当产出增加一倍时，成本增加量小于一倍，而范围经济指同时生产两种及以上产品的成本低于单独生产每一种产品成本之和，因此，医院总是试图突破政府控制床位数、门诊量等的政策文件，提高门诊量和住院量，力争做大做强。从整个医疗服务体系来看，要实现这个效果也可以通过整合各层级的医疗机构进行联合生产，以此发挥规模经济和范围经济的作用。各级医疗机构投入要素共享，医疗服务提供过程统一管理，医疗服务之间可以互补，同一组织内的知识和技能、患者的个人信息等都可以共享，基于此理论，通过构建医疗联合体推动分级诊疗可以更好地发挥规模经济和范围经济的优势。

王虎峰、元瑾(2015)认为，分级诊疗制度包含的要件包括宏观调控机制、全科医生队伍、分工与协作、医保支付方式、就医文化、完善转诊标准和财政支持、薪酬激励等配套政策。

2.2 国外文献综述

2.2.1 国外关于分级医疗内涵的研究

国外没有分级诊疗制度的提法，与其相对应的概念有“三级卫生医疗服务模式”、“守门人”制度、卫生服务整合。Dawson 提出三级诊疗模式：医疗分为基层医疗、二级医疗与三级医疗，并将分级医疗服务体系结构分为以区域化为基础的 Dawson 模式和倾向于自由就诊的服务模式。Fry 将医疗分为五个层次，包括自我诊疗、初级、专科、特殊专科及国家医疗。

在国外，社区首诊与转诊制度统称为“守门人”制度。“守门人”制度是指，患者需要医疗服务时应到全科医生处就诊，在被诊断为疑难杂症或超出全科医生治疗能力时转到专科医生处治疗，同时，全科医生需要对患者整个治疗过程的管理和协调负责。

卫生服务整合兴起于 20 世纪后半期和 21 世纪初，源于美国不可持续的医疗费用增长。1970 年，大多数发达国家医疗保健消费占其国内生产总值的比例低于 7%。到 2003 年，医疗系统社会化程度较高国家的医疗保健消费占其国内生产总值的比例达到 9%。有学者将医疗资源整合归结为两类：一种是“自上而下”的层次化方法，它侧重于由过程驱动的一般组织愿望，以实现完美和优化；另一种是“自下而上”的方法，以患者为中心，通过界定患者群体的特征和需求，以确定现有系统的适应性的“蓝图”，并整合这些系统以优化医疗服务。Vondeling(2014)认为，医疗资源整合即为一套关于资金、行政、组织、服务提供和临床层面的协调一致的方法和模式，目的是在治疗和护理部门内部和之间建立连通性、一致性和协作性。他提出的资源整合主要针对对医疗服务有较高需求的慢性病患者。Hardy 等(1999)将卫生资源整合定义为：一套协调一致的服务，由一系列合作的专业人员和非正式照顾者规划、管理和提供给医疗需求者。这种整合包括了组织以外的其他社会资源，提供全方位的服务，无缝隙地帮助保健消费者继续在他们的社区和家庭中运作。医疗资源的整合试图提供包括门诊和住院服务、长期护理和保险服务在内的无缝连续照护的所有要素。在全系统范围内发展行政、筹资、信息技术和临床护理一体化趋势。整合包括从外部获取或发展伙伴关系，并整合内部职能，以此作为一种手段，来体现医疗组织的独特价值。

2.2.2 关于分级医疗体制建设研究

国外对分级医疗体制的改革主要从两个方面入手：一是初级医疗体制的改革，二是对医疗体系的纵向整合。通过两方面的改革逐渐形成社区首诊、双向转诊，并实现以基层为中心的分级医疗体制。国外学者通过研究认为，通过对不同层次医疗机构实行“纵向整合”，有利于降低成本、提高效率，并可以实现医疗服务的连续性、完整性。

国外对初级医疗体制改革的研究由来已久，涉及初级卫生保健的筹资、供给、组织结构等多个方面。英国经济学家威廉·贝弗里奇的经典著作《贝弗里奇报告——社会保险和相关服务》主要从医疗服务筹资视角对英国社会保障制度的问题进行了分析，提出通过建立一套以国民保险制度为核心的社会保障制度，向国民提供全面、免费的医疗服务。此研究成为欧洲各国甚至世界范围内全民覆盖的基本医疗服务供给制度和国家医疗保险制度的雏形。

匈牙利经济学家科尔奈在其著作《转轨中的福利、选择和一致性：东欧国家卫生部门改革》中提出了福利部门改革的九项原则：①个人权利：改革必须能够缩小政府的决策范围，同时提高个人在福利事务中的决策能力，促进福利部门之间的竞争，以便于公民进行更有利于自身的选择。②一致性原则：福利部门的改革应能够帮助困境中的、处于劣势地位的人群。③竞争性原则：应控制国家部门的垄断，鼓励各种所有制性质的部门展开竞争。非国有部门的数量在整个部门机构中的数量必须获得关键性数量优势以改变政府的垄断及供给方支配需求方消费的状况。④有效激励原则：必须建立提高效率的所有制和控制形式。这意味着服务不应该是免费的，即使政府可以承担服务或商品的大部分成本，个人也必须支付一部分资金。⑤政府的新角色：国家在福利部门的功能必须进一步明确，其功能应界定为：提供法律框架，对各类机构进行监管，并承担最后的保险与救助。保证公民享有最基本的国民教育和医疗保障权是国家应有的责任。⑥透明性：居民对所获得的福利服务与融资税负之间的关系享有知情权，有关该类改革必须由居民参与，并在公开的环境下讨论进行。政党对如何融资以及福利部门当前的政策等应予以公开。⑦改革方案的时间要求：对福利部门的改革，应保证留出充足的时间以促进福利部门新机构的发展以获得足够的政治支持，同时保证公众有充足的时间适应新的制度环境。⑧和谐增长：用于发展福利部门的资源与直接用于促进经济增长的资源之间应保持合理的比例。整体经济发展和政府在人类福利方面的支出之间存在很强的联系，政府福利可能会背离一定的经济发展水平，或者太多或者太少。为满足公众的愿望以及在家长制度的推动下，国家往往承担了超过自身经济发展水平能够承担的责任。⑨可持续融资：国家预算必须有能力为履行国家义务而提供持续融资。当医疗保险服务的资金压力过大时，国家所承诺的福利待遇将难以为继，在大多数后社会主义国家，改善财政状况需求似乎会强迫削减国家的福利支出。作者通过对卫生部门特征的分析，以及对一些国家具体做法的经验总结，提出了以下建议：对于需求方，基本医疗保健服务应形成以公共融资为主体、以私人融资为辅助的多种服务传递渠道和有管理的竞争，注重激励并对总的健康花费施加约束；对于供给方，应对现有高度集中的体制进行适当的分散化改革；对于供求互动，通过健康税或另一种强制性缴费形式——医疗保险来保证基础服务平等进入的机制；建议医生可以选择不同所有制的机构工作，供给主体所有制形式、组织规模可以多样化，并采用不同的支付制度。

Ana Belén Espinosa-González 和 Charles Normand(2019)专注于初级卫生保健改革(PHC)，又称为家庭医学计划(FMP)，通过对土耳其初级医疗卫生保健改革的研究发现，缺乏适当的规划、政治意愿不足、没有将初级卫生保健集成到系统中以及健康系统的市场化问题是家庭医学计划实施中面临的挑战的根源。在设计和评价改革时考虑到利益攸关方和干预措施之间的相互作用，有助于预见到卫生改革实施的障碍。将 PHC 利益攸关方合法纳入治理的政治意愿将对该系统的其他部分产生积极影响。一方面可以清除限制实施转诊制度的障碍；另一方面可以提高 PHC 工作人员的医疗技术能力。通过将初级卫生保健利益相关者纳入决策和规划来实现共享治理可以减轻利益的错位并影响初级卫生保健的绩效，例如可以通过消除“守门人”制度实施的障碍对卫生服务的协调和全面性产生积极影响。

Marchildon 和 Hutchison(2016)对加拿大的初级医疗卫生体制进行研究发现，加拿大省级政府与医疗行业之间的原始交易是在形成医疗保险、制度化的私人收费服务(FFS)、医师实践作为主要护理实践的过程中建立的。在大多数加拿大司法管辖区，这种做法继续盛行，医生留在护理中心，要么是领导实践团体，要么单独维护自己的 FFS 做法，要么与其他初级保健医师联合使用。

Allie Peckham 等(2018)根据对学术文献的回顾及加拿大各省的改革总结出改变加拿大初级保健现状的最关键的六条建议：①开发新的初级保健模式，促进专业间小组的合作；②采用严格的患者注册制度，以控制费用，并提高责任和护理的连续性；③要求初级保健服务为患者提供全面的全天候(24/7)服务；④保证为患者和医疗服务供给者提供的信息通信技术的有效投资和使用；⑤改变初级保健医生的薪酬，以鼓励更高的连续性和护理质量；⑥卫生系统的变化更加强调医生对患者和卫生系统负责。

WHO 在 2016 年发表的文件中总结了当前学者对整合医疗的界定，主要概括为基于过程、需求、健康三个视角，尽管三个视角各有侧重但是都暗含着综合照料应以个人、家庭和社区的需要为中心的概念。在对整合医疗模式的研究中发现其可分为三种模式：第一种是综合护理模式。综合护理模式涉及对高危患者或多种疾病患者及其护理者的个人护理协调。综合护理模式旨在促进提供适当的保健服务，并克服卫生服务提供者之间的不协调。对这种患者护理的协调超出了一个护理阶段，不仅需要不同提供者之间的协调，而且包括贯穿整个生命周期的一体化概念，例如美国的以患者为中心的医疗家庭(PCMH)。第二种是疾病分组模式。慢性护理模式(CCM)是最著名和应用最广泛的综合护理模式之一。CCM 建议从急性、间歇性和反应性护理转向纵向、预防性、社区性和综合性的护理。第三种是基于人口的模式，例如凯撒模式，Kaiser Permanente(KP)是美国最大的健康维护组织之一，在全国八个地区拥有 960 多万会员。KP 综合护理模式是基于人口分层和按需要提供不同类型的服务。在 KP 模式中，居民接受宣传和预防服务，目的是控制风险因素的暴露；大多数慢性病患者得到自我管理疾病的支持，高风险患者接受疾病和病例管理，这结合了自我管理和专业护理。分层模型是在著名的凯撒金字塔中提出的，这一分层模式被 KP 基金金字塔广泛利用，并根据人口的健康和社会需要对其进行分层。针对位于塔底的普通人群主要采用健康促进和预防的护理方式，针对慢性病患者主要采取自我管理，该类人群占到总人群的 70%~80%；对于高危人群采用疾病管理模式，该类人群占到总人群的 15%；对于综合的严重型疾病采用病历管理方式，该类患者占比为 5%。

Leichsenring(2004)通过对来自 9 个欧洲国家的 10 个组织的研究人员的报告进行研究发现，在大多数国家，医疗服务的协调和服务一体化问题已经成为重点推进的工作，而影响各国采取不同模式的因素包括了融资和组织、系统发展、专业化、组织文化、基本价值观和政治等方面。当前综合护理的模式有管理式、公共卫生式、以人为本式和整体系统式四种。管理式更关注卫生系统内的组织界面，同时对初级卫生保健和社会护理服务应用各自的原则。公共卫生式侧重于初级和二级保健之间的整合，它越来越多地扩展到纵向和横向两级，从而提供社会服务。公共卫生式以保障需求为导向，提供连续性和高标准的服务。以人为本式趋向于公共卫生式，但其重点在于综合护理观点的“去医疗化”，强调社会和卫生服务在长期护理中的相互依赖性。整体系统式强调为了实现真正的整合，必须建立一个稳定的组织，以便完全覆盖特定人群的医疗保健需求。当前，对于老年人综合护理的挑战主要是市场化程度越来越高、缺乏管理知识(尤其在合作与协调方面)、护理工作者短缺及社会护理服务规模缩小的趋势。

2.3 国内外文献评述

国内对分级医疗体制的研究主要集中在分级医疗的内涵，分级医疗体制资源配置、运行情况以及分级医疗体制错配的后果及原因等方面。对于分级医疗资源配置的状况，学者们普遍认为当前我国医疗资源配置呈现倒三角状态，是一种不合理的配置模式，也是导致当前分级医疗运行不畅的重要原因。基层医疗服务能力的薄弱、高层级医院强大的虹吸效应等是导致当前需求方趋高就诊的重要原因。在分析当前这种不合理的分级医疗资源配置方式的形成问题上，学者之间存在分歧。部分学者认为是由于市场经济导致的，市场经济的逐利性导致资源流向利润高的医疗机构和医疗服务项目，流向城市地区。部分学者认为，是政府在医疗领域资源配置失当，按照行政配置资源的方式导致了资源的倒置。部分学者认为，政府不仅没有矫正市场失灵，而且自身也存在严重失灵从而导致医疗资源的错配。部分学者从分级医疗体制自身的体制、机制建设方面进行研究，认为是分级医疗体制内部各项制度之间存在不协调导致了资源倒置。但是在诸多导致分级医疗体制错配的因素中，哪种原因是根本性原因，分级医疗体制错配的判断依据是什么，学术界鲜有讨论，而该问题的解决才是破解我国当前就医无序、资源不足与浪费并存、医疗费用高涨的关键所在。

国外对分级医疗体制的研究是在既有医疗资源分级配置相对合理的前提下展开的，因此学者更多讨论的是如何将既有的医疗资源进一步整合以提高资源使用效率，特别是在如何进一步加强初级卫生保健机构的服务功能、如何实现初级与次级医疗机构间的纵向整合、如何构建“守门人”制度等问题上都有较深入的研究，对我国分级医疗体制的改革有一定的参考借鉴意义。由于各国政治、经济、文化等各方面存在的差异，分级医疗体制的形成也存在较大的差异，我国的医疗体制具有自身的特点，因此需要具体问题具体分析。

通过对国内外分级医疗体制相关文献的研究发现，对分级医疗体制改革的研究仍有以下几个方面的问题亟待解决：第一，我国分级医疗体制是否存在错配的论证。尽管有学者指出当前我国医疗资源存在错配的问题，但鲜有系统论证为什么医疗资源是错配的，分级医疗体制错配的判断依据是什么。

第二，当前国内学者对分级医疗体制错配的形成过程存在很大争议，部分学者认为是因为医疗卫生领域市场化改革后相关制度之间的不协调导致的，部分学者认为是市场化后患者无序就医导致的，也有学者认为是政府一直采取的行政配置资源导致的，对于分级医疗错配的形成机理存在较大的争议。第三，在分级医疗体制错配的根源上，学界对于是“政府失灵”抑或“市场失灵”仍然存在很大分歧。

03

分级医疗体制的理论基础

Chapter three

3.1 马克思劳动力再生产理论

马克思劳动力再生产理论包括了两种再生产理论、劳动力商品理论等。马克思及其经典作家认为，劳动力再生产与物质资料再生产一样都是社会再生产的重要组成部分，劳动力再生产是物质资料再生产的前提条件，物质资料再生产必须以充足的劳动力做保障，物质资料再生产是劳动力再生产的基础，劳动力再生产的过程也是物质资料的消费过程，劳动力再生产必须以一定的物质资料的消费做保障。劳动力成为商品，其价值由维持劳动力占有者所必要的物质资料的价值所决定，其中，为保障劳动力“明天也能够在同样的精力和健康条件下”工作的医疗卫生费用是劳动力价值的重要组成部分，是劳动力再生产成本的重要内容。

3.1.1 两种再生产理论

马克思主义认为，社会生产分为物质资料生产和人自身生产，即“两种生产”。物质资料生产是人类为改造自然、征服自然、创造物质财富而进行的生产活动。人类自身生产是人类为养育自身和延续后代进行的另一种生产活动。马克思在《德意志意识形态》中谈到人类历史的前提时曾明确地指出，物质资料的生产、人自身的生产和由此而形成的人与人之间的关系，这三个方面并不是人类历史活动中的三个不同的阶段，而是同一历史活动中的“三个因素”。“从历史的最初时期起，从第一批人出现时，三者就同时存在着，而且就是现在也还在历史上起着作用。”①恩格斯在《家庭、私有制和国家的起源》中提到：“根据唯物主义观点，历史中的决定性因素，归根结底是直接生活的生产和再生产。但是生产本身又有两种：一种是生活资料即食物、衣服、住房以及为此所必需的工具的生产；另一种是人类自身的生产，即种的繁衍。一定历史时代和一定地区内的人们生活于其下的社会制度，受着两种生产的制约：一方面受劳动的发展阶段的制约；另一方面受家庭的发展阶段的制约。”②

---

① 马克思恩格斯选集(第1卷)[M]. 北京：人民出版社，1972.

② 马克思恩格斯选集(第4卷)[M]. 北京：人民出版社，1972.

劳动力对物质资料的消费过程就是劳动力的生产过程，物质资料的数量和质量制约着劳动力的数量和质量。劳动力再生产的数量和质量反过来又直接影响和制约着物质资料再生产的规模和水平。物质资料的生产是劳动力再生产的物质基础，劳动力再生产是物质资料再生产的基本条件，物质资料再生产与劳动力再生产互为前提、互为条件、互相制约。

3.1.2 劳动力商品理论

马克思认为，劳动力同其他商品一样，也具有使用价值和价值。劳动力的使用价值，表现为劳动过程中劳动能力的发挥。马克思认为，“劳动力或劳动能力指一个人的身体即活的人体中存在的、每当他生产某种使用价值时就运用的体力和智力的总和”。在资本主义条件下，劳动力使用价值的所有权和使用权是分开的，“力的让渡和力的实际表现即力作为使用价值的存在，在时间上是分开的”“和其他任何商品的价值一样，它的价值在它进入流通以前就已经确定，因为在劳动力的生产上已经耗费了一定量的社会劳动，但它的使用价值只在以后的力的表现中才能实现”。

“同任何其他商品的价值一样，劳动力的价值也是由生产从而再生产这种独特物品所需要的必要劳动时间决定的。就劳动力代表价值来说，他本身只代表在他身上对象化的一定量的社会平均劳动。但劳动力只能作为活的个人的能力而存在，即劳动力的生产要以活的个人的存在为前提。假设个人已经存在，劳动力的生产就是这个个人本身的再生产或维持。活的个人要维持自己，需要有一定量的生活资料。生产劳动力所必要的劳动时间，可以归结为生产这些生活资料所必要的劳动时间，或者说，劳动力的价值，就是维持劳动力占有者所必要的生活资料的价值。但是，劳动力只有表现出来才能实现，只有在劳动中才能发挥出来。而劳动力的发挥即劳动，耗费人的一定量的肌肉、神经、脑，等等，这些消耗必须重新得到补偿。劳动力所有者今天进行了劳动，他必须明天也能够在同样的精力和健康条件下重复同样的过程。因此，生活资料的总和应当足以使劳动者个人能够在正常生活状况下维持自己”。“劳动力的价值，是由生产、发展、维持和延续劳动力所必需的生活必需品的价值决定的。”由此可见，劳动力价值应包括三个部分的内容：一是维持劳动力自身再生产所必须的生活资料的价值——衣、食、住、行等。二是维持劳动力后代所必须的生活资料的价值。劳动力所有者是会死的，要使他不断出现在市场上(这是货币不断转化为资本的前提)，劳动力的卖者就必须“像任何活的个体一样，依靠繁殖使自己永远延续下去”。因损耗和死亡而退出市场的劳动力，至少要不断由同样数目的新劳动力来补充。因此生产劳动力所必要的生活资料的总和，包括工人的补充者即工人子女的生活资料，只有这样，这种独特的商品占有者的种族才能在商品市场上永远延续下去。三是劳动力自身发展所需要的物质资料的价值，包括社会保障、医疗、教育培训等，劳动力只有通过培训、再教育及医疗的健康维护，才能保障其自身的身体素质和劳动技能的提高。劳动力的价值规定还包含着一个历史和道德的因素，“由于一个国家的气候和其他自然特点不同，食物、衣服、取暖、居住等自然需要也就不同。另外，所谓必不可少的需要的范围，和满足这些需要的方式一样，本身是历史的产物，多半取决于一个国家的文化水平，其中主要取决于自由工人阶级是在什么条件下形成的，从而他有哪些习惯和生活要求。因此，和其他商品不同，劳动力的价值规定包含着一个历史的和道德的要素。劳动力的价值可以归结为一定量生活资料的价值。因此，它也随着这些生活资料的价值即生产这些生活资料所需要的劳动时间量的改变而改变”。

3.2 劳动力再生产与医疗费用的关系

3.2.1 劳动力再生产成本部分表现为医疗费用

综上所述，劳动力再生产是物质资料再生产的基本条件，劳动力再生产的过程是生产物“人化”的过程，即通过消耗一定种类、数量的物质资料恢复或发展自身及后代的体力和智力，劳动力再生产的顺利进行所花费的物质资料价值便构成了劳动力再生产成本。劳动力再生产的成本，即劳动力再生产过程中所花费的费用，具体包括五个方面：体能再生产费用、健康再生产费用、精神再生产费用、智能再生产费用和后代再生产费用。体能再生产费用包括为保持身体机能所需要的衣、食、住、行等生活费用；健康再生产费用包括使人从病患中恢复健康的医疗费用及防疫费用等；精神再生产费用包括满足人的精神生活的文化娱乐费用；智能再生产费用包括使人获得知识和技能的学习费用；后代再生产费用包括组建家庭和繁育后代的婚姻和养育费用。其中为维持和发展劳动力健康所付出的费用是劳动力再生产的基础，也是劳动力再生产顺利开展的关键，因为劳动能力只能存在于“活的人体”中，无法与“活的人体”相分离，因此，只有保证劳动能力所依附的物质载体——人体是活的、是健康的，才能保证劳动力的体力和智力在生产使用价值时发挥其功能。劳动力使用价值包括力量和技能两个层次，劳动力再生产也必然包括这两个层次的再生产，其中，力量的再生产是通过人体自身生理机能来实现的，这一生理过程离不开医疗的维护作用。医疗资源通过作用于人体自身的生理机能，促进劳动者的“肌肉、精神、骨骼、脑髓”，以保障劳动能力的正常发挥。劳动力再生产对各种类型医疗资源的消耗量可以通过卫生费用来衡量，卫生费用是各类医疗卫生资源的货币表现形式。卫生费用的投入量一定程度上反映了卫生资源配置的数量与质量，对劳动力使用价值的恢复具有极其重要的作用。

从卫生费用与劳动力健康状况之间关系的既有研究来看，非常低水平的卫生费用不能满足劳动力再生产对最低限度的卫生服务需求，卫生费用投入对劳动力健康状况的改善存在正向促进作用。一定水平的政府卫生支出或公共卫生支出有助于实现劳动力再生产的全面覆盖目标的实现，可以改善卫生服务的利用，对健康产出具有正向影响。但国家对卫生费用粗线条地增加也不一定能起到改善劳动力健康的作用，卫生费用的增加是否对健康结果具有促进作用还取决于卫生费用的使用效率。

从卫生费用投入结构来看，卫生费用投入在初级卫生保健的效率更高。相关研究表明，早期治疗可以极大降低疾病的发病率，并可使卫生费用降低50%。因此，将卫生费用投入在预防、治疗早期疾病的初级卫生保健服务中，会提高卫生费用的使用效率。当前发达国家将更多的卫生费用投入在疾病的预防、发病初期以及常见病、多发病的预防与治疗过程中，以实现节约卫生费用，提高劳动力的健康体质。英国政府将超过75%的预算支配权赋予全科医生及其联盟，由全科医生及其组织代居民向上面级医疗机构进行支付选择。法国医疗保险基金中，支付在初级医疗机构的医疗服务费用(包括诊疗费、处方药费等)占比47%，接近上面级医疗卫生机构耗费的卫生费用的总和。澳大利亚配置在下面级医疗机构的卫生费用占比从1971年的33.3%上升到2017年的53.1%。加拿大配置在下面级医疗机构的卫生费用在1970年仅为33%，1998年之后迅速提高到60%以上。[①] 卫生费用在下面级医疗机构投入的增加，提高了卫生费用的使用效率，促进了这些国家劳动力健康体质的再生产。但无论是卫生总费用的投入，抑或是合理的卫生费用投入结构都不会自发形成，必须由国家通过一定的医疗体制进行调节，不同的医疗体制会形成不同的卫生费用投入和配置结构。

---

① 资料来源：OECD数据库。

3.2.2　劳动力再生产与医疗费用的相互依存关系

马克思认为，劳动力是“每当人生产某种使用价值时就运用的体力或智力的总和”。“假设个人已经存在，劳动力的生产就是这个个人本身的再生产或维持。活的个人要维持自己，需要有一定量的生活资料。生产劳动力所必要的劳动时间可以归结为生产这些生活资料所必要的劳动时间，劳动力的价值就是维持劳动力占有者所必要的生活资料的价值。”“劳动能力的生产曾需要一定量的生存资料，它的再生产又不断地需要一定量的生存资料。”医疗卫生资源作为必要生活资料的一部分，其任务就在于保障这个活的人体的体力或智力的保养、修复和再生产。活的个体体力或智力的维护是劳动力发挥作用的前提，劳动力质量(包括体力和智力)是劳动力发挥作用以创造更多剩余价值的保障，劳动力的质量必须以健康为前提，没有健康发展的智力发展以及没有健康投资的智力投资都是无效的甚至会产生副效益。在维持劳动力生产与再生产的生活资料中应包含充足的医疗卫生资源，才可能实现维持或扩大化的劳动力再生产①。

保障劳动力再生产所需要的一切医疗卫生资源都可以表示为一定时期内消耗掉的一定量的卫生费用，劳动力再生产与医疗费用之间存在相互依存的关系。医疗费用是劳动力再生产顺利进行的保障，劳动力的身体健康依赖于一定的医疗卫生资源的消耗，即卫生费用的耗费，而卫生费用的投入依赖于一国国民经济的发展，劳动力再生产的顺利进行，有利于一国或地区生产力的发展从而促进该国或地区的经济发展，进而有更多的卫生费用投入到保障劳动力再生产过程中去。

3.2.3　劳动力再生产上升为社会资本再生产过程引起劳动力再生产成本分摊

医疗费用是劳动力再生产所需一切医疗资源的货币表现形式，它为劳动力体力和智力的恢复提供了保障。在资本主义发展初期，资本家为保障私人资本的增殖，而不得不向工人提供满足劳动力再生产所必须的生活资料，工

① 本书研究的是医疗卫生体制问题，因此对劳动力再生产的探讨仅限于健康视角下的劳动力再生产。另外，研究范围不仅指处于劳动生产过程中的劳动力，也包括将来参与劳动生产过程的劳动力和曾经参与现在已经退出的劳动力及因特殊原因无法参与劳动过程的所有需要卫生费用以再生产健康体质的人。

人为实现自身劳动力的生产与再生产，进行个人消费，包括对医疗费用的投入，医疗卫生相关服务对工人而言是纯粹的私人产品，工人需要自付费用进行治疗，以保证体力和智力的正常运转。伴随着资本的逐渐积累和集中，资本主义社会由自由竞争阶段逐渐进入垄断资本主义阶段，尤其是资本主义社会进入国家垄断资本主义之后，劳动力再生产不再仅仅是劳动力个人的事情，而是关乎资本家集团、社会、国家与工人整体的关系，它关乎整个社会的生产力的发展，关乎资本主义国家的整体竞争力，因此，保障劳动力再生产的顺利进行成为代表社会总资本的国家的需要。保障劳动力体力智力健康发展的医疗卫生服务也逐渐从私人产品向公共产品转变，医疗卫生服务从私人产品部分转化为公共产品，过去医疗费用由私人全部支付，现在相当部分由公共支付，从而成为劳动力再生产成本分摊的重要组成部分。

17 世纪中叶，随着英国资产阶级革命成功，西方发达资本主义国家逐渐进入了资本主义的自由竞争阶段。在自由竞争阶段，资本由分散于各个行业的单个资本家所有，劳动力作为商品被资本家购买后，在生产过程中执行资本增殖的职能，劳动力再生产的顺利进行是单个资本家资本增殖的重要前提，资本家通过工资的形式支付劳动力价值，即保障维持劳动力再生产的最基本的生活资料。此阶段，资本家为获得超额利润，在竞争中处于优势地位，他们通过延长劳动时间、提高劳动强度或劳动生产力等方式加强对劳动力的剥削，严重损害着劳动力的身体。1864 年陶器业的“作坊雇有 27878 个工人，他们至今还在过度的日间劳动中，甚至往往在过度的夜间劳动中，呼吸着极端有害的空气。这种空气使得这种在其他方面危害较少的职业成为疾病和死亡的温床……”，“打麻工厂里的事故可怕到了极点。在许多场合，身体被铡掉 1/4。受伤者通常的结局，不是死亡，就是变成残废而痛苦终身……”[①]资本主义自由竞争阶段的劳动力再生产并不为资产阶级所重视，劳动力再生产主要是在劳动者家庭范围内通过个人消费的形式进行的，劳动力身体健康维护及其疾病的治疗主要由劳动力自己进行支付。

19 世纪下半叶到 20 世纪初，资本主义从自由竞争阶段进入垄断阶段。资本主义市场激烈的竞争及生产力的飞速发展必然引起生产集中，生产集中达到很高的程度必然引起垄断，从而使自由资本主义转变为垄断资本主义，即“资本主义转化为帝国主义”[②]。此阶段，生产的集中也客观上要求劳动力使用的社会化，但自由竞争阶段下建立在家庭和个人消费基础上的劳动力再生

① 马克思．资本论(第 1 卷)[M]．北京：人民出版社，2004，554.

② 列宁．列宁全集(27 卷)[M]．北京：人民出版社，1990：338.

产形式，同资本主义条件下劳动力社会化的使用要求存在矛盾，并随着垄断的进一步发展而日益突出、尖锐。西方发达国家为缓和日益尖锐的阶级斗争以及沉重的经济危机，保证劳动力再生产的顺利进行，逐渐推行福利政策。德国在1883年通过了《疾病保险法案》，1884年通过了《工伤事故保险法案》，1889年通过了《老年和残疾社会保险法案》。英国于1911年通过了《国民保险法》，包括失业和健康保险。法国在1910年开始推行养老金立法和其他社会保险项目。瑞典在1937年通过了《母婴保健法》，1938年实行牙医公费医疗等。尽管西方国家迫于经济危机和工人日益高涨的斗争的压力逐渐推行福利政策，但是直到20世纪30年代之前，主要资本主义国家劳动力再生产的社会化还仅限于实行初等义务教育、对少数人的微薄的济贫式津贴等形式，劳动力再生产社会化形式发展缓慢，对于劳动力再生产健康方面的费用仍由个人支付为主。

劳动力再生产社会化形式的迅速发展开始于第二次世界大战之后，西方发达资本主义国家为加速经济的重建、缓和战后的阶级矛盾、维护社会稳定、提高资本在国际市场上的竞争力，国家政权同垄断资本紧密融合进而形成了国家垄断资本主义。此阶段，国家作为经济基础的组成部分在社会再生产内部发挥作用。国家和垄断资本家一样，在社会再生产过程中，直接以生产当事人的身份出现，作为最大的投资者、资本供应者、借贷者，商品和劳务的供应者、购买者，以及社会生产的管理者进行活动，即国家以总垄断资本家的身份对资本主义社会再生产进行直接的控制、管理和调节，从而促进社会资本的增殖，保证社会资本再生产过程的进行。劳动力再生产作为社会再生产的一个重要因素，随着国家成为社会资本的代表，劳动力再生产也逐渐走向社会化。特别是随着机器的广泛使用，工人脑力、体力消耗的增加，劳动环境和条件的改变，造成劳动者体质下降，疾病和工伤事故增加，劳动者健康身体素质的生产成为整个社会的需要，而非关乎劳动者个人或某个资本家的事情，而是资本家集团、社会、国家与工人整体的关系，它关乎整个社会的生产力的发展，关乎资本主义国家的整体竞争力，因此，保障劳动力再生产的顺利进行成为代表社会总资本的国家的需要。当人类社会对于某种产品产生了超出个人需求的共同需要，这种产品就会被当成公共产品来提供，并且这些成为公共产品的要么是这种产品本身，要么仅仅是供给这种产品的服务方式。劳动力再生产作为社会再生产的整体需要，只能由国家通过构建相应的医疗卫生制度、财政政策等进行保障。西方发达资本主义国家在“二战”后普遍建立了福利政策，国家通过赋税的形式进行国民收入再分配，实行一系列的社会保险、社会救助等社会福利政策，对经济实行国家干预，保证劳动力健康体质的再生产。20 世纪 70 年代，西方发达国家福利政策将社会各阶层成员都包括在内，形成了一套由国家筹措社会保障费用的制度和办法，从而使劳动力再生产具有相对稳定性，OECD 国家在社会福利方面的开支占 GDP 的平均水平为 25%，占公共开支的比重为 60%，成为公共开支最重要的构成部分。在普遍实行财政分权的背景下，巨额的劳动力再生产成本无法由哪一级政府独自承担，因此西方国家采取的是各级政府共同分担的方式。各级政府财政汲取能力不同，一般而言，层级越高的政府财政汲取能力越强，对医疗卫生资源的配置能力就越强，不同地区因经济发展状况不同导致同级政府之间的财政汲取能力也不同，为实现合理的医疗资源配置布局，劳动力再生产成本分担是政府纵向之间和横向之间的费用分摊，包括各级政府的财政投入以及中央政府纵向转移支付及同级政府之间的横向转移支付。

1998~1999 年，澳大利亚联邦政府用于卫生费用的财政支出占总费用的 49%，州与地方政府仅占 20%。英国中央财政承担了 NHS80% 以上的费用，通过卫生部划拨到地方卫生机构。在加拿大，劳动力再生产成本主要在联邦和州两级政府之间分摊，2009 年，两级财政分担医疗卫生费用的 71%。联邦政府对各省的转移支付占所有省区医疗总费用的 22%。在各级政府对卫生费用的财政支出中，中央政府和州政府财政汲取能力强，卫生费用支出所占比例高，实现了权责对等，一定程度上保证了卫生费用的合理配置。

3.3 劳动力再生产成本分摊体现为医疗资源分级配置的“金字塔法则”

劳动力再生产成本取决于劳动力所患疾病的类型，根据劳动力所患疾病的普及程度及其发病特点，可将劳动力所患疾病分为三大类型：常见病多发病、一般重症和急危重症三类。

常见病、多发病指在人群中发病率最高、最常见的疾病，其常见性特征表明其覆盖大多数的居民，是大多数居民都有可能患有的疾病，多发性意味着发生的频次较高，居民可能多次患有该种疾病。因此针对该类疾病应配置最大量的医疗资源。同时，在该层级的疾病多为常见病、多发病，并以疾病初期的病例居多，因此疾病不仅覆盖的居民最广，且多为未分化的甚至自限性疾病，此时的专科性并不明显，病因存在广泛性与不确定性，对医疗服务的要求更倾向于长期的跟踪观察、经常性的沟通，甚至是对心理、人际关系的疏导等。因此，配置在该层级的“第一医疗资源”医生应具备多学科知识的背景，可与患者建立良好的信任关系。医疗资源应尽量邻近社区，邻近居民生活、工作的地方，熟知患者的生活、工作环境，家庭背景、个人喜好等多方面的信息，可随时为患者提供合理的建议与有效的服务。

罕见病和急危重症①都是发病率较低的疾病，罕见病的发病率低于万分之十，急危重症是疾病自然发展史中的末期阶段，因此也是同一疾病各病程中病例数最低的，因此这两大类疾病在所有疾病中的患病例数最少，位于金字塔的塔顶。该类疾病虽然发病率低，但大部分的疾病当前还未研发出对症的药物或治疗方法，治疗难度较大，因此，分摊给该类疾病的医疗资源配置数量应较少，覆盖范围或医疗服务半径要足够大，但是对医务人员的专科知识背景、团队合作能力、创新能力等要求较高，且医疗资源的配置应有利于科研与医学知识的传授。

介于常见病多发病与罕见病、危急重症之间的疾病被称为一般复杂疾病。此类疾病专科化明显，有较明确的治疗方案，可通过住院治疗治愈。无论从疾病的发病概率抑或从疾病治疗的难易程度而言，都处于中间水平，因此，医疗资源配置的数量也应处于中间状态。

由此可见，劳动力再生产成本依据劳动力所患三大类疾病的特点呈现金字塔结构。常见病、多发病患者再生产健康体质的成本高于一般重症患者，一般重症患者再生产健康体质的成本高于罕见病和急危重症患者。由此决定了劳动力再生产成本的分摊应能够按照疾病发病规律对卫生资源的客观要求进行配置，合理的劳动力再生产成本分摊的外在表现即为医疗资源分级配置呈现金字塔结构。

医疗资源的分级配置应呈现金字塔布局是很多学者的共识。原卫生部部长高强认为，我国应该走广覆盖的发展路径，医疗资源配置应该是金字塔形的，覆盖广大社区人群的基本医疗卫生服务应该是医疗资源重点投入的领域，在此基础上再发展一些高水平的专科医院和大型综合性医院，以满足不同人群、不同患者的实际需要。李菲认为，人类的医疗需求是正三角形结构，决定了医疗资源的配置应实现以基层医疗机构为主体的正三角形资源配置结构。潘多拉(2019)认为只有将更多的资源配置在基层医疗机构才能有效降低患者

① 国内更多使用疑难杂症的概念。疑难杂症是基于我国传统医学的概念，主要是从治疗的理论与手段的难易程度进行分析，即采用常规的诊治理论和手段所不能治疗的疾病，是我国传统医学对中医药理论难以治疗疾病的一种称谓。尽管疑难杂症与罕见病的概念和范围上存在差异，但它们都属于病因不明、发病机制不清、缺乏有效治疗手段的疾病，都属于不常见、发病率较低的疾病。因此本书中采用了罕见病的概念。

和社会的成本，更好地实现医疗服务的公益性，惠及更广大的人群。具体而言，医疗资源分级配置的金字塔法则涉及三个方面的内容：

首先，人类的发病规律呈现金字塔分布结构。根据全球各国的疾病发生的大量流行病学观察发现，常见病多发病发生的人群规模最大，一般复杂疾病发生的人群规模较小，罕见病发生的人群规模最小，呈现典型的正三角形，即金字塔结构。

其次，人类基于发病规律下的就诊需求亦呈现金字塔分布结构。疾病发生能够在多大程度上传导为就诊需求，取决于医疗价格的影响大小。在当前大部分国家都采用第三方付费的医保制度背景下，医疗价格对疾病发生向就诊需求的传导的影响极大减弱，在医疗保险全额覆盖、相同比例的付费机制和不同比例的付费机制下，居民的就诊需求都呈现金字塔结构。

最后，当就诊需求响应疾病发生规律形成就诊人群，医疗资源配置响应就诊需求形成覆盖就诊人群的医疗资源供给时，覆盖三类疾病就诊人群的医疗资源分级配置状态将呈现金字塔分布，即覆盖常见病、多发病就诊人群的初级医疗资源规模最大，构成金字塔底部；覆盖一般复杂疾病就诊人群的中间级医疗资源规模较小，为金字塔中部；覆盖罕见病就诊人群的上面级医疗资源规模极小，为金字塔塔尖。针对三类疾病就诊人群的医疗资源分级配置的合理状态应是逐层减少的，即配置给常见病、多发病的医疗资源应是最大量的，配置给一般复杂病症的医疗资源次之，配置给罕见病就诊人群的医疗资源量最少。

在各层级医疗资源功能定位上，与三类疾病人群相对应，存在医疗资源配置的初级、中间级和上面级三个层级不同的功能特点。初级医疗资源应对的是居民的常见病和多发病，该类疾病流行程度较高，因此医疗资源应深入基层社区配置，其功能定位是：为居民提供首诊，对居民的疾病进行病情辨识和初步处置，向居民提供终生的健康管理。中间级医疗资源应对的是流行程度较低、在居民中不常见的疾病，因此它需要配置在能够覆盖大量居民群体的城市区域，提供一般复杂疾病的治疗、一般重症的治疗和从基层转诊患者的治疗。上面级医疗资源应对的是疑难杂症和危重期病症，该类疾病患病率极低，在居民中较为罕见，因此上面级医疗资源应当配置在覆盖更大范围居民的跨区域中心。

医疗资源金字塔有数量和性质两个结构性特征：从数量上看，医疗资源分级配置呈现逐层递减的分布结构，即医疗机构、人员及相关配套资源的数量逐级减少，空间密度上逐级降低，与普通居民的距离逐级增大；从性质上看，医疗资源分级配置呈现全科下沉、专科上升的分布结构。全科医生的专业特长是治疗普通病、常见病以及为个人和家庭提供全方位健康管理，特别适宜下沉在社区为医疗知识匮乏的居民提供疾病状况判断，疾病治疗或者指导转诊进入专科治疗。全科医生下沉在金字塔底部应对常见病、普通病是初级医疗资源的质量保证。专科医生是为某一领域提供专门医疗服务的，其具备的专业知识和专业技能是为了治疗少数从基层转诊而来的一般复杂疾病和罕见病的患者，他们不必直接面对广大居民，因此聚集在金字塔的中部及以上，是中间级和上面级医疗资源的质量基础。

劳动力再生产成本在各级政府间的合理分摊体现为医疗资源在各大类疾病患者中的配置遵循“金字塔法则”。医疗资源分级配置的金字塔法则是一种客观必然性，由发病金字塔到就诊金字塔作为社会需要客观呼唤医疗资源分级配置作为社会供给作出相对应的金字塔分布的响应，因此，医疗资源在各层级的合理配置是劳动力再生产成本合理分摊的外在表现。

按照这种反映医疗资源合理配置的认识来构建人类的医疗制度供给，就能形成合理的分级医疗体制，即这样的分级医疗体制是呼应金字塔法则的制度载体。若分级医疗体制呼应金字塔法则，医疗资源在各层级的资源配置就能实现其合理的级次功能，医疗资源分级配置能够表现出结构性优化，各层级医疗资源的比重遵从初级、中间级和上面级依次递减，全科医生下沉在医疗体系的初级，专科医生配置在医疗体系的次级。若分级医疗体制不能够响应金字塔法则，医疗资源不能按照劳动力再生产对医疗服务的需求进行配置，患者的直接式就诊需求就无法在对应的医疗服务体系层级得到满足，患者将被迫在其他医疗服务体系层级就诊，从而改变患者的就诊行为。由此可见，劳动力再生产成本分摊是医疗资源所依赖的经济资源，而分级医疗体制是表现形式，是呈现这种经济资源的医疗卫生载体形式，分级医疗体制是由国家主导的劳动力再生产成本的宏观调控机制与公共产品分配机制。

由于分级医疗体制受到政治、经济、文化等多种社会因素的影响，分级医疗体制可能响应也可能不响应金字塔法则的呼唤，甚至完全背离“医疗资源分级配置的金字塔法则”形成扭曲的分级医疗体制，使医疗资源的分级配置产生错配，造成医疗资源的效率损失，此时就必须对不合理的分级医疗体制进行改革。

04

劳动力再生产过程分析

Chapter four

4.1 劳动力再生产过程及再生产费用

劳动力再生产过程是劳动力通过消耗一定种类、数量的物质资料恢复或发展自身及后代的体力和智力的过程。它可以具体细分为体能再生产、健康再生产、精神再生产、智能再生产和后代再生产五个方面。体能再生产指劳动者通过生活资料的消耗，弥补在生产生活过程中耗费的“一定的肌肉、神经、脑，等等”，以使其能够在“明天也能够以同样的精力重复同样的过程”。劳动者必须拥有能够保证劳动过程正常进行所需要的最基本的“力量”或“能量”，“所有对人这种生产主体发生影响的情况，都会或多或少改变人的各种职能和活动”。健康再生产指通过一定生活资料的消耗，保证劳动力身体机能的正常运转。精神再生产指通过一定生活资料的消耗，实现劳动力精神的愉悦与富足。智能再生产指通过一定生活资料的消耗，实现劳动力知识和技能的获取。后代再生产指“人类自身的再生产，即种的繁衍”。其中，健康再生产是实现劳动力体能再生产、智能再生产、精神再生产及后代再生产的基础性保障，任何健康上的缺陷都或多或少会影响到智力和劳动能力的发展水平。只有劳动力身体健康得到保障，才能够保障体能再生产、智能再生产等各类再生产的顺利进行。

马克思认为，生产力中最活跃的因素是人，最重要的是劳动力的再生产。劳动力再生产是经济活动最重要的条件之一，劳动力再生产过程表现为劳动力对生活资料的消费过程。因此，对应着劳动力再生产过程的五个方面，其所消耗的生活资料的费用，即再生产费用包括了体能再生产费、健康再生产费用、精神再生产费用、智能再生产费用和后代的再生产费用五个方面。体能再生产费用包括保持身体机能所需的衣、食、住、行等的生活费用；健康再生产费用包括使人从病患中恢复健康的医疗费用；精神再生产费用包括满足人的精神生活的文化娱乐费用；智能再生产费用包括使人获得知识和技能的学习费用；后代再生产费用包括组建家庭和繁育后代的婚姻和养育费用。一定社会条件下的劳动力再生产费用的产生和支付方式，构成一定社会的生产关系的重要内容，表现为一定的制度安排，例如，健康再生产费用的产生和支付表现为相应的医疗卫生体制。

4.2 劳动力再生产费用分摊的形式与性质

劳动力再生产本质上是全部生活资料的再生产，在形式上表现为GDP的一部分，通过初分配和再分配完成再生产费用的产生和支付。当前各国比较通行的做法是个人取得工资，用以支付个人负担的费用；政府采用税收形式扣除一部分，用以支付公共服务费用；社会通过一定的制度安排归集一部分，用以支付集体性消费，如医保。个人取得工资以市场为中介购买生活资料完成劳动力再生产的方式属于商品化消费方式，后两种属于主要通过国家对社会产品的再分配来实现的非商品化的集体消费方式。

尽管各国劳动力再生产费用分摊形式上相似，但由于生产关系的差异，劳动力再生产费用的补偿在实质上存在较大的差异。在资本主义制度下，劳动力是商品，劳动者不过是劳动力商品的承担者和出卖者，劳动者及其家庭的需要，只有在劳动力生产和再生产的限度内，才被视为是必要的。因此，劳动者及其家庭的消费，只能以劳动力的价值为限。一般来说，资本家不会容许劳动者及其家庭的消费超过这个最高限度。不仅如此，资本家为了榨取尽可能多的剩余价值，还尽量把工资压低到维持劳动者必不可少的生活资料的价值以下，致使劳动者的劳动力有时在萎缩的状态下维持和发展。在资本主义生产关系占统治地位的社会里，单个资本所有者往往“背叛”整个资本家阶级的利益，仅仅把劳动力再生产当作劳动者个人的事情，完全忽视劳动力再生产的社会属性。但在资本主义从自由竞争阶段进入垄断阶段后，对整个资本家阶级来说，就不能忽视劳动力再生产的社会属性。为缓和劳资关系，确保整个资本家阶级的统治地位和利益，国家通过税收、医保、个人直接支付的方式共同承担劳动力再生产费用。在发达资本主义国家，由于剩余价值的获取主要采用相对剩余价值生产，在绝对剩余价值生产阶段把劳动力再生产限制在必要劳动界限以下的情形就不成为主要方式。相对剩余价值生产本质上是技术进步引起的劳动生产率不断提升的过程，其结果是，在货币工资一定的条件下生活资料的价值不断降低，意味着劳动力再生产不仅能够维持简单再生产，而且可以扩大再生产。

在公有制条件下，劳动者不仅是自己劳动力的承担者和所有者，而且是生产资料的主人和社会的主人。因此，劳动者及其家庭的消费范围大大扩大了。它不再受劳动力价值狭窄范围的限制，而扩大到“为个性的充分发展所必要的消费的范围”。公有制条件下，劳动力再生产费用的补偿不仅是必要劳动决定的劳动力价值的补偿，而且有部分来自于社会的剩余劳动成果，社会的剩余劳动成果通过国家向劳动者分配。

健康再生产是实现劳动力体能再生产、智能再生产、精神再生产及后代再生产的基础性保障，是劳动力再生产的一个重要方面，同样，医疗费用的产生和支付也是劳动力再生产费用分摊的一个重要环节。这也就是本书运用劳动力再生产理论的分析对象。医疗对人体健康恢复的保障作用依赖于医疗卫生资源的投入，包括人、财、物、技术、信息等，而医疗卫生资源的数量和质量在一定程度上都可以通过医疗卫生费用的多少来进行衡量。医疗的自然科学功能必须建立在医疗费用的物质基础上，医疗费用的产生与支付取决于医疗体制的模式，因而具有配置医疗卫生资源作用的医疗体制具有强烈的社会属性。

4.3 劳动力健康再生产成本分摊的两种方式及其后果

劳动力健康再生产的表现形式是个人消费和集体消费相结合的组合型消费，消耗的卫生费用一部分来自劳动者劳动报酬的直接支付，劳动者通过支付工资的一部分直接在市场购买医疗卫生服务；另一部分来自政府税收和医疗保险所形成的社会福利基金，政府以社会福利形式为居民提供医疗卫生服务。

劳动力健康再生产成本分摊方式之一是在政府、社会和个人之间进行分摊，政府与社会分摊的比例决定了集体消费的比例，决定了医疗卫生服务的公益性程度，也决定了政府对医疗资源配置的影响能力。政府与社会分摊的比例越高，越有利于居民医疗卫生服务消费的公平性与稳定性，有利于医疗卫生支付风险在全体国民中的分散，有利于劳动力健康再生产的顺利进行。个人分摊的比例决定了个人直接承担的医疗卫生服务费用的比例。个人分摊比例高时，有利于避免医疗服务的过度消费，有利于患者关注医疗的使用效率，有利于医疗服务的有效利用，但不利于医疗卫生服务支付风险的分散，容易造成劳动者个体因病致贫、因病返贫的现象，不利于劳动力健康再生产的顺利进行。当前各国劳动力健康再生产成本的分摊状况表明，由个人进行直接医疗卫生费用支付的方式是最不公平、最不稳定、最不利于劳动力健康再生产的分摊方式，因此大部分国家更倾向于通过政府财政或保险基金来分摊医疗卫生费用。

劳动力健康再生产成本分摊方式之二是在各级政府之间的分摊，包括政府纵向之间和横向之间的费用分摊。随着资本主义国家用于集体消费的社会福利支出的比例逐渐增大，巨额的劳动力再生产成本无法由哪一级政府独自承担，西方国家采取的是各级政府共同分摊的方式。各级政府财政汲取能力不同，一般而言，层级越高的政府财政汲取能力越强，对平衡医疗卫生资源的配置能力就越强，不同地区因经济发展状况不同导致同级政府之间的财政汲取能力也不同，为实现合理的医疗资源配置布局，劳动力再生产成本分担是政府纵向之间和横向之间的费用分摊，包括各级政府的财政投入以及中央政府纵向转移支付及同级政府之间的横向转移支付。我国在实行分税制改革之后也采取了各级政府分摊劳动力健康再生产成本的方式，通过一级政府负责一级医疗卫生机构的投入与管理的方式形成了我国特色的分级医疗体制，由于越高层级的政府财源越稳定、越充足，从而导致我国医疗卫生资源的配置向高层级医疗机构倾斜，从而形成扭曲的分级医疗卫生体制，形成倒置的医疗卫生资源布局。

4.4 劳动力健康再生产成本分摊引起分级医疗体制

健康再生产的空间分布表现为对应不同患病人群的分级医疗体制。劳动力健康再生产主要是针对人群的防疫及患病人群机能的失衡进行恢复的过程，为保证劳动力健康再生产顺利、高效地运行，必须通过一种资源配置机制，即分级医疗体制针对不同的患病人群配置合理数量和种类的医疗卫生资源。当前，根据劳动力所患疾病普及程度及发病特点，可将劳动力所患疾病分为三大类型：常见病多发病、一般重症和急危重症三类。在不同经济条件、地域环境等的影响下各大类型疾病所包含的疾病种类也不同，所需要的医疗资源也有差异，但是都呈现常见病多发病所占人群数量最大，急危重症所占人群数量最少的特点，因此分级医疗体制也应响应人类疾病发病需求对医疗资源按照人群所需进行分级配置。当分级医疗体制响应患病人群的发病规律进行医疗资源的配置时，就形成合理的医疗卫生资源布局，就会促进劳动力健康再生产的进行；反之，则形成不合理的医疗卫生资源布局，阻碍劳动力健康再生产的进行。

劳动力健康再生产成本在各层级政府之间的合理分担，保证了医疗资源对各类疾患的合理覆盖，并形成相应的分级医疗体制，即通过各层级政府卫生费用的投入，赋予不同类型、级别医疗机构不同的诊疗功能，形成不同级别、类型的医疗机构承担不同类型疾病或疾病不同阶段的治疗，通过一定的制度安排实现从全科到专科化的医疗服务过程，以实现医疗资源的合理配置。

劳动力健康再生产成本在各层级政府之间的合理分摊所形成的分级医疗体制主要有以下特点：分级医疗体制的分级应根据疾病发病规律所决定的居民治疗需求进行分级。当前国际比较流行的分级方法是将医疗机构的功能分为三个层级：初级医疗服务、二级医疗服务和三级医疗服务。医疗资源在各层级的资源配置，呈现初级医疗机构的资源配置总量最多，三级医疗机构配置最少，二级医疗机构配置介于中间状态。从实现的功能来看，初级医疗机构主要承担居民的疾病预防、疾病诊断、治疗与分流，二级与三级医疗机构（统称为次级医疗机构）承担居民的专科疾病治疗，对于急危重症和疑难杂症等少量疾病由三级医疗机构承担。从各层级医疗机构之间的关系看，各层级医疗机构之间应具有较好的沟通合作关系，能够实现以患者为中心的诊疗流程，实现患者在各层级医疗机构间的有序转诊。

在西方发达国家，劳动力再生产成本的分摊主要由中央政府及省级政府承担，并将更多的卫生费用下沉在初级医疗机构，以提高医疗卫生资源的利用效率。同时，为保证同级政府的财政均衡，实行横向转移支付和纵向转移支付的方式，保证同级政府对医疗卫生费用的投入。英国、德国、法国等国家自 20 世纪六七十年代开始建立大量医疗卫生机构，培训医疗卫生人员，引入医疗技术。英国在 20 世纪 70 年代之后进一步加大了初级卫生保健中全科医生对卫生费用配置的权利，以实现医疗卫生资源在不同疾病种类患者中的合理配置。高层级政府丰富的财政汲取能力保证了卫生资源配置的充足，并能够根据各地区居民卫生服务的需要调配资源，从而形成合理的分级医疗体制。由此可见，分级医疗体制是由国家主导的劳动力再生产成本的宏观调控机制与公共产品分配机制。

为劳动力提供健康再生产的产品形式表现为政府出资修建的公立医疗机构和社会资本出资修建的非公立医疗机构并存。医疗机构是医生、药物、设备、设施等医疗卫生资源通过一定的方式组合在一起为恢复劳动力的健康提供医疗卫生服务的场所。公立医疗机构主要由政府出资修建，公立医疗机构的规模、数量、选址以及它的具体运行、政策的制定、人事的变动、服务的宗旨与方向、服务的内容与诊疗和药物的价格等都受到政府的管控；非公立医疗机构由社会资本出资修建，遵循市场的基本规律并受到政府的监管。我国分级医疗体制形成于计划经济时期，在该时期各层级医疗机构的规模、数量、组织结构、运行机制等都由国家决定，即使在医疗卫生领域引入市场机制，鼓励社会资本办医之后，私立医疗机构的数量虽然较多，但是其诊疗人次、床位数、卫生人员数、事业性收入等关键性指标都远落后于公立医院。当前分级医疗体制的构建与运行也主要在公立医疗机构展开，因此本书的研究分析对象主要针对公立医疗机构展开。

我国分级医疗体制形成于计划经济时期，在计划经济时期政府依靠财政投入在城乡间构建起了三级医疗服务体系。各级医疗机构按照行政级别及隶属单位构建，国家按计划配置医疗资源到各层级医疗机构。政府构建了覆盖城乡的医疗保险体系，在城市建立了劳保医疗和公费医疗，在农村通过农村居民集体集资的方式构建了农村医疗合作社。在城市，尽管公费医疗和劳保医疗都是各单位自成系统、条块分割的，但是各级财政是最后兜底者，从而将本级政府机关、本级国营企业统筹起来，实际上形成一个“大盘子”，通过各级财政实现了风险的分散。这个时期政府决定了医疗卫生领域近乎一切资源的配置与布局。在市场化改革时期，医疗保险制度土崩瓦解，并在医疗卫生领域引入市场化机制后缺失近 20 年之久。本阶段一方面个人消费支出急剧增加，集体性消费迅速减少，劳动力健康再生产成本逐渐向个人分摊；另一方面劳动力再生产成本在各层级政府间的分摊模式呈现越高级别的政府承担的费用越低，反之越高。在分税制财政体制下，财权上移，行政级别越高的政府拥有的财政收入越充足，同时，事权下移，一级政府负责一级社会事务，层级越低的政府负担事权越多，卫生财政投入是地方政府的重要财政支出之一。由此导致由下面级政府负责投入的下面级医疗机构医疗资源匮乏且质量较差，由上面级政府负责投入的上面级医疗机构医疗资源质优量足。政府财政投入按照行政级别偏向高层级医疗机构投入的方式间接引导了市场机制向高层级医疗机构配置资源，居民无序就诊，趋高就诊逐渐产生。在新医改时期，尽管政府向医疗卫生领域的财政投入不断增强，医疗保险制度逐渐建立与完善，集体性消费逐渐增加，个人消费逐渐减少，但是劳动力健康成本在各级政府间的错误分摊方式没有得到根本改变，医疗机构资源随着医院级别逐级提高的配置模式导致患者遵从趋高就诊，从而将更多的医保基金带入高层级医疗机构，从而形成当今分级医疗体制错配的状态。由此可以看出，在基于健康再生产的劳动力再生产费用分摊中政府长期居于主导地位，并通过直接或间接的作用机制改变了当前分级医疗资源的配置结构。因此，分级医疗体制弊端的形成以及改革完善主要与政府作用相联系。

4.5 医疗费用筹资模式对劳动力健康再生产成本分摊的影响

劳动力再生产指弥补劳动力在生产中"耗费的一定量的肌肉、神经、脑，等等"，以保障他可以在"明天也能够在同样的精力和健康条件下重复同样的过程"。要保证劳动力能够以同样的精力和健康条件进行生产，医疗卫生资源是一种必须的生活资料。特别在科学技术进步条件下的现代资本主义生产急剧加强了劳动者的劳动强度和紧张程度，同时带来了过高的工伤事故率和职业病率、早衰、体弱多病和伤残事故使劳动力再生产的问题日益复杂化，医疗卫生资源成为保障劳动力再生产的重要组成部分，医疗费用作为医疗卫生资源的货币形式，其投入对劳动力的身体健康状况产生正向促进作用。Perrin研究发现，卫生投入的增加提高了居民的健康水平，Mcclellan等学者发现，卫生投入的增加可以显著降低居民的死亡率；国内学者孙菊(2003)研究发现政府卫生投入可以改善居民的健康状况等，李月等(2020)的研究表明卫生经费投入规模对居民的健康效应非常显著，卫生经费投入规模对总体健康、生理功能、活力和社会功能四个方面有显著正效应，每提升1%的卫生费用投入，将会使总体健康、生理功能、活力提高2.26个、2.00个、0.83个百分点。黄玉捷(2019)的研究发现，在健康产出水平较低但健康产出水平提升较快的地区，其卫生总费用的提高对婴儿死亡率、孕产妇死亡率和平均预期寿命等产生显著的积极效果。由此可见，医疗费用的投入与劳动力健康状况存在正相关关系，卫生费用的投入有利于促进劳动力再生产的顺利进行。

医疗体制是医疗资源配置的制度安排，包括医疗筹资模式和医疗服务递送模式。医疗筹资模式指卫生费用的筹集、合理分配和有效使用，它决定了劳动力再生产的成本分摊模式。医疗服务递送模式指医疗服务体系提供医疗服务的方式、路径，其决定了劳动力再生产的实现方式。

当前，世界各国采用的筹资模式[①]主要有税收型、强制保险型、自愿保险型、强制储蓄、使用者付费五种类型。在五种类型的筹资模式中，国家对筹资模式的介入能力、承担的责任逐渐减弱，劳动力再生产成本分摊的公平性、

① 当前国际上通行的筹资模式还有社区型和大部分国家采取的是各种筹资方式的组合，几乎没有国家采用单一的筹资方式，在此仅选择一个国家中最具代表性的筹资方式来进行比较。

可及性逐渐减弱。税收型筹资模式指国家通过税收方式筹集资金实现对本国劳动力再生产的成本分摊，该种模式可实现健康者与患者、收入高者与收入低者、生病期与健康期之间的分摊，能够较好地覆盖全体劳动者，实现最大限度的公平，代表国家如英国、澳大利亚、瑞典等。强制保险型指由国家通过法律强制要求劳动者参与的，通过劳动者个人及雇主共同缴纳保险费用形成保险基金实现对本国劳动者再生产的成本分摊模式，该模式以“高收入扶持低收入、贫富互助、社会共济、体现公平”为目标，合理利用保险基金，实现劳动力利用医疗服务的公平可及，该模式以德国、法国为代表。自愿保险型筹资模式指劳动力为自身的再生产买单，通过购买商业医疗保险或参与非营利的社区保险的方式获得医疗服务。商业保险模式提高了卫生费用的使用效率，但是由于商业保险基于个人或群体的疾病风险收取保费，是一种累退的筹资形式，不利于低收入群体的疾病保障。同时，由于费用较高，保险公司非常关注消费者的逆向选择，高风险人群被排除在保障范围之外，因此该筹资模式无法覆盖全部的社会成员，无法实现劳动力再生产成本分摊的公平可及。社区保险模式以行会、互助社等方式出现，体现互助共济的精神，为劳动力提供医疗保险，但由于风险分担池太小以及逆向选择的存在，使其无法抵御大的风险，在当前各种筹资模式中扮演补充性的角色。强制储蓄型筹资模式主要指国家通过法律强制要求个人为自己将来的卫生费用支出进行储蓄，该种方式依然是劳动者为自己的健康再生产付费，仅是在自己生命周期中健康期与生命期之间的分摊，依然无法实现在健康体与非健康体之间的分摊，该种模式适用范围较小，当前仅在新加坡使用。使用者付费的筹资模式主要以劳动者及其家庭的可支配收入为筹资来源，劳动力再生产成本无法分摊，因此该筹资模式在所有模式中最不具有公平性，抵御风险的能力最差，不利于劳动力健康体质的再生产。该种模式随着各国经济文化发展，已经逐渐被其他筹资模式取代。

当前，各种筹资模式在不同的国家都被不同程度地使用，但随着经济的不断发展，社会的不断进步，使用者付费型筹资模式、社区型筹资模式逐渐被其他模式取代，当前被各国普遍采用的是以税收型、强制保险型和商业保险型三种模式为主的混合式筹资模式。在三类筹资模式中，税收型模式是以国家为主体，依靠各种税收筹集资金为劳动力再生产提供资金保障，其劳动力成本分摊最能体现公平可及性，强制保险型次之，商业保险型最低。WHO191 个国家中，有 106 个国家以税收作为医疗的主要筹资手段。从 OECD 国家来看，大部分国家属于混合式筹资模式，且政府对卫生费用的分摊占据主体地位，2000~2008 年，OECD 国家中仅有 5 个国家政府财政分摊比例低于

70%。2010 年，德国广义政府卫生支出占卫生总费用的比重为 77. 1%，英国为 83. 9%，澳大利亚为 68%，法国为 78%，政府对卫生费用的分摊占 GDP 的比重在 7%以上。

从劳动力再生产成本在各层级政府之间的分摊来看，OECD 各国中央政府平均负担占比为 68. 18%，其中负担比例最高的是实行以税收为主要筹资模式的英国，中央政府承担比例为 100%。在实行联邦制的国家中，联邦政府和省级政府共同承担了主要的卫生费用。政府通过转移支付的方式将更多的卫生费用投入在下面级医疗卫生机构，呈现中央政府负担劳动力再生产成本比重越高的国家，投入在下面级医疗机构的费用占比就越高的特点。

05

分级医疗体制的状态及其运行规律

Chapter five

体制是组织社会资源的手段，一定的体制对应着一定的资源配置状态，分级医疗体制金字塔分布是遵循疾病发病金字塔规律而呈现的合理的医疗资源分级配置状态。该状态的实现依赖于劳动力再生产成本在各层级政府间的合理分摊机制的形成。国家为保障劳动力再生产的顺利进行，进而保障资本增殖的利益需求，通过直接或间接的方式干预劳动力再生产成本的分摊，分级医疗体制对资源合理的配置结构是劳动力再生产成本在各层级政府间合理分摊的外在表现。分级医疗体制作为社会存在不仅受到疾病发病规律的影响，还受到诸如政治、经济、文化等多种因素的影响，因此会呈现出合理与不合理两种状态。

5.1　分级医疗体制的正金字塔状态

根据疾病发病的正金字塔布局及由此决定的居民就诊需求的正金字塔结构可知，无论是疾病发病抑或是居民的就诊需求都呈现出由下而上逐级衰减的正金字塔结构规律。尽管某个时期充当常见病、多发病的病种会有所不同，但常见病、多发病覆盖人群最大，急危重症及其罕见病的发病病例数最少的规律是不变的。随着人类社会的发展，人类的疾病谱也不断发生着变化，当前，充当常见病、多发病的疾病病种已经由过去的急性、传染性疾病转变为退行性疾病、慢性非传染性疾病，并成为消耗卫生资源最多的病种。

合理的分级医疗体制的制度安排应使得医疗资源的分级配置根据疾病发病规律呈现逐级衰减，医疗资源布局总体呈现正金字塔状态，同时各层级医疗资源的功能能够针对疾病发病特点发挥作用。在医疗资源数量及空间布局上，一方面，根据疾病发病规律，常见病、多发病占大多数，配置的医疗卫生资源也应占据主体地位，即下面级医疗卫生机构承担的劳动力再生产成本更多一些，根据常见病、多发病覆盖大多数居民的特点，医疗卫生资源的设置在地理空间上应尽量接近居民生活区和工作地点，以方便患者就医；另一方面，对于非常见病、多发病属于疑难杂症或处于病程后期的急危重症，需要集中高精尖的医疗设备及其专业的医生或多学科医生的集合，疾病发生病例数较少，覆盖人群较低，上面级医疗机构承担的劳动力再生产成本要少一些，在地理空间上医疗卫生服务覆盖居民的范围要大，保证医疗服务的规模效应。在医疗服务的性质上，下面级医疗机构是居民进入医疗卫生服务的第一道关口，常见病、多发病的发病率高，在一个居民身上可能发生一种、两种甚至多种疾病，甚至部分疾病仍处于未分化状态，因此对于该类疾病需要进行长期的沟通与观察，需要将患者置于一定的生活环境、社会关系中才能实现疾病的防范与治疗，其治疗的路径更适用于生物—心理—社会模式，因此该层级的患者更适宜全科医生对其进行诊治，全科医生应下沉到社区提供医疗服务，在全科医生无力治愈的情况下，可经全科医生指导上转至专科医生处进行有针对性的治疗。非常见病、多发病的紧急性、严重性和复杂性客观上要求医生应具有某领域专业的医学知识，因此该层级的患者应由专科医生进行诊疗。

合理的分级医疗体制遵循疾病发病规律的医疗卫生资源配置呈现正金字塔布局，并根据各层级应对的患者疾病特点实现特定的功能，从而保证了各层级疾病患者的就医需求，实现医疗卫生资源对疾病有效的治疗，因此保证了医疗卫生资源的可及性。医疗卫生资源的可及性形成过程包括：医疗卫生服务政策的制定到患者满意的过程，即政府通过财政、组织政策满足患者对医疗卫生服务便利性、可获得性、提供主体和服务质量等的要求。政府的财政政策、组织政策等外显为医疗资源在各层级医疗机构间的分级配置状态。按照疾病发病规律在各层级医疗机构间配置的正金字塔结构的医疗资源能有效保障不同疾病覆盖的人群到对应的医疗机构寻求适宜的医疗服务，是患者获取适宜医疗卫生服务的保障。也就是说，在下面级医疗机构配置全科医生，配置密度足够大的全科诊所有利于患者疾病的诊断、预防与治疗，全科医生转诊机制可帮助患者精准对接适宜的专科服务，节约患者信息搜索时间和无效治疗的费用，在上面级医疗卫生机构配置专科医生，并在一定区域内设置专科或专科综合医院，有利于保证医院覆盖足够大区域内的急危重症患者，并向其提供高精尖的诊疗服务。因此，分级医疗体制的金字塔结构是医疗卫生服务可及性的保障，医疗卫生资源的可及性是分级医疗体制是否合理的标准。

医疗资源逐级衰减的配置结构是疾病发生规律的客观要求，医疗资源的配置只有尊重并遵循疾病发病的客观规律进行资源配置，才能有效应对疾病的预防与治疗，才能够根据不同种类疾病的需求设计出经济、有效的诊疗方案，才能在既有医疗资源下最大限度地向劳动力提供公平、可及的服务，从而保障劳动力再生产的顺利进行，更好地促进生产力的发展；反之，则会造成医疗资源的浪费与无效，甚至阻碍生产力的发展。

分级医疗体制能够遵循疾病发病规律呈现合理的分级配置状态的本质在于劳动力再生产成本在各层级政府间的合理分摊。国家为保障劳动力再生产的顺利进行，进而保障资本增殖的利益需求，通过直接或间接的方式干预劳动力再生产成本的分摊，分级医疗体制对资源合理的配置结构是劳动力再生产成本在各层级政府间合理分摊的外在表现。只有劳动力再生产成本在各层级政府间进行合理分摊，分级医疗体制的医疗资源配置才能呈现正金字塔结构，才能够实现医疗卫生服务的公平可及，分级医疗体制就是合理的；反之，分级医疗体制就不合理，医疗卫生资源就是错配的。

5.2 分级医疗体制的倒金字塔状态

分级医疗体制如果遵循疾病发病规律形成医疗资源分级配置的正金字塔布局即为合理的资源配置状态。由于分级医疗体制作为社会存在受到人类意识，诸如政治、经济、文化、法律等多种社会因素的影响，人类对客观规律的认识是一个复杂的过程，受到主客观条件的限制，往往要经过多次反复。因此，人类对客观规律的认识也需要一个较长的过程，主观认识与客观实践相符合是相对短暂的，不相符合是一种常态，即医疗体制可能遵从也可能不遵从客观规律的要求，医疗体制响应客观规律是短暂的，不响应客观规律是一种常态。当劳动力再生产成本不能得到合理分摊，分级医疗体制将难以遵从疾病发病规律，医疗卫生资源的分级布局将不再呈现正金字塔结构，甚至呈现为倒金字塔结构。

分级医疗体制倒金字塔状态外在表现为医疗资源配置的倒金字塔状态。医疗资源在各层级的配置无法与疾病发病规律下的不同类型疾病患者的就医需求相对应，在医疗资源需求量最大的下面级医疗机构缺乏充足的卫生费用投入、适宜的医生、医疗设备等，导致其无法实现高密度覆盖居民，无法满足居民对诊断、筛选、治疗疾病的需求。在应对极少数疑难重症的上面医疗机构富集大量优质医疗资源，包括高端的医疗设备、经验丰富的专科医生甚至全科医生也富集于此，且无法实现资源的下沉。

医疗资源的倒金字塔状态，导致各层级医疗机构无法满足劳动力再生产对医疗服务的需求，无法实现各层级医疗机构的诊疗功能。按照金字塔法则的要求，下面级医疗机构是居民进入医疗卫生体系的第一道防线，应具有诊断、筛选、治疗等多项功能，但由于医疗资源的倒金字塔结构，将导致下面级全科医生、医疗设备不足，无法实现其应尽功能，而上面级医疗机构资源富集，无法在下面级医疗机构得到医疗诊治的患者追随医疗资源趋高就诊，导致大量优质医疗资源被常见病、多发病患者利用。下面级医疗机构卫生资源的缺乏与上面级医疗机构优质卫生资源的富集，导致各层级医疗机构的功能错位，无法满足各层级居民就诊的需求。

分级医疗体制倒金字塔状态最终将导致医疗资源的浪费，甚至影响到劳动力健康状况的改善。医疗资源在各层级医疗机构的倒金字塔状态使得下面级医疗机构资源匮乏，无法实现对常见病多发病的诊断、筛选与治疗的功能，导致部分居民无法及时、有效就医，影响到劳动力健康状况的维护与改善。部分居民到上面级医疗机构趋高就诊，下面级医疗机构有限的医疗资源被闲置，导致医疗资源的浪费。居民因为没有专业医师指导，盲目趋高就诊，甚至需要多次就诊才能得到有效治疗，浪费了大量的时间、费用和精力；大量常见病、多发病患者的趋高就诊，也导致了上面级医疗机构大量本应应对急危重症患者的优质医疗资源被挤占，大量优质专科资源被用于应对常见病和多发病，从而导致上面级医疗资源的浪费。

5.3 “金字塔衰减”规律体现劳动力再生产成本合理分摊机制

劳动力再生产成本在各层级政府之间的合理分摊，表现为财政汲取能力越强的政府、行政级别越高的政府应该承担更多的财政投入责任，行政级别越高的政府对均衡各层级医疗机构资源配置、保证各地区同级卫生机构资源配置及其功能的发挥具有更大的作用，因此，只有行政级别越高的政府承担越多的劳动力再生产成本才能保证医疗资源对各类疾患的合理覆盖，即保证医疗资源的合理配置，进而保证各层级医疗机构的合理功能的实现，即形成合理的分级医疗体制。合理的分级医疗体制应遵循疾病发病规律及患者对医疗资源的客观需求对医疗资源进行分级配置。

劳动力再生产因每个人面临的健康问题不同而异，根据每个人所面临的健康问题对人群覆盖的规模和所处病程特点，可以分为常见病多发病、一般重症及疑难急危重症三大类。合理的成本分摊机制应能够根据各类患病人群所患疾病特点提供卫生费用，即配置所需要的各类医疗资源，保障各层级患病人群获得公平可及的医疗卫生服务。根据劳动力健康问题的分类，常见病、多发病覆盖的劳动力人数最多，因此该人群应配置最大量的医疗资源，疑难急危重症覆盖人群最少，因此应配置最少量的医疗卫生资源，一般重症患者人群所需医疗资源居中。各层级劳动力人群所耗费的劳动力再生产成本随着疾病覆盖劳动力数量的减少而减少，各层级劳动力再生产成本呈现逐级衰减的规律。合理的分级医疗体制应能够遵循疾病发病规律实现医疗卫生资源逐级合理配置，即按照疾病发病规律所呈现的对医疗资源的需求，配置在常见病多发病覆盖人群的医疗资源最多，配置在疑难重症覆盖人群的医疗卫生资源最少，一般重症人群医疗卫生资源居中，各层级之间的医疗资源配置数量呈现一定规律的衰减。从政府间的劳动力再生产成本分摊机制来看，财政汲取能力强的政府应更多承担常见病、多发病人群的卫生费用，以保证卫生资源覆盖到每一位患病的居民，实现病有所医。劳动力再生产成本分摊是医疗资源所依赖的经济资源，而分级医疗体制是表现形式，是呈现这种经济资源的医疗卫生载体形式。劳动力再生产成本的合理分摊机制是医疗资源“金字塔衰减”规律的保证，医疗资源“金字塔衰减”规律体现为劳动力再生产成本的合理分摊机制。

从各国分级医疗体制改革的实践来看，在大部分的 OECD 国家，它们的卫生费用主要由中央财政或省级财政通过直接或间接的方式投入在各层级医疗卫生机构，并重点向初级卫生保健倾斜，以保障下面级医疗机构卫生资源的充足配置。这些国家在保证各层级医师资源培养质量的基础上，实现了全科医生下沉初级卫生机构，专科医生上升在上面级医疗机构的医师资源分级配置结构。通过财政转移支付制度实现了各层级医疗卫生机构之间卫生资源逐级衰减配置，保证了各层级医疗机构不同医疗服务功能的实现以及不同地区同级医疗机构提供大致相同医疗服务的功能，保证了医疗卫生资源的公平可及，保证了劳动力再生产的顺利进行。

5.4 “金字塔衰减”规律及其三种表现形式

5.4.1 “金字塔衰减”规律

根据疾病发病规律的特点，得出常见病、多发病病例数最多，位于金字塔的底部，是疾病发病的主体，与此相对应的是医疗资源金字塔底部的卫生资源，即配置在下面级医疗机构中的资源，它是医疗资源金字塔的主体与基石，因其所处金字塔的位置，我们称其为下面级医疗机构。下面级医疗机构应不分年龄、性别、健康问题或患者的经济状况处理90%的健康问题，它是患者进入卫生系统的切入点，为全部人口提供普遍、综合和可持续的护理，协调和整合更高级别护理所需服务。该功能要求医生具有多学科的专业背景，显然全科医生是胜任本层级工作的最佳人选。由于每个人都可能患有一种甚至多种疾病，因此需要的诊疗量比较大，需要全科诊所深入居民生活、工作的社区。

经过全科医生治疗后未能治愈或经鉴别需要到专门机构就诊的疾病，一般病症更为复杂，专科特征更加明显，发病病例相对较少，但需要更加复杂的诊断程序，治疗过程更加精细化、专业化，因此需要由对某类疾病具有深入研究的专科医生与此对应(见图5-1)。由于患病病例相对较少，所需医疗机构数量也较少，医疗机构覆盖的区域必须足够大，才能保障一定数量的患者就诊，才能维系该机构的运行，因此，医疗机构在地理空间上的布局应相对全科医生诊所要稀少得多。在非常见病、多发疾病中，部分属于专科特征明显、具有较成熟的治疗流程的疾病，此部分疾病在专科医生所应对疾病中占据较大比例；部分属于疑难重症、疑难杂症具有较大不确定性因素的疾病，此类疾病病例数最低。由于该类医疗机构应对的疾病覆盖的人群位于金字塔的上部，因此本书将其称为上面级医疗机构或次级医疗机构。根据医疗机构应对疾病的特点，又可将其细分为二级医疗机构和三级医疗机构，二级医疗机构应对一般复杂疾病的治疗，三级医疗机构应对急危重症和疑难杂症的治疗。

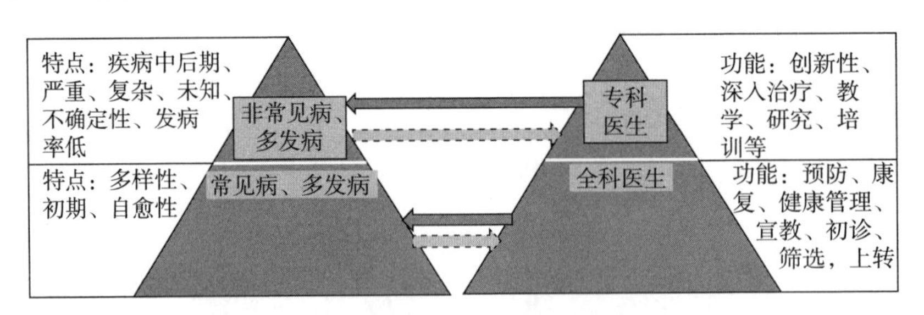

图5-1 合理响应疾病发病规律的资源配置

由此可见，按照疾病发病规律及覆盖人群的特点，可将发病人群分为两大类：常见病、多发病人群及非常见病、多发病人群。常见病、多发病在患者群体中占比最高，由此决定了针对该类疾病配置的医疗资源应最大；非常见病、多发病覆盖人群较少，进一步又可细分为一般复杂疾病和急危重症疾病两大类。与疾病覆盖人群相对应的医疗机构也分为两大类：下面级医疗机构和上面级医疗机构。上面级医疗机构根据疾病覆盖人群特点又可进一步细分为二级医疗机构和三级医疗机构。由此可见，医疗机构的分级是根据疾病发病规律来确定，各层级配置的医疗资源及其承载的功能也应是由该层级应对的疾病对医疗资源的客观需求决定的。随着人口老龄化的不断加剧，人类疾病谱不断变化，退行性疾病、慢性病成为消耗卫生资源的主要病种，慢性非传染性疾病的费用成为卫生总费用的主体，中国、澳大利亚等诸多国家慢性非传染性疾病的经济负担已经达到70%以上。经济研究表明，早期治疗可以极大降低疾病的发病率，并可使卫生费用支出降低50%。而能够实现这一方式的最佳途径便是利用下面级医疗卫生保健体系，实现及早发现、就近治疗。因此，根据当前疾病发病规律的特点，各层级医疗机构的功能定位为：

下面级医疗机构应承载的功能包括：所有疾病的预防、咨询、治疗，社区卫生宣教、慢性病管理，上转未能治愈及无力治愈的患者，接收下转病情稳定需要进一步康复的患者。

上面级医疗机构应承载的功能包括：一般复杂疾病、急危重症、疑难杂症等病情较严重，发病率相对较低的专科疾病，并接收下面级医疗机构转诊而来的患者。

5.4.2 劳动力再生产成本合理分摊的三种表现形式

卫生资源是指在一定社会经济条件下，社会投入在医疗卫生领域的各类资源的总称，一般包括人力资源、物力资源、财力资源、技术和信息等，包括一个国家或地区拥有的卫生机构数、床位数、卫生人员数、卫生费用等，其中，卫生人力资源是最重要的资源，被称为第一资源。

考虑到卫生资源[①]在各层级医疗机构中的分布、卫生资源指标的代表性及可获得性，本书主要选取卫生机构数、卫生人员数、卫生费用支出三个指标来考察卫生资源在各层级医疗机构之间的衰减规律。

5.4.2.1 医师资源在各层级医疗机构配置数量的衰减规律

在医疗需求的研究中，一般通过实际利用医疗服务的患病病例来衡量，设 D_1 为常见病、多发病就诊患病病例，D_2 为一般复杂疾病就诊患病病例，D_3 为罕见病就诊患病病例，根据疾病发病特点决定的医疗服务需求规律，必然有 $D_1>D_2>D_3$。而衡量医务人员工作量一般通过医师日均担负诊疗比来衡量，即一定时间内诊疗病例数和医务人员的配置比。现假定一定时期内医务人员

---

① 例如床位数，在国外的下面级医疗机构是没有床位的，以门诊为主，因此该指标没有作为本书的指标对象。

数和诊疗病例数平均配置比例为 1 ∶ n，则常见病、多发病治疗需要配置的医务人员数 $K_1 = D_1/n$、一般复杂疾病治疗需要配置的医务人员数 $K_2 = D_2/n$、罕见病治疗需要配置的医务人员数 $K = D_3/n$，显然，$K_1 > K_2 > K_3$，即正确响应疾病发病规律的资源配置规律为：常见病、多发病治疗需要配置的医务人员数>为一般复杂疾病治疗需要配置的医务人员数>为罕见病治疗需要配置的医务人员数。这是医师资源配置响应疾病发病及其决定下的居民就诊需求的客观规律。

根据世界卫生组织关于全球非传染性疾病报告[1]数据可知，居民常见病、多发病的医疗需求在医疗总需求中具有 50%以上的贡献率，因而配置在下面级医疗机构，针对常见病、多发病医疗需求的临床医生数量占临床医生总数的比例也应在 50%左右。

5.4.2.2　*医疗机构在各层级的配置数量衰减规律*

医疗机构是将各类医疗资源整合在一起提供医疗服务的场所，属于物质资源的范畴，其配置的合理与否直接关系到居民就诊的效果。假设所有医疗机构在一定时期内接待的就诊数相同，如前文所述，由于常见病、多发病就诊患病病例远大于一般复杂疾病就诊患病病例，一般复杂疾病就诊患病病例大于罕见病就诊患病病例，由此决定了以治疗常见病、多发病为主的医疗机构数量(设为 M_1)远大于以治疗一般复杂疾病为主的医疗机构数量(M_2)，治疗一般复杂疾病为主的医疗机构数量大于治疗急危重症、疑难杂症为主的医疗机构数量(设为 M_3)，即 $M_1 > M_2 > M_3$。国外研究认为，下面级医疗机构应处理 90%以上的疾病，下面级医疗机构的占比也应达到 90%。实际上，以治疗专科疾病为主的上面级医疗机构不需要直接面对居民的各类疾病，治疗范围是一般复杂疾病、急危重症、疑难杂症等相对复杂，治疗程序、效果不确定的疾病，治疗该类疾病的医疗机构必须设置多专科部门，会集多专科医生、大型医疗设备等，以应对该类疾病。其组织形式多以综合医院为主，辐射的居民范围远大于下面级医疗机构的覆盖范围，其规模及接诊能力也远大于以全科诊所为主的下面级医疗机构。因此，下面级医疗机构的数量占比也应达到 90%以上。根据 2013 年 OECD 部分可获得数据国家的上下级医疗机构数量可知，下面级医疗机构的占比也都在 90%以上(见图 5-2)。

5.4.2.3　*卫生费用在各层级医疗机构配置数量的衰减规律*

卫生费用是卫生资源的货币表现，卫生资源以货币形式流入卫生领域，通过各种形式的卫生服务实现其消耗和补偿，卫生费用在各层级医疗机构间

---

① 世界卫生组织. 2018 年非传染性疾病国家概况[EB/OL]. https：//www. who. int/nmh/countries/zh/.

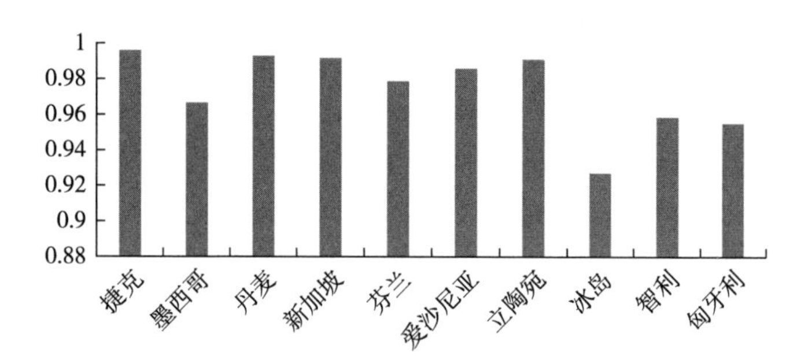

图 5-2 2013 年 OECD 部分国家下面级与上面级医疗机构数量之比

的配置只有与疾病发生所需经费相适应才能实现资金利用的最大化。疾病发生所需经费可通过疾病直接经济负担来体现。疾病直接经济负担是指用于预防和治疗疾病所直接消耗的经济资源，包括个人、家庭、社会和政府用于疾病和伤害的诊治、康复过程中消耗的各种经济资源，是衡量疾病产生的费用的综合性指标。

根据全球疾病发生状况及各地区的死因谱分析，常见病、多发病在全球包括我国的发生率及致死率都是最高的，通过各国疾病发生结构来看，常见病、多发病对疾病发生总数有 50%以上的贡献率，全球仅慢性呼吸系统疾病、心血管疾病、糖尿病、癌症四大类常见病多发病导致的死亡人数占所有疾病死亡人数的比例也在 50%左右。2010 年，四类疾病的经济负担已经达到 2. 27 万亿美元，全球疾病支出总额为 6. 5 万亿美元，占全球疾病支出总额的 35%。2003 年我国心血管病、脑血管病、癌症、糖尿病、慢肺阻、类关节炎等 9 种最主要的常见病、多发病造成的疾病经济负担占全部疾病经济负担的 40%。因此，响应疾病发生，针对所有常见病多发病的卫生费用配置占比应等于或大于 40%，才是医疗资源配置的合理状态。因此，为常见病多发病提供预防、治疗、管理等服务的初级医疗体制配置的卫生费用在卫生总费用中的占比应等于或大于 40%。

06

分级医疗体制的国际经验与借鉴

Chapter six

经济基础决定上层建筑，医疗卫生领域资源的配置其实质也是一定经济发展水平的体现。劳动力再生产成本分摊机制是分级医疗体制的经济本质，政府通过财政分配的方式实现经济资源在医疗卫生领域的配置，分级医疗体制是呈现这种经济资源的医疗卫生载体形式。随着人类社会的发展，生产力水平的不断提高，医疗资源的配置模式及配置结构也在不断发生着变化。作为人类对疾病发生规律的主观响应，它受到多种因素的影响：一方面需要响应疾病发生规律的要求；另一方面还受到人类社会政治、经济、文化等条件的限制。因此，医疗资源配置可能响应疾病发生规律对医疗资源配置的客观要求，也可能不响应。只有在劳动力再生产成本合理分摊的前提下，医疗资源配置模式与疾病发生规律才能够相适应，医疗体系效率、公平性以及患者满意度等方面都将有较好的表现；反之，将出现资源利用效率低下、公平性差以及普遍的社会不满等问题，从而被迫再次进行医疗体制的改革。因此，政府在调整医疗资源配置使其响应疾病发病规律方面发挥着重要的作用，而政府怎样发挥作用就会形成相应的医疗体制。

西方发达国家医学发展较早，医疗卫生体制历经多次调整，其成功与不足之处都对我国有很好的借鉴意义。本章通过对 OECD 部分国家的研究，发现医疗资源配置规律及其影响因素，为我国分级医疗体制的改革提供借鉴。

6.1　OECD 国家劳动力再生产成本分摊的统计分析

在西方发达国家进入垄断阶段后，劳动力再生产成本更多地由政府承担下来，政府用于劳动力再生产的社会福利支出的规模和比例进一步增长，以保证社会大生产的顺利进行。西方发达国家对医疗卫生费用的承担主要以中央和省级政府为主体，并将更多的卫生费用下沉在初级医疗机构，以提高医疗卫生资源的利用效率。同时，通过在各层级政府之间实施横向转移支付和纵向转移支付来保证同级政府的财政均衡及医疗卫生费用的合理投入。上面级政府更多承担下面级医疗机构的卫生资源配置责任，保证了各层级医疗资源的合理配置，各层级医疗卫生机构形成了合理清晰的功能定位。

6.1.1 劳动力再生产成本在各级政府之间的分摊状况

6.1.1.1 各级政府卫生费用投入状况

(1)OECD 各国财政投入医疗卫生领域的变化趋势①。

根据2000~2019年的数据，在OECD较发达国家中，韩国政府卫生费用的支出占GDP的比重较低，在2019年占比仅为4.9%，美国政府卫生费用支出在2014年之后急速增加，超过10%，在2019年达到14.4%。北欧福利国家如瑞典、瑞士，西欧经济发达国家如德国、法国、英国等国家政府卫生费用支出占GDP的比重都在7%以上，且呈现逐年增长的趋势(见图6-1)。

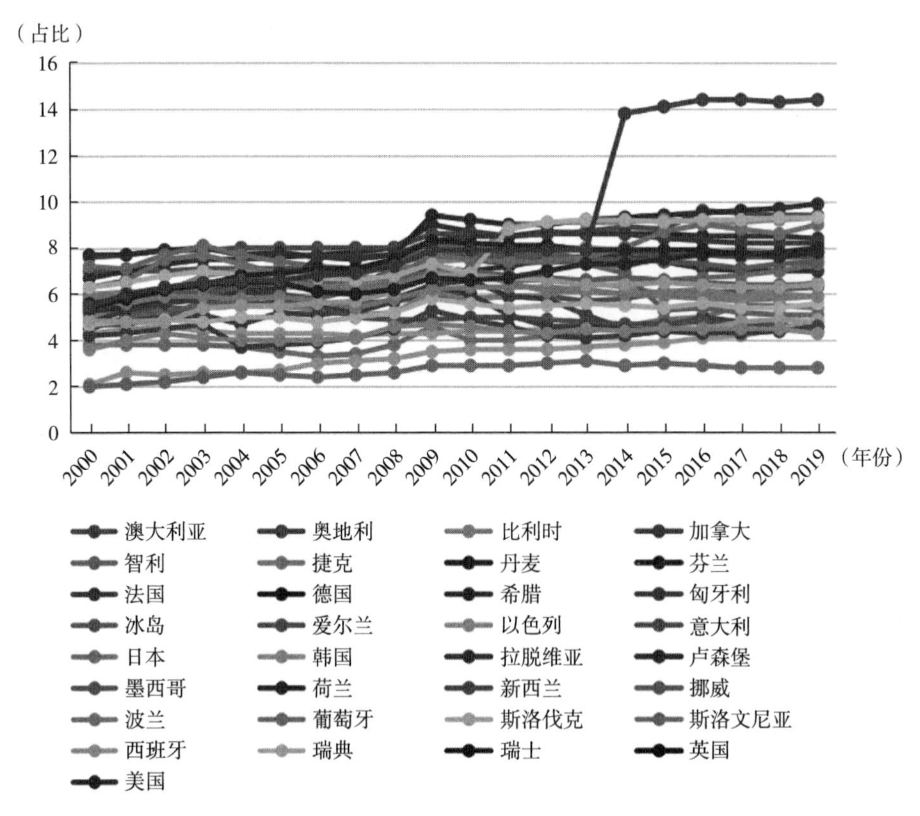

图6-1 2000~2019年OECD国家医疗卫生财政投入占GDP比重情况

① 本章数据如果没有特殊说明，均来自OECD数据库。

（2）各级政府财政投入。

从 OECD 部分国家劳动力再生产成本在各级政府分摊的状况可以看出，除个别政府如波兰和挪威之外，其他国家的中央政府/联邦政府承担了本国劳动力再生产成本的主要部分，各国中央政府平均负担占比为 68.18%。负担比例最高的是实行以税收为卫生费用筹资模式的英国，中央政府承担比例为 100%（见表 6-1），实行联邦制国家的联邦政府和省级政府共同承担了更多的卫生费用，这与联邦制国家的省级政府具有较大的自主权有关。

表 6-1　OECD 部分国家各级政府卫生费用支出占比　　单位：%

国家	中央	省/州	地方
澳大利亚	51.88	47.45	0.67
奥地利	76.89	23.11	0.00
加拿大	2.63	96.12	1.25
法国	97.81	0.00	2.19
德国	72.44	12.47	15.09
匈牙利	55.17	0.00	44.83
爱尔兰	51.57	0.00	48.43
丹麦	98.49	0.00	1.51
冰岛	98.60	0.00	1.4
挪威	22.20	0.00	77.8
卢森堡	98.21	0.00	1.79
荷兰	95.41	0.00	4.59
波兰	6.91	0.00	93.09
斯洛伐克	99.74	0.00	0.26
西班牙	37.28	59.69	3.04
瑞士	54.98	25.7	19.32
英国	100	0.00	0.00
美国	56.11	33.02	10.87
捷克	99.12	0.00	0.88
平均值	68.18	15.66	17.21

资料来源：HAHA. Local Governmentin Industrial Countries[M]//LOTZJ. Local Government Organization and Finance：Nordic Countries. Herndon：WorldBank，2006：224.

（3）政府财政投入在各级医疗卫生机构的状况。

从各国政府对各层级医疗卫生机构的投入情况来看，有 28 个国家的财政投入在下面级卫生机构的费用超过40%，有14个国家的财政投入在下面级卫生机构的费用超过50%，政府通过财政或强制项目投入在下面级医疗机构的费用占比最高的是美国，占比达到70%左右，加拿大为53%左右，英国为50%左右(见图6-2)。中央政府负担劳动力再生产成本比重高的国家，投入在下面级医疗机构的费用占比相对较高；反之，地方政府负担劳动力再生产成本比重较高的国家，如波兰、挪威、爱尔兰等国家财政投入在下面级医疗卫生机构的费用占比就较低。

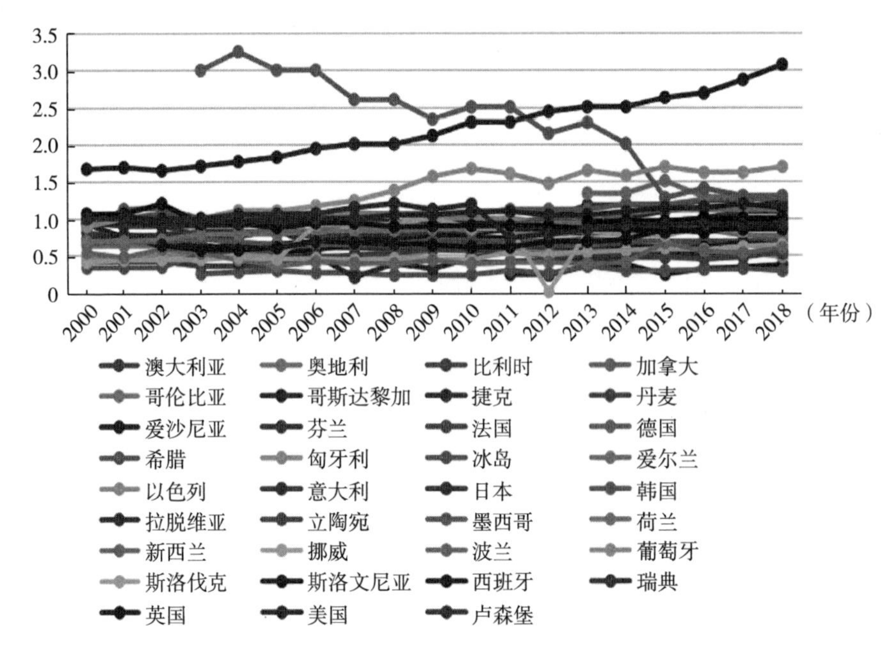

图6-2 OECD国家2000~2018年政府投入在下面级医疗卫生机构的费用与投入在上面级医疗机构费用的比值

6.1.1.2 OECD国家对卫生费用的转移支付状况

在加拿大，医疗卫生费用的转移支付主要由联邦政府通过健康转移支付和社会转移支付两种方式向省级政府进行财政资金的转移。在加拿大所有的财政转移项目中，健康转移支付所占比重最大，占到总转移支付的一半左右，社会转移支付占到总转移支付的20%。2005~2013年，健康转移支付预算规模年均增长5.12%，社会转移支付年均增长4.77%，呈现总体上升的趋势。澳大利亚地广人稀，各地区之间的经济发展状况差别较大，为保证各级医疗机构卫生服务的供给以及不同地区同级卫生机构提供大致相当的医疗卫生服务，财政转移支付在其中起到了至关重要的作用。澳大利亚政府间的财政转移支付主要用于提供教育和医疗等公共服务，由联邦国库部负责制定财政转移支付政策，联邦拨款委员会负责具体设计实施方案，财政部等负责预算的具体实施工作。澳大利亚联邦政府对各州和地区的转移支付数额是巨大的，每年向各州转移支付的数额占联邦财政收入的25%，对各州而言，联邦政府转移支付金额占所在州财政收入的40%。澳大利亚卫生总费用中政府投入比重一般在65%~70%，联邦政府投入占2/3，地方政府占1/3。政府的转移支付对各地区间卫生费用的均等化起到了决定性的作用。法国作为单一制国家，财政体制相对集权，中央政府财政对地方财政的转移支付规模较大。中央政府承担了卫生费用82.49%的支出责任，地方政府承担17.51%，地方政府的卫生费用支出中有26%来自中央政府的纵向转移支付。法国通过一般性补助和专项补助的方式保证省和市镇有充足的医疗卫生费用，保证各层级医疗卫生服务的供给。在德国，中央政府承担的医疗卫生支出占72.44%，省级政府承担了12.47%，地方政府承担了15.09%，其中地方政府卫生支出中有45%是通过上级政府纵向转移支付得来的。同时，德国还拥有较发达的横向转移支付机制，财政资金由财力较强的州转向较弱的州，以实现各州间卫生服务提供的均等化。

6.1.2 OECD国家医疗资源配置状况

当前，OECD共有35个国家，涵盖了大部分的发达国家。各国通过不断调整劳动力再生产成本分摊机制，逐渐形成了相对合理的分级医疗体制，其成功与不足之处都对我国有很好的借鉴意义。因此，本书以OECD国家为研究对象研究其医疗资源配置状况对资源配置金字塔理论的遵从情况。

当前各国分级医疗体制一般分为三级，下面级医疗服务主要提供初级保健服务，上面级医疗服务主要以专科医疗服务为主，根据医疗机构治疗疾病的难易程度及覆盖人群的多少又可分为二级和三级。由于大部分国家对二级和三级的医疗资源数据缺乏区分，因此，本章在探讨“金字塔衰减”规律情况时，主要对下面级和上面级两级医疗资源的衰减情况进行分析。

在下面级医疗机构提供医疗服务的医师种类较多，包括全科医生、专科医生、牙科医生、物理治疗师、护士等诸多类型的医疗人员，他们通过独立诊所、联合诊所、社区卫生服务中心等多种形式的医疗机构向社区居民提供包括疾病预防、治疗、宣教、慢病管理、疾病康复等多种医疗服务，但只有全科医生是面向全体居民提供所有疾病的初次诊断、判断、治疗并将患者转介到合适的专科医生处就诊的医生，他是整个医疗卫生系统的“守门人”，也是下面级医疗机构发挥其功能的基石。在上面级医疗机构中向患者提供医疗服务的工作人员主要是对某类疾病具有深入了解与研究的专科医生，因此，对卫生人员在各层级医疗机构的配置考察中，下面级医疗机构主要考察全科医生的数量，上面级医疗机构主要考察活跃专科医生的数量。[①]

6.1.2.1　医师资源配置状况[②]

在 OECD 国家，全科医生与专科医生之比(以下简称全专比)差距很大，占比最高的为爱尔兰，在 2005 年全专比为 4.8，全科医生在全科与专科总量中的占比(简称全科占比)为 83%，全专比最低的为希腊，2005 年全专比仅为 0.08，总体来看，各国全专比在 2005~2016 年呈现下降的趋势，如图6-3所示。

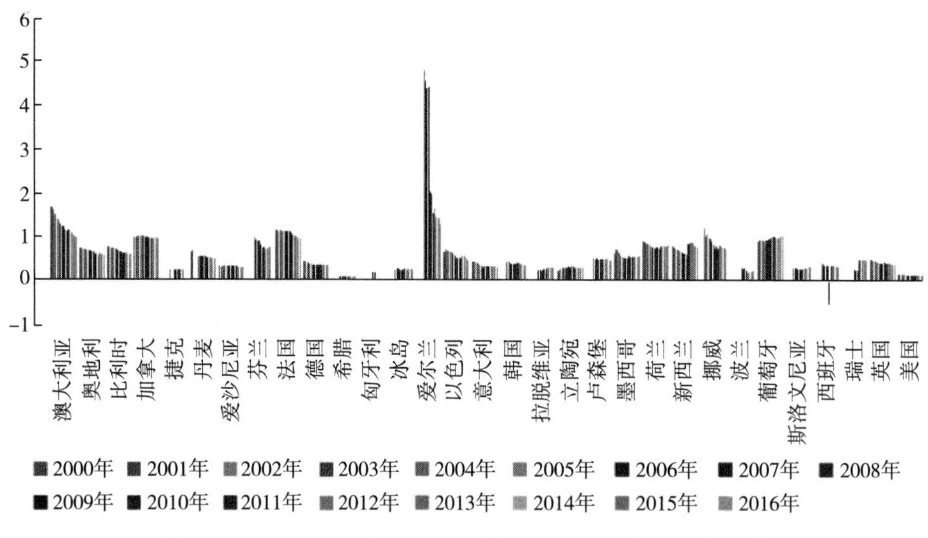

图 6-3　2000~2016 年 OECD 国家全科医生与专科医生之比

从图 6-3 中可以看出，在 OECD 国家中，澳大利亚、加拿大、法国、爱尔兰、挪威、葡萄牙六个国家在部分年份的全专比达到 1 : 1，即全科占比达到 50%以上。在既有的数据下，澳大利亚、加拿大在 2000~2009 年，法国在

① 活跃专科医生指剔除专门从事行政管理、科研以及具有专科医师证书但并未从事医疗行业工作的人员。

② 全科医生在下面级医疗机构是实质性的“守门人”，负责居民疾病的保健、预防、诊断、治疗和康复等工作，因此，下面级医师资源采用全科医生数量指标，专科医生是上面级医疗机构患者的主要疾病诊断、治疗者，因此使用专科医生数量指标，因专科医师资源中也包括从事专业卫生防疫、科研、行政等工作的人员，应从专科医生人数中剔除。由于部分国家数据不全，仅有澳大利亚、加拿大、法国、丹麦、芬兰等 19 个国家剔除了行政人员、专业防疫人员等的数量，其他没有剔除该类数据的国家其全科与专科比会略小于实际值。

2000~2014 年，爱尔兰在 2005~2016 年，葡萄牙在 2009~2016 年，挪威在 2002~2004 年全科占比均超过 50%，除葡萄牙外，其他国家的全科占比总体呈现下降的趋势。

6.1.2.2　卫生费用配置状况

从 OECD 国家 2000~2015 年的数据来看，配置在下面级的卫生费用与上面级卫生费用(以下简称卫生费用比)的平均占比为 1.23，即下面级卫生费用占总费用的 0.55。卫生费用配置结构比例最高的为美国，达到 2.43，最低的是法国，为 0.71，下面级卫生费用占比都超过了 40%。2000~2015 年各国卫生费用配置状况：除希腊外，其他国家总体呈现向下面级医疗机构下沉的趋势，下面级卫生费用的占比呈现动态变化的趋势，以冰岛为例，2000 年其卫生费用比为 0.55，下面级卫生费用占总费用的 0.35，2013 年卫生费用比增长到 1.14，如图 6-4 所示。

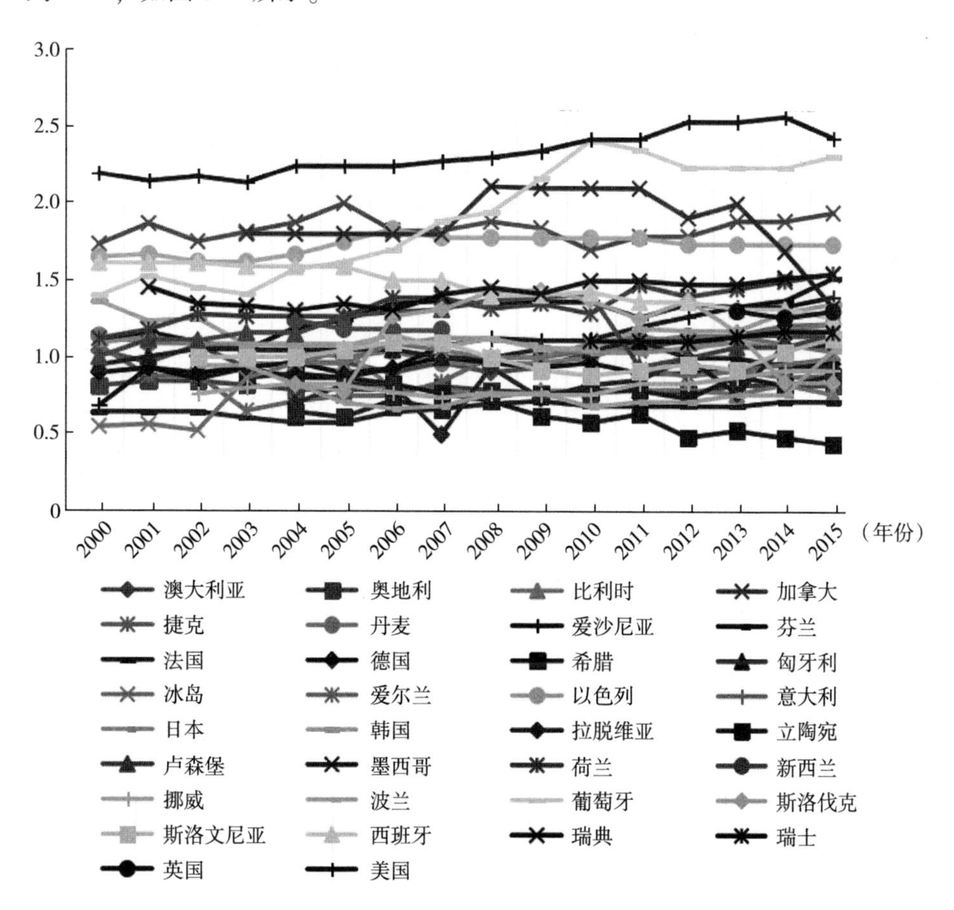

图 6-4　2000~2015 年下面级与上面级医疗机构卫生费用之比

6.1.3 体现金字塔衰减的各层级医疗资源承载的功能

6.1.3.1 下面级医疗资源承载功能

(1)下面级医疗资源的组织形式。

下面级医疗机构存在多种组织形式，每个国家根据自己的国情有不同的设置特点，但都遵循了下面级医疗机构以私人开业的全科诊所为主体，国家通过设置少量公立的保健中心(站)的方式，实现下面级医疗机构深入社区，均匀分布，尽可能实现居民就医的公平性、可及性(包括地理的可及性和医疗费用的可及性)，实现对劳动力的健康保障。

下面级医疗机构以全科医生私人诊所为主体。OECD 大部分国家都实行了全科医生制度，并成为下面级医疗服务的主体。在英国、澳大利亚、荷兰等国家，全科医生的数量在下面级医疗机构中占据主体地位，是下面级医疗机构医疗服务的主要承担者，承担了社区 90%及以上的诊疗服务，全科医生依托私人开业诊所由单个或多个全科医生联合提供服务，诊所也会雇佣护士、理疗师等协助其为患者提供服务。如英国有 85%的全科医生通过私人执业方式提供全科医疗服务，卢森堡有 90%的全科医生在私人诊所提供服务。澳大利亚、法国的私人全科诊所，或由全科医生个体执业，或由多名全科医生执业，或以集团开业的形式向居民提供医疗服务，全科医生私人执业是下面级医疗服务机构的主要服务形式，但法国下面级医疗机构中也有门诊专科医生提供部分初级保健服务，具体要依照财务状况而定。加拿大下面级医疗机构以全科医生私人诊所为主，其中 71%的全科医生通过加入一个团体或跨专业团体向居民提供全科服务，仅有 23%的家庭医生单独执业。

国家设置部分公立保健中心(站)是下面级医疗机构的有力补充。为弥补市场机制作用下私人诊所逐利行为导致的地理分布不均的问题，弥补个体全科医生开业诊所不愿或无力提供健康服务的缺陷，大部分 OECD 国家都在社区开设一部分公立诊疗机构。英国 15%、卢森堡 10%的全科医生在政府举办的公立医疗机构提供医疗服务。澳大利亚针对农村偏远地区就医不便利的问题，通过举办社区服务中心、老年护理院所，雇佣或租用全科医生为居民提供多种卫生服务。而在经济发达的城镇或城市，则主要由全科医生通过私人诊所进行执业。法国在社区设立提供综合服务的健康中心，全科医生在其中领取固定薪酬。加拿大自 1979 年开始建立社区保健中心和卫星诊所，主要提供慢性病管理、健康促进等方面的服务。

下面级医疗机构通过充分发挥市场作用的同时以政府作用为补充的方式

实现了医疗服务深入居民生活、工作的地方，实现了居民就医的便捷、高效，充分发挥了下面级医疗机构保障居民健康、维护公平的作用。

(2)承载的功能。

下面级医疗机构覆盖全体居民的健康问题，因此，从健康教育、疾病预防到疾病诊断与治疗以及患者的转诊都是下面级医疗机构的功能。从 OECD 发达国家下面级医疗机构的实践来看，各国都非常注重下面级医疗机构的建设及其承载功能，随着人口老龄化、疾病谱的变化以及科技的进步，各国都致力于加强下面级医疗机构的服务能力，拓宽服务范围，将部分原先由医院提供的服务诸如疾病的康复、护理等下沉到下面级医疗机构。

在大部分的 OECD 国家，下面级医疗机构的核心成员包括全科医生，其他专业人员包括社区护士、助产士、治疗师、药剂师等，他们通过建立跨学科团队等形式联合向居民提供服务。全科诊所一般配备有基本的设备开展所有的身体检查(如耳镜、眼底镜等)和诊断服务(如尿检和血糖测试)，服务场所配置有心电图仪和肺活量计等设备，提供 24 小时心电图和血压检测以及超声检查设备等，提供的医疗服务主要包括首诊、疾病的治疗和随访、医疗技术规程、预防性保健和健康促进。此外，心理问题、慢性病的管理(包括糖尿病、高血压、慢阻肺、焦虑和抑郁等)、养老院和疗养院接收的患者等也是全科医生提供服务的范围。随着部分应由医院提供的医疗服务下沉到社区，下面级医疗机构也开始承担了康复、护理的任务，如在澳大利亚，社区康复、家庭护理和临终关怀、急性病的后期社区保健等都由下面级医疗机构的全科医生或护士等完成(于保荣等，2007)。

6.1.3.2 上面级医疗资源承载功能

(1)上面级医疗资源的组织形式。

上面级医疗体制以提供专科服务为主体，由领薪的专科医生、实习医生、护士和其他保健专业人员(如物理治疗师及放射医生)等医务人员提供。其组织形式主要以医院为主(也包括专科医生的私人专科诊所)，由公立医院和私立医院共同提供。OECD 国家中上面级医疗机构以非营利医院为主(公立医院和私立非营利医院)，并提供主要的医疗服务。

在法国，上面级医疗体制的主要服务载体是医院，按照功能可进一步划分为教学医院、地区医院和中心医院。按照医院所有制性质可进一步划分为公立医院和私立医院，私立医院又可划分为私立营利性医院和私立非营利性医院两种。当前，法国共有 2694 家医院。其中，法国非营利医院占比 61%(公立医院占比 35%，私立非营利医院占比 26%)，私营医院占比 39%，提供 25%的医疗服务，其中承担着 67%的日间外科手术，2/3 的私立非营利性医院履行公共服务职责。澳大利亚上面级医疗体制主要以专科医院和综合医院两级医疗机构为载体，医院一般不设普通门诊。澳大利亚上面级医疗机构公立与私立并存，当前共有 747 所公立医院，612 所私立医院。在资金来源上，公立医院由联邦和州政府拨款，联邦占 37%，州所在政府占 54%(周娟，2015)。无论公立医院或私立医院，都被国家医疗保险和商业保险所覆盖，国家采取向医院购买服务的方式鼓励医疗机构间的竞争。澳大利亚医院的医生流动性较强，绝大多数医生(高年资、专科医生)和部分护士是自由执业者，可以在多家医疗机构执业，医生具有自由选择工作地点、决定如何开展工作等权利。加拿大上面级医疗机构绝大部分是私人性质的非营利性机构，它们由社区委员会或志愿组织管理，它们决定财务和人力资源的日常分配。但通常情况下，省级政府会制定并提供整体医院预算，同时还要审查医院董事会作出的重大财务决策。省政府也有权设定医院所提供服务的范围，甚至关闭他们认为不必要的设施，因此是一种不同于其他国家的半私立营运模式。在英国，医院主要以公立医院为主，英国医院里的专科医生，由顾问医生、实习医生、住院医生等多种专科医生组成，低年资的医生属于医院的全职医生，高年资医生一般都在多个地方执业或拥有自己的私人诊所。

上面级医疗机构的组织形式以非营利性医院为主体，其中以治疗急危重症、疑难杂症为主体的高层级医疗机构一般以公立医院为主体，该组织形式有利于重大疾病治疗及疑难医学问题的攻克。对于医疗技术相对成熟的疾病，允许社会资本的参与，既可以促进医疗机构间的竞争，也有利于解决国家资金投入不足的问题，更好地满足居民的需求。由于上面级医疗机构治疗的疾病相对更严重、更少见，因此需要覆盖区域更广，覆盖人群更大，才能保证其规模效益，因此设置地点一般在交通便利的城市或城镇，方便患者前来就诊。以英国为例，根据哈瑞森和普伦提斯(1996)的建议，区域综合医院覆盖 10 万~15 万人口的区域，教学医院接收异常复杂的病例，该类疾病发病率极低，因此该类医院只有覆盖更广大的区域才能实现其规模效益，因此其数量比区域综合医院的数量还要少。在英国，当前具有该类功能的教学医院的数量为 52 所，区域综合医院等二级医疗机构共计为 1973 所，两类上面级医疗机构在全部医疗机构中的占比仅为 16.9%。

(2)承载的功能。

在 OECD 国家，上面级医疗机构承担着居民较严重疾病的治疗，包括急诊，下面级医疗机构的转诊，急危重症、疑难杂症的治疗与研究工作，全科医生的培训工作以及临终患者的姑息治疗等。

在上面级医疗机构中教学型医疗机构(如英国、法国等国家)、部分区域性综合医院(如澳大利亚、加拿大等)一般是三级医疗机构，它承担着急危重症、疑难杂症的治疗，疾病的科学研究以及医师的培训等。该类医疗机构以公立医院为主体，由国家直接投资管理。其余的医院为二级医疗机构，承担着一般重症的治疗。此类医疗机构中社会资本投入较多，医院竞争激烈。

6.1.3.3 各层级医疗资源的联动机制

同一层级间的联动。为应对日趋复杂的老年性疾病、慢性疾病等病症，各国通过财政激励的方式，鼓励全科医生联合就诊，以提供更全面、更深入的保健管理。

意大利通过财政激励机制鼓励全科医生以跨专业合作和集体服务的形式提高初级保健服务的可及性，当前团队合作形式包括协会、网络和联合行医。在加拿大、荷兰、西班牙等国家从事下面级医疗机构服务的工作人员之间的合作是非常普遍的，包括全科医生之间的合作或者全科医生与其他专业人员(儿科医生、护士、社工、牙科医生、药剂师、公共管理人员等)之间的合作，他们通常会定期开碰头会，共同为患者提供康复、护理、预防保健等服务。英国全科诊所多数由两个及两个以上的全科医生共同执业，他们在统一场所工作，雇佣共同的全科护士及其他医务人员和管理人员，定期召开碰头会，与其他初级保健工作人员，诸如社区和专科护士，专业咨询人员，毒品、酒精劝解员等有一定的合作关系。法国通过全科医生联合执业的方式集体行医提供医疗服务(占比 54%)，这些全科医生在同一地点工作，共享财务管理，下面级医疗机构的从业人员一般通过电话进行沟通。

上下级医疗机构之间的合作。上下级医疗机构之间的合作首先表现在下面级医疗机构的转诊制度上。在 OECD 国家中，上下级医疗机构之间的合作有两种模式：一种是严格执行“守门人”制度的国家，该类国家将下面级医疗机构的服务作为整个医疗服务体系的基石，被严格界定为由流动护理专业人员提供的服务，通常用“第一次接触”“无障碍、连续性”等来界定，全科医生发挥着至关重要的作用，被认定为卫生系统的基石，代表国家如西班牙、芬兰、瑞典、英国、荷兰、澳大利亚等。在这些国家，下面级医疗机构的医疗人员以全科医生为主体，通过全科医生转诊，患者才能进入二级及以上医疗服务机构进行治疗，全科医生甚至参与制定患者的治疗方案，全科医生与专科医生之间的合作相对紧密。医院以培训、轮转等形式参与下面级医疗机构的服务工作。另一种是没有“守门人”制度的国家(如加拿大、德国)，患者可直接使用专科流动护理系统，下面级医疗机构内部的医务人员以及与上面级医疗机构医务人员的沟通与合作相对较少。

上面级医疗机构对下面级医疗机构的培训。荷兰初级保健与专科服务之间有着密切的合作。专科医生为全科医生讲授临床课程，全科医生通过电话向专科医生咨询。英国全科医生与专科医生之间通过邮件、门诊等多种形式进行交流。全科服务的相关数据，尤其是慢病流行和防控的数据，被初级保健组织和公共卫生组织用于规划未来的医疗服务。在法国，二级或三级之间的合作较少，联合诊疗或者替代专科服务极少发生，全科医生一般也不会打电话找专科医生问诊，全科医疗服务机构的病例一般只用于当地服务需求的确认。

随着人口老龄化、疾病谱的变化、医疗技术的不断提高，在卫生费用不断上涨的背景下，各国通过调整卫生政策、将更多的医疗资源不断向下面级医疗机构倾斜，进一步加强下面级医疗机构在医疗服务体系的主体地位，同时，加强各层级医疗机构间的资源整合，加强技术合作与交流，实现各层级医疗资源的合理流动与有效利用。

6.1.4 “金字塔衰减”的统计分析

医疗资源“金字塔衰减”趋势是医疗体制作用的结果，由于其响应了疾病发病对医疗资源配置要求的客观规律，从而更有利于医疗资源的有效利用以及既有资源覆盖下的劳动力健康。由 2000～2016 年 OECD 国家的数据可知，有 6 个国家的医疗资源配置符合基本的医疗资源配置结构，这 6 个国家都属于发达国家，且开展分级医疗较早，在经残疾调整的预期寿命、卫生系统的反应能力水平、反应能力分布、财政贡献公平性、健康水平以及卫生系统绩效等多个方面排名均在前列，本部分选取 2000～2009 年资源配置均呈现金字塔结构的三个国家法国、澳大利亚、加拿大作为研究对象，研究其卫生机构、卫生人员、卫生费用支出在各层级医疗机构间的衰减规律。

6.1.4.1 澳大利亚“金字塔衰减”的统计分析

(1)医师资源在各层级的配置结构。

全科医生在澳大利亚提供大部分的医疗咨询服务。他们是第一医学接触点，是医疗保健系统其他部门的“守门人”，上面级医疗机构的门诊部若想获得医疗保险的补偿，必须持有全科医生的转诊证明。全科医生是澳大利亚下面级医疗体制的主要服务提供者，全科医生的数量每年呈现增长的趋势，2000 年全科医生与专科医师数量之比为 1.67，但是从全科与专科医师数量的比值来看，呈现逐渐下降的趋势，2009 年全科医生与专科医生数量之比下降到 1.16(见图 6-5)。

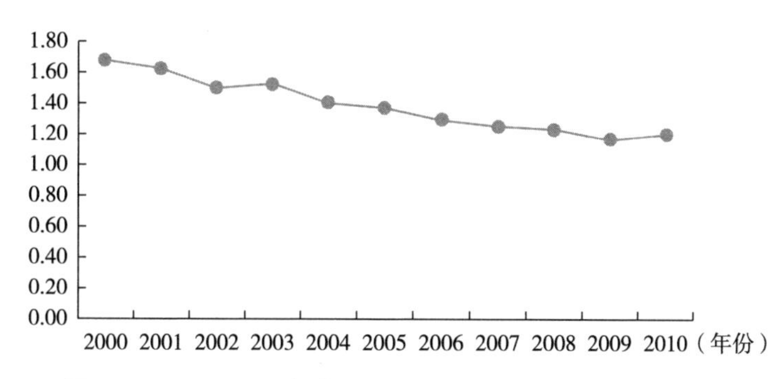

图 6-5 2000~2010 年澳大利亚全科医生与专科医生数量之比

1973 年澳大利亚建立全科医生制度，借鉴了英国免费福利性医疗保险制度，同时也汲取了美国市场化医疗制度的经验，并在 1989 年对全科医生进行执业登记制度，将全科医生作为澳大利亚的一个独立专业。全科医生主要在全科医师诊所和社区卫生服务中心工作，并以私人全科诊所为主体提供服务，是整个医疗服务体系的基石，政府通过购买服务的方式由医疗保险支付患者部分或全部的诊费。澳大利亚实行的非签约“式守门”人制度，居民可以自由选择全科医生，到上面级医疗机构就诊必须经过全科医生的推介。医院主要提供急诊与住院，门诊服务主要由全科医生提供。对于未按照程序直接就诊专科医疗机构的患者，通过降低医保支付比例甚至完全由患者自付费用的方式，激励居民首先就诊全科医生诊所。在澳大利亚，全科医生薪资水平是全国薪资水平的 3~4 倍，在乡村或偏远地区上班的全科医生薪资会更高。澳大利亚对全科医生严格把关，1996 年澳大利亚通过立法要求，规定全科医生必须完成研究生培训才能执业，并从医学教育与培训，开业标准与准入控制，临床诊疗规范、信息化管理等方面保证全科医生服务的质量和安全。

澳大利亚政府通过医保支付制度、薪酬制度等一系列的制度安排，将全科医生下沉在下面级医疗机构提供全科服务，通过全科医生培养制度、监督制度提高全科医生的服务质量，增强居民对全科医学服务的信任程度。通过首诊制度、转诊制度加强了上面级与下面级医疗机构之间、全科医生与专科医生之间的合作，从而实现了医师资源的合理配置。

(2)卫生费用在各层级的配置结构。

澳大利亚配置在下面级与上面级的卫生费用支出之比(以下简称费用比)整体呈现上升趋势，费用比在 1971 年仅为 0.5，即投入在下面级的卫生费用仅占总费用的 33.3%，在 2017 年费用之比上升到 1.12，投入在下面级的卫生费用占总费用的比值达到 53.1%(见图 6-6)。

澳大利亚非常重视下面级医疗服务的建设，每年州和联邦政府共同负责

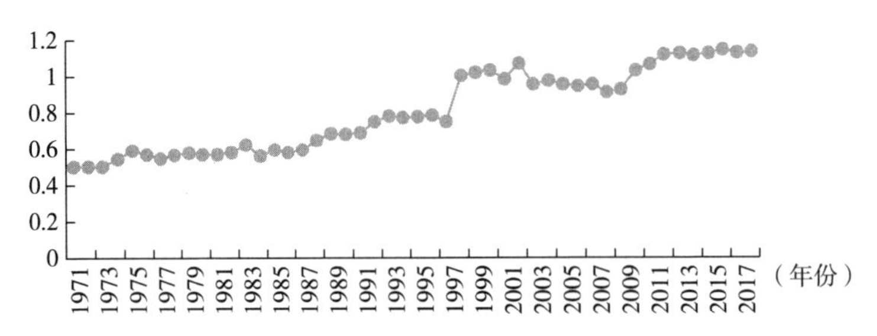

图 6-6　1971～2017 年澳大利亚下面级与上面级卫生费用支出之比

拨款给下面级医疗服务机构，并将其纳入年度拨款计划。下面级医疗卫生费用主要由门诊费用和预防保健费用两部分组成。澳大利亚在 20 世纪 80 年代末建立了“人人享有卫生保健的战略目标和实施委员会”，通过对全国三种死因和病因调查得出预防保健的重要性，尤其是下面级医疗机构预防的重要性。从 20 世纪 90 年代开始，通过全国性的健康促进项目，澳大利亚向下面级医疗机构投入经费以降低包括高血压、皮肤癌症、营养不良、意外损伤等在内的疾病的发病率以及老年人可预防的健康问题等。自 20 世纪 90 年代开始，预防费用在总费用中的占比逐渐增长，并在 2000 年后逐渐稳定在 1.9%左右。澳大利亚的门诊费用整体来看呈现不断上升的趋势，1971 年门诊费用在总费用支出中的占比仅为 22.5%，2018 年上升到 36.25%，提高近 14 个百分点。[①] 澳大利亚上面级医疗机构与下面级医疗机构费用呈现明显的反向变化。1971 年，澳大利亚上面级卫生费用在总费用中的占比从 50.9%下降到 2018 年的 30.55%。澳大利亚公立医院费用的 90%由政府(联邦、州和地区)为公立医院提供。[②] 1999 年以来，联邦政府推出了加强初级保健计划、服务奖励津贴(SIPs)等计划，目的是激励全科医生为老年人提供更多的预防性护理，并改善对患有慢性病或有复杂护理需求患者的照护，参与其中的全科医生可以获得额外的奖励。同时，政府通过资助一般全科诊所，鼓励全科医生更新知识和技能，与其他保健专业人员更多地合作，提高业务质量。诊所激励计划(PIP)向全科医生提供财政激励，通过提供课后服务、培训医学生及参与免疫等奖励方案，提高医疗服务的质量。在澳大利亚，提供给公立医院的费用由联邦与各州签订协议，一般五年一次。在此期间，政府要承担需求及费用增加的风险，州或地方政府为公立医院提供 90%以上的资金，为更好地管理与

---

① 下面级卫生费用用门诊费用、康复费用与预防费用之和表示(大部分国家的预防保健服务在社区卫生机构提供，因此将预防费用计算在下面级卫生费用中)，上面级卫生费用用住院费用与康复费用之和表示。

② OECD 数据库. https：//stats. oecd. org/.

控制公立医院费用，州政府不断改进支付方式，并对公立医院实行预算控制。政府通过各种制度设计及其组合，促进卫生费用逐渐投向下面级医疗机构（Judith et al.，2006）。

（3）医疗机构在各层级的配置结构。

在澳大利亚，下面级医疗机构主要以私人全科诊所为主体提供医疗服务，全科诊所提供一般医疗、计划生育和咨询、小手术，提供包括免疫在内的预防服务，向患者提供健康咨询，发起大多数的病理和放射学调查，在大多数农村地区的全科诊所可进行更加复杂的外科手术，如阑尾炎等。在全科诊所中，2/3的诊所只有一名全科医生，2002年，澳大利亚共有9600个全科诊所，其中有68.5%是全科医生单独执业，每个全科诊所覆盖4.89万人，为保证城乡居民接受大致均等的全科医疗服务，政府在市场介入薄弱的地方开办有社区卫生服务中心，以保证下面级医疗卫生服务的均衡供给。全科诊所一般设立在人群密集、交通便利、方便居民就诊的位置。

从图6-7来看，2000~2009年下面级医疗机构数量占比呈现上升趋势。随着澳大利亚日益重视下面级卫生保健，全科医生开办诊所的数量在不断增加，同时为实现卫生服务的均衡，政府开设社区卫生中心以弥补市场供给的不足。另外，澳大利亚医院数量增长缓慢，政府为控制医疗费用，通过总额预付等方式鼓励医院主动缩短住院床日，提供更多的日间手术，及时将术后患者下转到下面级医疗机构康复。

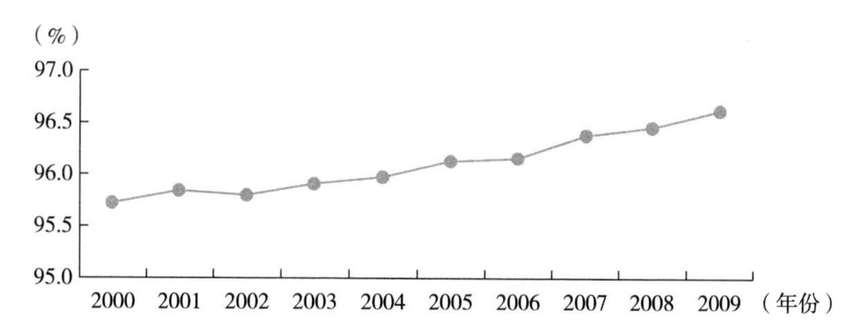

图6-7　2000~2009年澳大利亚下面级医疗机构在总医疗机构数量中的占比

6.1.4.2　法国金字塔衰减的统计分析

（1）法国医师资源在各层级的配置结构。

法国下面级医疗机构的医疗服务的提供者包括全科医生、牙科医生、药剂师、护士、物理治疗师等多类专科医师，但全科医生是下面级医疗服务的主要承担者，尤其是在20世纪90年代后期，法国实行不完全“守门人”制度，政府通过补助全科医生的方式鼓励全科医生与居民签约。全科医生在下面级医疗机构发挥的作用日益增加。全科医生的绝对数量在本阶段一直处于增长的态势，但其增长速度低于专科医生的增长速度，在本阶段全科医生的占比超过 50%。随着人口老龄化的加剧，法国全科医生退休人数增加，导致全科医生绝对数量在 2011 年开始下降。根据法国社会事务部和卫生部下属研究调查评估统计局(DREES)的一份报告显示，截至 2018 年 10 月，法国共有 11329 个“医疗荒漠”，即当地居民看全科医生的年均次数低于 2.5 次，而全国平均每人每年看全科医生的次数为 4 次。

法国专科医生、牙科医生通常比中等执业年限的私营全科医生收入高很多，全科医生收入与儿科医生相似，比理疗师、语言治疗师等其他医务人员高，在医生行业中处于中等收入水平，为应对医生老龄化，政府自 2000 年以后加大了高校医学专业的招生人数，但是大部分毕业生会选择留在大城市的专科医生岗位，从而导致了全科医生与专科医生数量的比值下降(见图 6-8)。

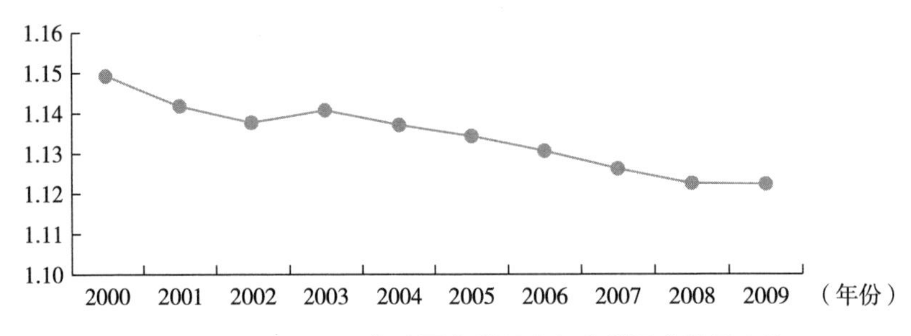

图 6-8　2000~2009 年法国全科医生与专科医生数量之比

法国政府为稳定全科医生的数量及服务质量以实现下面级医疗服务的均等可及，采取了诸多措施，例如，允许退休医生继续在私人诊所工作，收入最高可达政府规定的薪酬上限，同时可以领取养恤金；全科医生每签约一位居民将获得政府 40 欧元的补助；在医疗“荒漠”地区建立卫生服务中心，通过增加薪酬的方式鼓励全科医生到该地区工作等。

(2)法国卫生费用在各层级的配置结构。

在本阶段法国下面级与上面级的医疗卫生费用比呈现缓慢上升的趋势(见图 6-9)，1991 年卫生费用比为 0.62，下面级卫生费用占总费用的比值为 0.38；2017 年，卫生费用比为 0.73，下面级卫生费用占总费用的比值为 0.42。总体来看，下面级卫生费用支出的占比呈现出上下波动的趋势。下面级卫生费用支出在总支出中的占比在 1995 年有较大幅度的下降，随后逐渐增长，并在 2003 年有一次较大幅度的下降，随后增长，而上面级卫生费用支出在医疗卫生总费用支出中的占比一直呈现下降趋势，费用占比的变化源于法国政策的调整。法国卫生费用的绝对值是呈现上升趋势的，2013 年法国的卫生支出总额占国民生产总值的 10.9%，略高于欧洲国家的平均水平。除了 1997~2000 年外，法国保健支出增长速度快于国民生产总值增长速度。法国庞大的公共部门、沉重的债务负担和预算赤字影响到该国将资源用于保健的能力，在此背景下，法国通过对上面级医疗服务的改革，如缩减住院日、更多采用流动手术、合并医院的某些资源、根据医院实际能力部署医务人员等措施提高医院部门的效率，同时，更好地组织初级卫生保健，如通过多学科护理模式降低直接送到紧急护理救治的患者数量，通过提升信息技术系统促进各部门之间更好地协调，提高护理的效率和质量。

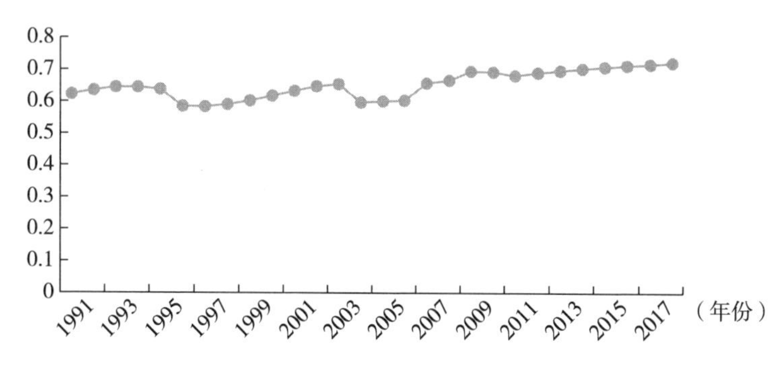

图 6-9　1991~2017 年法国下面级与上面级卫生费用支出之比

（3）法国医疗机构在各层级的配置结构。

法国下面级医疗机构数量占比达 97%以上（见图 6-10），但存在分布不均的问题，80%的居民生活的区域靠近全科医生诊所，其余居民到达全科医生诊所的平均距离是 7 千米，农村地区居民到达诊所的距离还要更大一些。1990 年开始实施的区域医疗卫生规划，致力于调整医院发展的不平衡，控制医院规模的发展。1994~1999 年整合、关闭了难以招募到医务人员的医疗机构，并对卫生资源配置的标准和数量提出了严格要求。设定地区医疗发展能力目标，根据人均床位和设备比例来限定医疗机构、床位和设备的数量，法国病床自 1990 年以来有所下降，医院患者平均住院时间也有所下降。在长期护理病床方面，医院容量下降幅度最大，通过将部分医院转变为疗养院，病床数量减少了 40%。2009 年，法国取消了公立医院的门诊业务，医院只保留急诊和住院业务，患者日常就医活动只能在私人诊所或私人医院进行。区域医疗卫生规划在促进医疗资源整合、促进形成区域内医院网络、提供更全面的保健服务等方面发挥了重要作用。通过对上面级医疗机构数量与规模的控制，实现医疗资源向下面级下沉的作用。

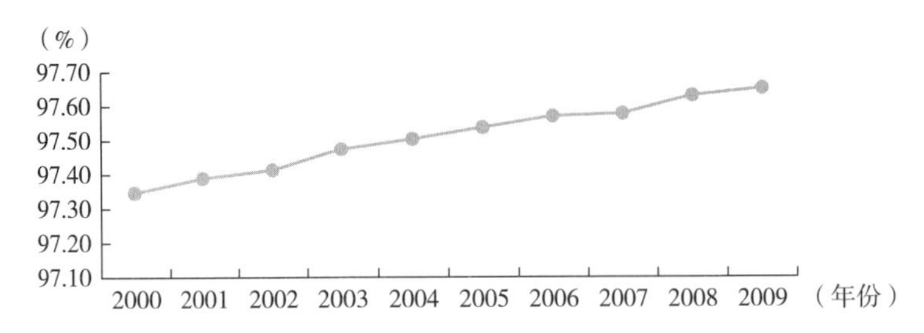

图 6-10　2000~2009 年法国下面级医疗机构数量占总医疗机构数量之比

6.1.4.3　加拿大"金字塔衰减"的统计分析

(1)加拿大医师资源在各层级的配置结构。

从图 6-11 可见，加拿大全科医生与专科医生之比接近 1∶1，并存在一定的波动，2000~2014 年，全科医生数量的增长速度低于专科医生数量，在 2010 年全专比达到最低点后开始逐渐上升。

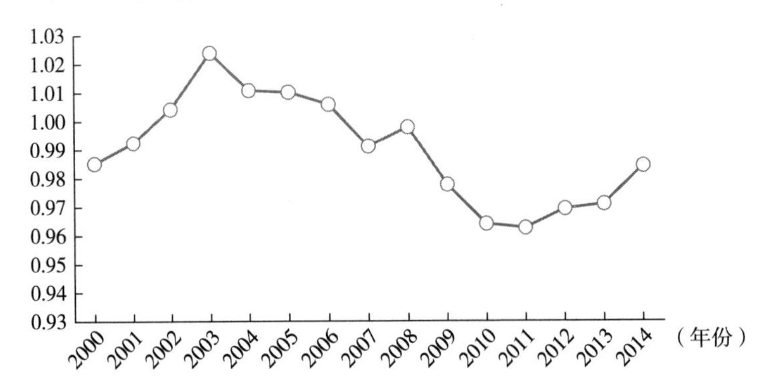

图 6-11　2000~2014 年加拿大全科医生与专科医生数量之比

加拿大共有 13 个省级和地区级医疗体系，这些医疗体系在《加拿大健康法》框架下运行，各省针对医疗卫生领域的问题进行的改革策略与方法存在一定的差异。随着疾病谱向慢性病转变，人口老龄化程度逐渐加剧，居民对全科医生服务的数量和质量提出了更高的要求，但全科医生的薪酬却一直低于专科医生，全科医生对其工作条件和薪酬待遇越来越不满，全科医生的岗位难以吸引到毕业生的加入。大部分专科医生不是医院的雇员，不从医院领取薪酬，专科医生的薪酬由医师协会与省政府进行谈判确定，专科医生一般都有自己的诊所，并为需要手术的患者预订医院住院服务。专科医生的收入高于全科医生，因此专科职位相对于全科职位更具有吸引力。

为提高下面级医疗服务的质量与数量，稳定全科医生队伍，2000 年以来，各省在初级卫生改革中提出了以下改革目标：改善初级卫生保健服务的可及性、更好地协调和整合护理、改进基于团队的临床护理方法、改善护理质量、加强预防和管理慢性和复杂疾病等。采取的措施包括但不限于构建跨专业的初级卫生保健团队、团体诊所和医疗网络，经济激励和混合支付计划，扩大初级卫生保健提供者规模，提供质量改进的培训和支持。在艾伯塔省，3/4 的全科医生加入了初级卫生保健网络，平均每个网络有 58 个医生及其他专业人员，包括营养师、护士、社会工作者、精神卫生工作者和药剂师等。魁北克省自 2002 年建立了 219 个全科医学小组，覆盖魁北克 75%的人口。在安大略省，2004~2005 年，省政府宣布建立新的社区保健中心和卫星诊所，在慢性病管理、健康促进和社区导向等方面取得了较好的效果。在全国范围内改革财务激励制度，下面级医疗保健的改革从统一的付款方式向包括服务费、人头费、薪水在内的混合式支付方式转变；增加学校全科医学专业招生数量，提高全科医学专业的地位等。加拿大通过一系列改革措施有效促进了下面级医疗机构医生提供更多的服务和就诊、更少的转诊以及吸引更多的毕业生到全科医生岗位就业。

(2)卫生费用在各层级的配置结构。

加拿大卫生系统实行覆盖全民的社会医疗保险模式，居民可以在不支付任何费用的情况下普遍获得必要的医疗服务，有效保证了居民免受高成本医院和医生服务的影响(仅限于医院和医生服务，居民没有使用费)。尤其在下面级医疗卫生服务方面存在较高的公平性，一方面在全民医保的保障下，居民能更加容易地获得下面级医疗卫生服务；另一方面，加拿大通过联邦政府进行财政转移支付的方式解决区域之间的公共服务差异。加拿大下面级与上面级卫生费用支出之比呈现逐步上升态势，尤其是从 1999 年开始卫生费用比有较大的增长，1998 年卫生费用支出比为 0.95，1999 年卫生费用支出比达到 1.69(见图 6-12)，而导致该变化的主要原因在于上面级医疗卫生费用占比的下降，在 20 世纪 90 年代中期，加拿大经济发展放缓，公共支出大幅削减，政府大幅度削减了医院服务的投入。2000 年，根据联邦和各省建议，第一部长(加拿大总理及各省和地区经理)设立了 8 亿加元的初级卫生保健过渡基金，以支持初级卫生保健改革的试点和示范项目。2003 年开始，第一部长卫生协议里包括了对健康改革基金的 160 亿美元联邦投资，该基金的目标是初级卫生保健、家庭护理和灾难性药物保险。

(3)医疗机构在各层级的配置结构。

加拿大下面级医疗机构数量在医疗机构总数中的占比呈现上升趋势(见图 6-13)，由 2000 年占比 97.4%上涨到 2009 年 98.1%，这源于加拿大在 2000 年之后的改革，一方面，为提高下面级卫生机构的服务数量与质量，加拿大将资源向下面级医疗机构倾斜，通过财务激励卫生人员构建多种形式的

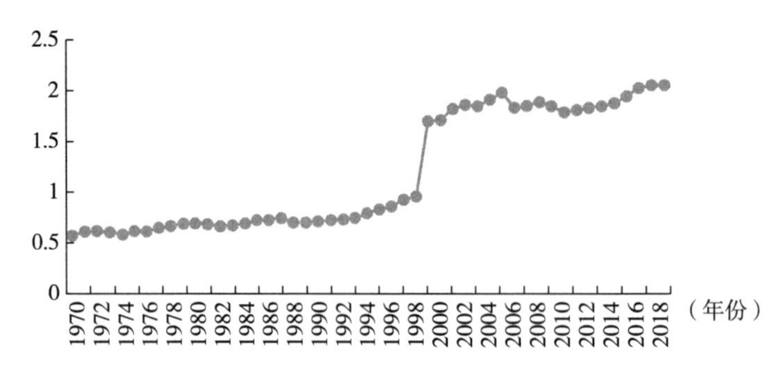

图 6-12　1970~2018 年加拿大下面级与上面级卫生费用支出之比

医疗服务组织以实现下面级医疗卫生服务的公平、可及；另一方面，为控制卫生费用的上涨，加拿大限制医院的规模与数量，加拿大医院从 2000 年的 787 所下降到 2009 年的 724 所。

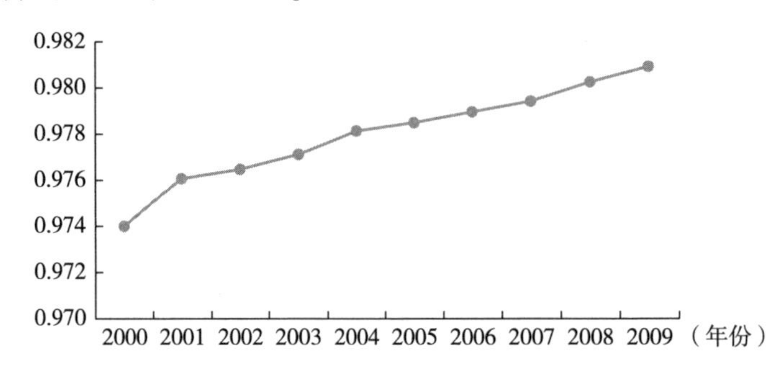

图 6-13　2000~2009 年加拿大下面级医疗机构数量占总医疗机构数量之比

2000 年以来，为提高下面级医疗服务质量，政府作为主要出资人，通过政策激励医生组建跨专业的初级卫生保健团队，成立团体诊所。2005 年，艾伯塔省根据省医学协会、省卫生部和艾伯塔省区域卫生当局的协议，引入跨专业的初级卫生保健团队，当前已经建成 39 个初级保健网，并集合了大量其他卫生专业的人员。在安大略省通过构建社区保健中心，与家庭保健共同为该省提供初级卫生保健。2005 年引入跨专业初级卫生保健模式，建立了基于全科医生和其他初级卫生保健专业人员的 170 多个团队。各种组织形式类型的下面级医疗机构为居民提供了方便、可及的初级卫生服务。2009 年，91% 的加拿大人认为他们可以获得定期的护理来源，76% 的加拿大人认为他们在家庭医生那里获得的护理质量非常好（Brian，2011）。

自 20 世纪 70 年代开始，加拿大政府已经意识到过度依赖医院的医疗服务导致的卫生费用快速上涨的问题，1977 年联邦—省既定计划融资法案成立，联邦政府通过每个州不同的现金补助和税收转移的复杂组合仅支付省级医院和医疗保险计划的部分费用。作为回应，各省通过推出一些创新措施，如家庭护理、日间手术和门诊护理等遏制医疗卫生费用的高速增长。医院数量及其规模在此背景下呈现不断下降的趋势。

6.1.5　“金字塔衰减”规律的统计分析结论

疾病发病的客观规律决定了医疗资源金字塔配置的规律，决定了分级医疗体制的空间供给结构也应该呈现金字塔布局。但分级医疗体制作为一种社会存在，是一种独立于客观规律的主观意识的体现，它受到多种因素的影响，可能遵从也可能不遵从医疗资源金字塔配置规律，甚至遵从客观规律是短暂的，不遵从才是一种常态。纵观 OECD 发达国家分级医疗体制的发展历程，医疗资源的分级配置状态呈现或符合或不符合金字塔配置状态，每当分级医疗体制不遵从金字塔配置规律时，各国便通过医疗体制的改革对资源配置进行调整。本部分通过考察在一个相对较长时间段内资源配置合理状态国家的资源配置规律，以澳大利亚、法国、加拿大三个国家 2000~2009 年每年配置在下面级与上面级的医师资源、卫生费用、医疗机构的数据为样本，进行下面级与上面级医疗资源配置数量比例关系的统计分析，进而得出下面级与上面级医师资源、卫生费用、医疗机构之间的合理比例关系。

6.1.5.1　医师资源在各层级的衰减趋势

通过考察澳大利亚、法国、加拿大三个国家的样本数据发现，全科医生与专科医生数量之比都大于或接近 1∶1，根据全科医生与专科医生数量的变化趋势画出散点图，如图 6-14 所示。计算全科医生与专科医生数量的相关系数为 1.105（$P<0.01$），即医生资源在各层级的配置结构呈现下面级数量多于上面级，在下面级全科医生的配置数量为 1.105 的情况下，配置在上面级的专科医生数量为 1，因此，我们认为下面级全科医生数量到上面级专科医生数量的衰减比例为 1.105。

6.1.5.2　卫生费用在各层级的衰减趋势

根据配置在各国各层级医疗机构的卫生费用的数据及其发展趋势，取其平均值作为卫生费用在各层级的配置状况，画出散点图，如图 6-15 所示。再进一步计算配置在各层级卫生费用的相关系数为 0.68（$P<0.01$），即配置在上面级医疗卫生机构的卫生费用为 1 时，配置在下面级医疗卫生机构的卫生费用为 0.68。因此，我们认为下面级与上面级卫生费用支出的衰减比例为 0.68，且二者之间的卫生费用支出呈现反向变化，即配置在下面级的卫生费用增多，配置在上面级的卫生费用就会减少。

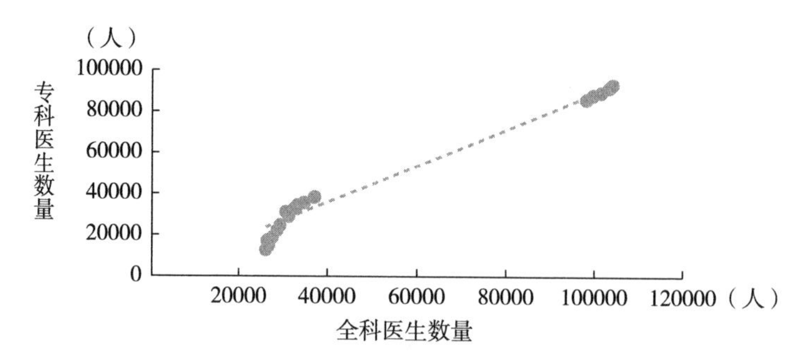

图 6-14 全科医生与专科医生数量散点图

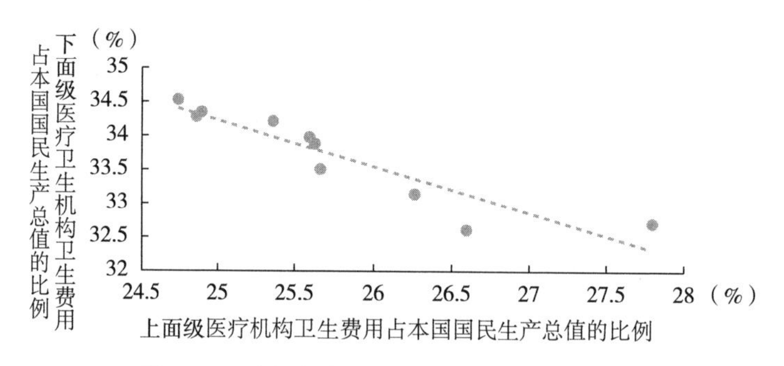

图 6-15 上面级与下面级卫生费用支出散点图

6.1.5.3 医疗机构在各层级的衰减趋势

根据各国各层级医疗卫生机构的发展趋势，取其均值作为医疗卫生机构在各层级的配置状况，如图 6-16 所示，根据均值变化趋势，得出二者变化的散点图。进一步计算各层级医疗卫生机构数量的相关系数为-35.4（P<0.01），即在下面级医疗卫生机构的配置数量为 35.4 的情况下，配置在上面级的医疗机构数量为 1，因此，我们认为下面级与上面级医疗机构数量的衰减比例为 35.4，且二者之间的数量变化呈现反向变化，即配置在下面级的医疗机构数量增多，配置在上面级的医疗机构数量就会减少。

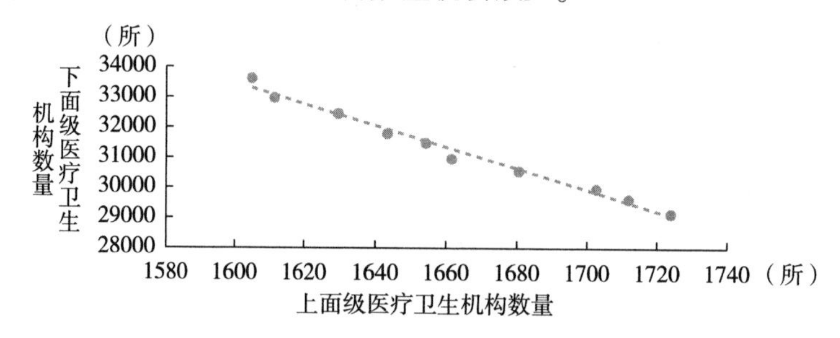

图 6-16 上面级与下面级医疗机构数量关系散点图

6.2 OECD国家“金字塔衰减”规律的实证分析

6.2.1 假设的提出

随着疾病谱的变化，慢性非传染性疾病逐渐代替了急性传染性疾病成为居民的常见病、多发病，并成为疾病负担的主要原因。因此，代表医疗卫生资源配置的卫生费用、医师资源应更多地向下面级医疗机构下沉才是相对合理的资源配置状态。而医疗资源的配置结构不仅受到疾病发病规律的影响，还受到经济社会发展的诸多因素的影响，社会制度作为人类社会对疾病发病规律的主观认识可能响应也可能不响应疾病发病规律对医疗卫生资源配置的客观要求，因此，分级医疗体制呈现合理或不合理的状态。总体而言，医疗资源配置呈现以下三个方面的特点：第一，医疗资源的配置首先受到疾病发病规律的影响，医疗资源配置只有在遵循疾病发病规律的情况下，才能实现资源的有效配置(黄滢，2018)。第二，医疗资源配置不仅受到疾病发病规律的影响，还受到政治、经济、社会等多方面因素的影响。其中，政府对医疗卫生事业的重视及支持程度会对资源配置产生重要的影响。西方发达国家进入垄断阶段后，医疗卫生成为一种国家福利，国家通过财政投入、医疗保险等方式承担了医疗卫生领域的大部分费用，政府的财政投入方向成为决定资源配置结构的重要因素。谭琼、吴平(2013)认为财政在医疗卫生资源配置中应起到主体地位。吴丽丽、徐充(2014)，刘正华、吕宋耀(2014)认为，加大财政在医疗卫生领域的支出力度、完善财政投入机制和转移支付力度，是增强基层医疗卫生机构资源配置的现实选择。Collins 等(2012)认为应通过优化财政支出结构和创新财政转移支付等方式提高医疗卫生资源供给能力。第三，从各国医疗资源的配置来看，合理的资源配置状态并不会自动形成，在各种因素的影响下，它可能遵从也可能不遵从疾病发病规律，在各种因素的影响下，医疗资源配置遵从疾病发病规律是偶然的，不遵从是常态。本书通过收集2005~2015年OECD国家数据构建计量模型，针对“金字塔衰减”规律进行实证检验。据此提出以下假设：

假设一：随着常见病、多发病在所有疾病病例中占比的增加，配置在下面级医疗机构的医疗资源也将逐渐增加，进而促进医疗资源的合理配置。

假设二：各国政府对医疗卫生事业的财政支持力度对医疗卫生资源金字塔配置具有显著的正向影响作用。

6.2.2 模型设定

根据相关假设，本书通过收集2005~2015年数据相对完整的31个OECD国家的数据(包括澳大利亚、奥地利、比利时、加拿大、捷克、丹麦、芬兰、爱沙尼亚、法国、德国、希腊、匈牙利、冰岛、爱尔兰、以色列、意大利、韩国、拉脱维亚、立陶宛、卢森堡、墨西哥、荷兰、新西兰、挪威、波兰、葡萄牙、斯洛文尼亚、西班牙、瑞士、英国、美国)，以反映各国医疗资源配置情况的两个指标：医师资源配置结构和医疗卫生费用配置结构，并将这两个指标分别作为被解释变量进行OLS估计，探究OECD国家的医疗卫生资源配置状况。据此构建以下估计方程来进行OLS估计：

$$DS=\beta_1 IP+\beta_2 GOV+\beta_3 GDP+\beta_4 LT+\beta_5 BORN+\beta_6 DEATH+\varepsilon;$$

$$FS=\beta_1 IP+\beta_2 GOV+\beta_3 GDP+\beta_4 LT+\beta_5 BORN+\beta_6 DEATH+\varepsilon$$

其中，因变量包括医师资源配置结构(DS)和医疗卫生费用配置结构(FS)，自变量包括疾病比(IP)、GDP、平均预期寿命(LT)、总生育率(BORN)、婴儿死亡率(DEATH)。

6.2.3 变量选取及相关说明

6.2.3.1 被解释变量

医师资源配置结构(DS)。医师资源配置结构由下面级医疗机构的全科医生与上面级医疗机构的专科医生数量之比进行说明。医师资源是医疗资源中最核心的资源。如前文所述，全科医生是下面级医疗体制功能实现的主要贡献者，是居民患病后的第一呼叫对象、进入医疗服务体系的第一接触者，也是上面级医疗机构的“守门人”，因此选择全科医生作为下面级医师资源的代表具有合理性，同样，专科医生是上面级医疗机构医疗卫生服务的主要提供者，需要对患者的疾病进行诊断与治疗，因此选择专科医生作为上面级医师资源的代表具有合理性，全科医生与专科医生数量之比能够较好地反映出分布在下面级与上面级医疗机构的医师配置结构。该指标值越大，说明医师资源配置结构中下面级医师资源配置比重相对越大，对患者越有利。尤其是针对常见病患者的下面级医师资源相对越充分，即全科医师资源在整个医疗服务体系中“下沉”越明显，越有利于医疗服务体系的医师资源配置的优化。

医疗卫生费用配置结构(FS)。卫生费用是医疗卫生资源的重要组成部分之一，用下面级医疗机构的卫生费用与上面级医疗机构的卫生费用之比来反映一个国家的医疗卫生费用配置结构。该指标越大，说明医疗卫生资源越向下面级下沉，越能够响应当前疾病发病规律对医疗卫生资源的需求，越有利于医疗卫生资源配置结构的优化。

6.2.3.2 解释变量

疾病比(IP)。这一变量反映的是常见病、多发病发病病例在所有疾病发病病例中的占比，是反映疾病发病结构状况的指标。通过学者们的研究发现，疾病发病规律呈现常见病、多发病、一般重症、疑难重症疾病发病病例逐级递减，并呈现金字塔结构。疾病发生状况可由死亡指标和发病指标两类指标进行描述。死亡指标是流行病学中研究疾病分布的重要指标，常用于国家或地区间疾病发病情况的比较。因此，本书选取了 OECD 国家中五类疾病包括肿瘤、内分泌、代谢类疾病、循环系统疾病和呼吸系统疾病作为常见病、多发病，计算其导致的死亡率在总死亡率中的占比，以此考察 OECD 国家疾病发病状况。

政府重视程度(GOV)。该变量反映的是政府对医疗卫生事业的关注和支持程度，由财政投入占医疗卫生费用之比来表示。该指标值越大，说明政府对医疗卫生行业整体财政支持力度相对越大，即政府越重视推动医疗卫生行业的发展以及医疗卫生服务体系的优化。

6.2.3.3 控制变量

经济发展水平(GDP)。将一个国家核算期内(通常是 1 年)实现的国内生产总值与这个国家的常住人口(或户籍人口)相比进行计算，得到人均国内生产总值，是衡量各国人民生活水平与当地经济发展状况的重要指标。为缓解内生性问题，该变量取对数表示。

平均预期寿命(LT)。这一变量是指同一时期出生的人预期能继续生存的平均年数。平均预期寿命指标综合反映了一个国家或地区疾病防治和卫生服务水平，衡量一个国家或地区居民生活质量和医疗卫生水平。

总生育率(BORN)。这一变量是指该国家或地区的妇女在育龄期间，每个妇女平均的生育子女数，反映一国或地区生育水平。

婴儿死亡率(DEATH)。婴儿死亡率指婴儿出生后不满周岁死亡人数同出生总人数的比率，反映一个国家或地区的居民健康状况和经济发展水平。

6.2.4 变量数据来源及描述性统计

6.2.4.1 变量含义及来源

从 OECD 数据库、EPS 数据平台收集到 2005~2015 年 OECD 大部分国家数据。具体各指标的含义及来源见表 6-2。

表 6-2 变量的描述性统计

指标	指标含义	数据来源
全科医生与专科医生之比	一个国家或地区配置在下面级医疗机构的全科医生人数与配置在上面级医疗机构的专科医生人数之比	OECD 数据库
卫生费用支出初级与次级比值	一个国家或地区配置在下面级医疗机构的费用与配置在上面级医疗机构的费用之比	OECD 数据库
疾病比	反映疾病发病结构状况的指标	OECD 数据库
老龄人口占比	反映一国或地区的社会人口结构状况	EPS 数据平台
GDP	衡量各地区经济发展	EPS 数据平台
平均预期寿命	衡量一个国家或地区居民生活质量和医疗卫生水平	EPS 数据平台
总生育率	反映一国或地区生育水平	EPS 数据平台
婴儿死亡率	反映一个国家或地区的居民健康状况和经济发展水平	EPS 数据平台

6.2.4.2 变量描述性统计

观察表 6-3 可知，本书所用数据为非平衡面板数据，其中，医师资源配置结构(DS)、医疗卫生费用结构(FS)和疾病比(IP)存在一定缺失。从标准差来看，OECD 国家之间医师资源配置结构和医疗卫生费用结构差异相对较大，尤其是医疗卫生费用结构差异明显。相对而言，疾病比在 OECD 国家之间的差异远小于政府重视程度，可以得知，OECD 国与国之间对医疗卫生行业的重视与支持程度也并非一致，甚至一定程度上可以说差异较大。

表 6-3 变量描述性统计

变量	观测值	均值	标准差	最小值	最大值
DS	313	0.583	0.566	0.08	4.81
FS	319	1.135	0.857	0	6.07
IP	337	0.791	0.057	0.65	0.90
GOV	341	10.437	0.380	9.423	11.538

续表

变量	观测值	均值	标准差	最小值	最大值
GDP	341	4.374	0.036	4.261	4.445
LT	341	0.017	0.004	0.011	0.031
BORN	341	0.043	0.023	0.017	0.167
DEATH	341	0.674	0.195	0.008	0.873

6.2.5 实证结果分析

首先对面板数据进行多重共线性检验，其方差膨胀因子(VIF)计算结果如表6-4所示。可以看出，无论因变量为医师资源配置结构(DS)还是医疗卫生费用结构(FS)，也无论是自变量方差膨胀因子(最大值分别为2.82和3.45)还是整体平均方差膨胀因子(分别为1.86和2.09)，均远小于10，说明变量间不存在多重共线性问题。

表6-4 VIF计算结果

自变量	因变量：DS	因变量：FS
IP	1.62	2.01
GOV	1.26	1.22
GDP	2.07	2.29
LT	2.82	3.45
BORN	1.27	1.34
DEATH	2.10	2.22
VIF 均值	1.86	2.09

在对面板数据展开实证分析前，首先应对面板数据究竟选用固定效应模型还是随机效应模型进行Hausman检验。经计算(所用软件是Stata15)，因变量为医师资源配置结构(DS)时，Hausman检验对应P值为0.177，故应选用随机效应模型进行分析，为进一步减少面板数据中可能存在的异方差、序列相关和截面相关等干扰结论有效性问题，本书进一步选用xtgls命令进行控制分析。

当因变量为医疗卫生费用结构(FS)时，Hausman检验对应P值为0.000，故应选用固定效应模型进行分析，为进一步减少面板数据中可能存在的异方差、序列相关和截面相关等干扰结论有效性问题，本书进一步选用xtscc命令进行控制分析。

根据表6-5，分别比较第(1)、第(2)列以及第(3)、第(4)列，可以看出，无论因变量为医师资源配置结构(DS)还是医疗卫生费用结构(FS)，考虑了缓解面板数据中存在的异方差、序列相关和截面相关等干扰结论有效性问题的随机效应下的xtgls模型和固定效应下的xtscc模型估计结果更为有效，且系数显著性也更明显，因此，本书实证结果主要依据表6-5第(2)、第(4)列结果展开分析，相应地，第(1)、第(3)列作为稳健性检验，同时也可以明显看出，本书结果即相关影响系数除在显著性方面略有差异外，方向并未发生变化，整体结果稳健性和可靠性较为明显。

表6-5　估计结果

自变量	因变量：DS		因变量：FS	
	(1)	(2)	(3)	(4)
	RE	xtgls	FE	xtscc
IP	1.940* (1.87)	0.682*** (3.27)	1.165*** (2.68)	1.165*** (4.73)
GOV	0.865*** (2.41)	0.163*** (4.80)	0.223 (1.17)	0.223** (2.04)
GDP	0.192 (0.82)	0.206*** (3.79)	0.335*** (3.24)	0.335*** (6.23)
LT	-0.335 (-0.16)	1.504*** (3.24)	1.791** (1.98)	1.791* (1.78)
BORN	12.317 (0.70)	25.540*** (6.43)	-11.337 (-1.25)	-11.337 (-0.78)
DEATH	4.307 (1.18)	1.174*** (2.64)	2.367 (1.50)	2.367 (1.12)
常数项	-2.489 (-0.27)	-9.315*** (-5.27)	-11.119*** (-2.88)	-11.119** (-2.29)
Within-R^2	0.054	—	0.143	0.143
Wald值	11.93	219.80	—	—
F值	—	—	7.41	29.30
观测值	309	309	303	303

注：***表示在1%水平上显著，**表示在5%水平上显著，*表示在10%水平上显著。估计系数为未加括号的数值，括号内的为估计的t值或z值。

由表6-5第(2)列可知，疾病比对医师资源配置结构影响系数在1%统计水平上显著为正，说明随着常见病、多发病发病病例在所有疾病发病病例中的占比的增高，对 OECD 国家全科医生在医疗卫生服务体系医师资源配置中所占比重增加存在明显的正向助推作用。换句话说，对于 OECD 国家来说，疾病比的提高对其医疗卫生服务体系中全科医师资源的“下沉”即在下面级医疗机构中的增加产生了有效的促进作用，对医疗卫生服务体系中医师资源配置结构的优化起到了明显的“倒逼”效应，也是其医疗卫生服务体系改革有较大成效的有力论证。

与疾病比的“倒逼”效应类似，政府重视程度(GOV)即政府对医疗卫生事业的关注和支持程度对医师资源配置结构影响系数同样在1%统计水平上显著为正，也有力地说明了政府的积极财政资金和政策支持为 OECD 国家医疗卫生服务体系的健康发展起到了显著的导向和激励作用，其挤入效应也明显验证了政府在医疗卫生服务体系改革中具有不可替代的作用和地位。这验证了假设一。

由表 6-5 第(4)列可知，疾病比对医疗卫生费用结构(FS)影响系数在 1%统计水平上显著为正，说明随着常见病、多发病发病病例在所有疾病发病病例中占比的增高，对 OECD 国家医疗卫生服务体系中下面级医疗卫生机构消耗卫生费用的提高产生了有效的正向推动作用。换句话说，随着居民生病尤其是常见病、多发病的增加，居民更多地在下面级医疗卫生机构中进行就诊和治疗，医疗卫生资源响应疾病发病规律的要求，更多地配置在了下面级医疗卫生机构，这也进一步验证了 OECD 国家医疗卫生服务体系改革不仅对其全科医生资源向下面级医疗卫生机构下沉有效，也对居民常见病、多发病在下面级医疗机构的就诊起到了明显的推动作用，这充分说明，OECD 国家医疗卫生服务体系的相对合理性以及分级医疗体制改革的必要性和重要性。

与疾病比效果类似，政府重视程度(GOV)对医疗卫生费用结构(FS)影响系数在 5%统计水平上显著为正，说明随着政府财政对医疗卫生行业支出力度的加大，对下面级医疗卫生机构资源配置的增加起到显著的正向推动作用。政府通过直接的财政投入增加下面级医疗卫生机构的资源配置，同时，通过引导社会资本的合理流入也进一步优化了医疗卫生资源的配置结构。这验证了假设二。

人均 GDP 对医师资源结构和卫生费用结构都具有显著的正向影响，随着经济的发展、居民生活水平的提高，居民越发重视自身的身体健康，更具有投资身体的能力，特别是注重身体保健和疾病初期的诊疗，从而增加了对全科医生的需求，促进了下面级卫生费用的增加。平均预期寿命代表了一个国家或地区疾病防治和卫生服务水平，随着预期寿命增加，慢性多发性疾病占比增加，从而增加了对下面级医疗卫生机构服务的需求，增加了对全科医生的需求，促进了下面级卫生费用的增加。

6.2.6 小结

本节根据对医疗资源分级配置的相关研究提出理论假设，并收集了2005~2015年OECD国家数据构建计量模型，运用Stata软件进行OLS回归，对相关假设进行检验。根据回归结果可以看出：随着常见病、多发病在所有疾病中的占比增加，配置在下面级的医疗卫生资源也逐渐增加，即常见病、多发病占比的提高对其医疗卫生服务体系中全科医师资源、医疗卫生费用的“下沉”即在下面级医疗机构中的增加产生了有效的促进作用，对医疗卫生服务体系中医师资源配置结构、卫生费用配置结构的优化起到了明显的“倒逼”效应，从而促使各地区的医疗资源配置更趋向于合理。随着各国政府对医疗卫生服务日益重视，即将更多的资源投入在医疗卫生领域，投入在下面级医疗机构，对医疗卫生资源向下面级医疗机构下沉起到了积极的推动作用，具体表现为全科医生下沉和下面级医疗卫生资源的增加，从而响应了疾病发病规律对医疗卫生资源配置的要求，优化了医疗卫生资源的配置结构。总体来看，OECD国家的资源配置相对是合理的、有效的，响应了疾病发病规律对医疗卫生资源配置的要求，实现了医疗资源配置结构的优化，其分级医疗体制改革中的具体措施，如财政投入制度、转移支付制度、覆盖全民的医保制度、区域卫生规划、医师培养制度、全科医生制度等对我国的分级医疗体制改革有较好的借鉴意义。

6.3 劳动力再生产成本分摊机制的国际经验

认识是人的智力深入事物本质的一个复杂的辩证过程，具有能动的、创造的性质，它能够正确认识事物并揭示现实的规律性，但它需要通过矛盾的产生和解决来进行，是一个在实践中不断试错进而逐渐认识事物本质的过程。医疗资源“金字塔衰减”趋势既反映着人对自然规律的认识，也反映着人的主观能动性，它并不会自发产生，它需要一个漫长的过程，随着社会的发展而发展，需要人类在实践中对自然规律不断认识，并通过调整社会政策、制度使医疗资源配置状态响应疾病发病规律的要求。OECD发达国家历经数次医疗体制变革，其资源配置变化趋势是人类社会对疾病发病规律的认识不断深入的结果，是通过在医疗体制改革实践中不断试错，不断调整相关制度、政策而逐渐形成，对我国的分级医疗体制改革有较强的借鉴意义。

从医疗体制改革的实践来看，OECD 发达国家通过中央或联邦政府承担最主要的卫生费用投入来保证医疗卫生服务的供给，通过纵向和横向转移支付的方式保证各层级医疗卫生机构功能的实现以及不同地区同一层级医疗卫生机构提供大致相同的卫生服务；日益重视下面级医疗体制的建设，逐渐减少、合并上层级医疗机构的数量、床位数，并日益缩短住院时间；随着人口老龄化趋势的加重，医学技术进一步发展，各国全科医生数量呈现下降趋势，各国更加重视全科医生的培养，并适度控制专科医生的数量以构建与疾病发病规律相适应的医师配置结构，在卫生费用上，下面级医疗机构卫生费用占总费用的 40%左右，并呈现稳步增加的趋势。合理的分级医疗体制不能够自动形成，医疗体制改革的成果也不会一劳永逸，随着经济的发展、人口年龄结构的变化等诸多外在因素的变化，各国分级医疗体制运行中总会出现或偏离或响应疾病发病规律的情况，在医疗体制偏离疾病发病规律对医疗服务的需求时，各国就必须进行分级医疗体制及其相关领域的改革以响应疾病发病规律的客观需求。当前各国在劳动力再生产成本分摊机制方面的主要做法包括实现各层级医疗资源合理配置的财政投入制度、转移支付制度、医保制度、区域卫生规划、全科医生制度五个方面。

6.3.1 实现各层级医疗资源合理配置的财政投入

为实现医疗资源的合理配置，政府在卫生领域的财政投入呈现上升趋势，政府在上面级与下面级医疗卫生机构的财政投入结构呈现下沉的趋势。从 2000~2019 年 OECD 国家财政投入数据来看，政府财政投入占 GDP 的比例均值从 5%提高到 6.4%，美国财政投入占 GDP 比重在 2019 年最高达到 14.4%，法国、德国、日本、挪威等国家财政投入占 GDP 比重达到 9%以上①。

在 OECD 国家，劳动力再生产成本在各层级政府之间的分摊呈现随政府层级的上升分摊比例逐渐增大的特点。2006 年 OECD 部分国家劳动力再生产在各层级政府的成本分摊显示，中央政府平均分摊 68.18%，省级政府平均分

① 下面级与上面级卫生费用支出之比绝对值为 0.68，即下面级卫生费用在卫生总费用中的占比为 40%左右，在仅有两级数据情形下，下面级卫生费用支出并不占主体地位，在无法获知第三层级卫生费用的条件下，无法论证其呈现的是金字塔结构，但此比例符合理论部分提出的下面级医疗卫生机构卫生费用合理配置的范围，且随着各国日益重视下面级医疗服务的开展，下面级卫生费用呈现逐年增加的趋势。

摊 15.66%，地方政府承担 17.21%，但对于五个联邦制国家澳大利亚、加拿大、德国、瑞士和美国，其省级政府承担比例较高，甚至高于联邦政府的分担比例，加拿大省级政府承担 96.12%，西班牙省级政府承担 59.69%（赵聚军，2008），联邦国家劳动力再生产成本分摊以省级政府为主与其联邦制自身的政治架构相契合，即各州在政治社会事务上具有较大的自主权。总体来看，中央政府与省级政府承担了最主要的劳动力再生产成本。

从财政投入在各层级医疗卫生机构的占比来看，大部分 OECD 国家投入在下面级与上面级医疗卫生机构的财政投入比例逐渐提高，部分国家在下面级医疗机构的财政投入超过上面级医疗机构。美国政府在下面级与上面级医疗卫生机构的财政投入之比自 2000 年的 1.67 上升到 2018 年的 3；澳大利亚政府自 2013 年开始投入在下面级医疗机构的卫生费用超过上面级医疗机构，2017 年两层级财政投入之比达到 1.25；加拿大政府自 2001 年开始投入在下面级医疗机构的卫生费用超过上面级的卫生费用，2017 年两层级财政投入之比达到 1.25。[①] 西班牙、英国、卢森堡、日本等国家在下面级医疗卫生机构的财政投入也都超过了上面级医疗卫生机构。

6.3.2 实现各层级医疗资源合理配置的转移支付制度

财政转移支付制度是保证医疗卫生资源合理配置的重要途径。在当前主要实行“财权集中，支出分权”的财政收支背景下，地方政府对所辖地区的卫生机构具有管辖权，但是其财政投入能力有限，为保证卫生资源的金字塔配置，政府必须通过纵向转移支付的方式予以保证。通过 5.1 的分析不难看出，劳动力再生产成本主要由中央政府分摊的国家，其下面级卫生机构所获财政投入就高，反之就低，重要的原因就在于，中央政府财政具有较强的纵向和横向平衡作用，能够保证卫生费用在各区域各层级间的合理配置，进而保障各层级医疗机构合理功能的实现。

在 OECD 国家，无论是联邦制国家抑或是单一制国家都通过制定完善的法律制度、实施特定的转移支付项目、规范的转移支付标准等举措保证劳动力再生产成本的合理分摊。在美国，为保证转移支付的公平公正，制定了《国会预算法案》《平衡预算方案》《联邦政府对州和地方政府的财政援助法案》等多部法律规范转移支付的拨款方式、标准、负责机构等。在日本，为保证财政转移支付的标准、测算和执行有法可依，颁布了《地方自治法》《地方交付税

① 本部分数据均由 OECD 数据库数据整理得来。

法》《生活保障法》《地方分权推进法》《地方分权改革推进法》等一系列法律制度，明确了中央与地方事权的划分，保证了财政转移支付政策的完整连续。德国的《联邦财政均衡法》、澳大利亚的《个人所得税共享法案》等都通过法律的形式对中央与地方政府的财权与事权做出了明确的规定，保证了各地区提供公共服务的能力。

为保证劳动力再生产成本的合理分摊，各国政府通过特定的转移支付项目对其进行财政投入。在加拿大，医疗卫生费用的转移支付主要由联邦向省政府通过健康转移支付项目进行财政转移，该项转移支付占总转移支付金额的一半左右；在澳大利亚，联邦政府通过特定转移支付项目向州及地方政府提供财政支持，2001~2002 年，该项目占整个澳大利亚州级政府获得的财政援助总额的 41%。在美国，医疗卫生费用主要是通过专项拨款的方式，由联邦政府向州及地方政府进行转移支付，该项转移支付占美国转移支付总额的 80%，其中医疗卫生和社会保障是最主要的转移支付领域。另外，部分医疗卫生费用是通过分类拨款的方式，由联邦政府向州及地方政府进行转移支付。

规范的转移支付标准与完善的监督管理机制。OECD 国家为保证转移支付对各级政府公共服务提供能力的均衡，设计了规范的转移支付计算方法。在美国，为保证各级政府对医疗卫生保健的提供，联邦政府对州进行的专项转移支付以州人均收入与全国人均收入之差作为补助的依据，通过确定的公式计算补助的比例。

在德国，联邦政府通过三种途径实现各级政府对公共卫生服务的合理提供，包括增值税收入的第一层级平衡、州政府间横向均等化的第二层级平衡以及联邦政府对州政府的纵向拨款与转移支付的第三层级平衡。每一层级的平衡都是通过考虑各州的税收情况、财政支付能力、人口情况等多种因素来制定相应的转移支付标准，从而对低于该标准的省份实施转移支付。在加拿大，联邦政府以标准税基为依据，计算各省人均财政收入能力，以处于平均水平的省的人均收入能力为标准，对低于该水平的省份实施转移支付。在澳大利亚，联邦政府通过综合考虑各州支出，特别是支出的不利因素，各州的税收收入以及各州获得的人均联邦特别拨款来确定联邦政府的均等化拨款。

同时，为确保转移支付资金的使用效率，各国都建立了较完善的监督机制。为加强对转移支付资金的监管，日本设置了“总务省”，它一方面代表中央政府对地方进行财政监督；另一方面代表地方政府维护自身的财政利益，是地方与中央沟通的桥梁，有利于中央对地方的监管。在美国，转移支付的整个过程都有机构和民众实施全方位的监管，资金使用前，地方政府需要召开听证会，就拨款的使用计划征求民众意见；资金使用过程中受到咨询委员会(由公共部门和私人领域代表组成)监督；拨款项目完成后，由独立部门进行审计，绩效考核结果会影响到之后的转移支付资金的配置。

6.3.3 覆盖全民的医保制度

尽管OECD发达国家的医疗保险制度各不相同，但都实现了医疗保险对国民的全面覆盖，从而对国民就医起到较强的约束与引导作用，进而对各层级医疗资源的配置起到优化作用。

英国法律规定，英国居民及签证在6个月以上的外籍人员必须要签约一位家庭医生，居民在非急诊的情况下需首先到全科医生处就诊，在病情严重到无法由全科医生处理的情况下，经全科医生转诊到次级医疗机构就诊，不按照流程就医的患者只能选择价格高昂且无医保保障的私立医院就诊。法国在规范患者就医流程上采用医保差别支付的方式进行引导。患者在寻求就诊秩序的前提下，患者可以报销70%的诊疗费用，若看病不经过自己的签约医生直接到医院就诊，诊疗费用只能报销30%。同样，在澳大利亚，全科医生具有“守门人”的功能，虽然患者不需要到全科医生处注册，可以自由选择他们的初级保健医生，但如果患者要到专科诊所或医院就诊，必须有全科医生的转介，才能获得MBS的专科服务补贴，此项补贴是联邦政府支出的最大组成部分，诊所基金计划占其中的5.5%。

6.3.4 对卫生资源进行区域规划并清晰赋责

在OECD国家，大部分的国家如英国、法国、澳大利亚、加拿大等都对卫生资源进行了以初级卫生保健为主体的区域规划，并赋予了不同层级的医疗卫生机构明晰的职责。区域卫生规划的宗旨是确保卫生服务的质量、公平性和反应性，它主要依据居民的健康需求和服务利用情况，通过建立相关的法律法规，以行政手段为基础，辅以激励措施，来实现医疗资源的合理配置。

区域卫生规划的主体多样化，在法国，区域卫生规划的主体为区域性医院机构，其在中央确定的框架指导下，通过征求地方各利益相关者意见来制定。参与者包括了行政官员，还有区域医院管理局、大区级卫生和社会事务局，县级卫生和社会事务局人员、医院代表、医生代表、区域内民众代表等多方参与。在英国，区域卫生规划的主体为中央政府，地方政府参与，多方主体共同参与制订区域卫生规划的方式，保证了区域规划制订的公正性、全面性。在加拿大，规划主体是省(自治区)政府，某些规划的制订须遵循国家的统一框架，地区政府也参与。

区域卫生规划充分考虑人口老龄化、疾病谱变化等对卫生服务的需求，构建以初级卫生保健为主体的资源配置方式。三个国家区域卫生规划都是基于人群的发病规律，为实现“有相同健康需要的人群应具有相同卫生服务可及性”而建立的分级配置资源的方法。澳大利亚以州为主体进行规划，打破行政区划，按照人口、经济、文化、自然地理条件等因素进行划分，每个区域的卫生资源包括数量、结构、基本建设投入和大型医疗设备购置等均由区域卫生规划决定。法国区域卫生规划为适应当地居民的卫生需求，打破行政区的限制，按照卫生服务区进行划分，注重服务网络与分级服务、可及性、医疗活动数量，保证全民享有高质量的医疗卫生服务，保证医疗服务公平性，实现全民享受医疗保险。英国的区域卫生规划也是在考虑了不同地区人群对卫生资源的相对需求后，通过人口规模、人口构成、患病指标、费用加权及患者交叉流动等测量人群对卫生服务的相对需要情况。

6.3.5 医师培养制度

英国、法国、澳大利亚等国家的全科医学教育与其他专科医学一样都需要经过多年严格的医学教育与培训之后才能开展工作。在英国，成为一名全科医生需要经过 10 年的时间，包括 5 年的医学本科教育、2 年的基本培养、3 年的医院和全科诊所规范培训。除了在高校完成基础理论学习外，全科医生专业的学生需要在综合医院的每个专科科室轮转，然后固定在一家全科诊所，在带教导师指导下独立接诊，同时该专业的学生还需要通过理论考、时间操作考等三个方面七项核心考试才能入职全科医生行业。法国全科医生的培养和其他专科医生的培养没有差别，需要经过 9 年的医学教育与实践拿到博士学位才能从事全科医学工作，包括第一阶段的医学基础理论学习，以学校理论学习为主，学生在第一年的全国统一考试中，成绩排名在 16%之前的学生才能进入正式临床学习；第二阶段的医学教育以理论与实践相结合，学生有一半时间在学校学习理论知识，一半时间在医院轮转各个科室；第三个阶段在临床实践中完成。首先，在医院各科室轮转，并独立完成从诊断到处方的全部诊疗过程，在综合医院轮转完成后到全科医生诊所实习 6 个月，并进行博士论文的写作。博士论文答辩通过并拿到全科医学博士学位后才能从事全科医学工作。工作后，还要与专科医师一起接受继续教育。澳大利亚全科医生与专科医生的培养过程和时间相似，他们都是以优异的成绩考取医学院校，接受并完成同样的医学教育，仅毕业后的专业方向不同，专科医师需要比全科医师多培训几年。在澳大利亚完成全科医生培养计划成为一名能够独立执业的全科医生需要12~13年的时间。全科医学生在学校接受严格的医学理论教育并在医学教育后期在综合医院及全科医生诊所进行实践活动的做法保证了全科医生与专科医生无差别的医学教育，从而赢得居民对全科医生的信任。

另外，医生“社会人”的身份使得大量在医院工作的经验丰富的专科医生在社区也拥有自己的私人诊所或多个专科医师组建的治疗团队，实现了优质医疗资源下沉在基层医疗机构，赢得了居民对社区医疗的信赖。日本当前全科医生的数量较少，大量小而专的诊所或医院聚集在一起提供社区医疗服务，提供了专业水平的初级卫生保健服务，在一定程度上弥补了全科医生不足的缺陷。

6.3.6 全科医生制度

英国是实行分级诊疗时间最长的国家之一，实行强制性的首诊制度，要求英国公民或者持6个月以上签证的外国公民都必须到全科医师处注册签约。法国没有实行强制性首诊制度，但要求参保人必须指定1名“主治医生”，全面负责其健康的所有方面。虽然没有强调“主治医生”必须为全科医生，但实际上有99.5%的人都选择了全科医生作为自己的主治医生。法国全科医生的平均年收入约为81600欧元，虽然低于部分专科医生，但是仍然高于儿科、皮肤科等部分专科医生的收入。尤其是近几年，全科医生收入的年增长率达到2.8%，超过了近一半数量的专科医生，从而吸引了医学生从事全科医学工作。英国、澳大利亚等发达国家医生的收入在各职业中位居前列，是社会平均工资的1.8~6.2倍，而在医生行业中，全科医生、麻醉师和外科医生的收入排在前列。英国为加强初级卫生保健的医疗服务能力，吸引更多的医师下沉到基层，英国将75%的资金配置在基层，由全科医生联盟对资金的使用进行配置。全科医生基于患者的利益与次级医疗机构进行谈判，购买专科医疗服务。在医疗资金总额固定不变的前提下，全科医生通过谈判购买的次级医疗机构的服务越多，费用结余越少，全科医生获得的报酬也将越少，从而激励全科医生“精打细算”为患者节省费用，也能够为自身争取更多的薪酬，实现全科医生与患者的利益相一致。次级医疗机构也必须通过提供质优价廉的服务来竞争全科医生手中的资金，从而形成竞争机制。

在英国、法国、澳大利亚，提供初级卫生保健的医生主要为全科医生且以自由执业的全科医生为主。在英国，在初级卫生机构的全科医生仅有20%为NHS（NHS指英国国家医疗服务体系，它承担着保障英国全民公费医疗保健的责任）的雇员，拿固定薪酬，80%的全科医生为自由执业的开业医生，其收入分为三部分，主要部分为政府按照签约的患者人数拨付给全科医生的费用，约占75%，其次为绩效收入和其他服务费用。在法国，提供初级卫生保健的人员以私立全科医生为主体，澳大利亚的初级卫生保健也主要由私人诊所提供。因此，基层全科医生之间存在激烈的竞争关系。通过对OECD部分国家全科医生制度的分析可见，各国的做法虽然有差异但是都通过政策设计实现了以下几个目标：

第一，实现了医疗卫生资源下沉在初级医疗机构。各国通过法律条文和经济激励制度，引导患者在下面级医疗机构进行就诊，通过全科医生之间的竞争提高医疗服务质量。

第二，降低了医疗市场的信息不对称，促进了医疗卫生资源的合理流动。通过制度设计，由全科医生代表患者购买次级医疗卫生服务的方式避免了患者因对疾病与医疗服务的信息缺失而导致的盲目就医，提高了各层级医疗服务利用的效率。

第三，较高的薪酬制度设计保障了全科医生的供给。在OECD国家，大部分的全科医生都是自由执业，通过家庭医生签约制度、完成国家的公共卫生服务项目以及提高诊疗服务质量获取政府的额外津贴的方式获得薪酬。自由执业的全科医生通过竞争获得签约居民、完成公共卫生服务项目以及提供符合质量标准的医疗服务获得薪酬，其薪酬总额不仅高于社会平均工资，在医生行业也居于中等偏上的水平。较高的薪酬激励使全科医生下沉在下面级医疗机构为患者提供更多、更好的服务。

我国分级医疗体制的历史演变

Chapter seven

我国分级医疗体制改革作为医疗资源分级配置的机制，一方面有其自身发展的规律；另一方面作为经济资源配置方式也受到经济体制的重要影响。伴随着经济领域的重大改革，分级医疗体制在调整过程中呈现出不同的资源布局状态，本章根据分级医疗体制不同的改革阶段将其分为计划经济时期、市场化倾向医改时期和新医改时期三个阶段。

7.1 计划经济时期 (1949~1984年)

新中国成立初期，百废待兴，国民经济亟待发展，劳动人民身体素质整体偏低，为更好地发展经济，保障劳动者的身体健康，国家将医疗卫生服务作为公共产品来提供。医疗卫生机构是嵌入在国家行政管理体系中的部门，在计划经济体制的背景下，医疗卫生资源的配置统一遵循国家的计划体制安排，医疗卫生机构由所属政府层级或企事业单位进行管理。

7.1.1 我国劳动力再生产成本分摊机制形成

7.1.1.1 卫生财政投入制度

中华人民共和国成立初期，我国经济落后，财力较弱，国家的工作重点在恢复和发展国民经济上，国家集中财政力量重点向重工业倾斜。用于医疗卫生领域的有限的财政资金主要解决缺医少药问题。该时期的医疗卫生费用筹资和投入与计划经济体制相适应，国家采取税收筹资的全民免费医疗模式，卫生费用投入主要以中央政府为主体。该时期的医疗卫生事业被认定为国家福利事业，由此决定了政府对医疗卫生服务的财政投入在卫生筹资体系的主导和核心地位。卫生财政投入占国家财政支出的比例从新中国成立初期的1.08%增长到“六五”时期的2.86%。作为国家的事业单位，医疗卫生机构大多是全额预算单位，其支出全部来源于国家预算。承担公共卫生职能的农村卫生所、厂矿医务室等的经费由乡、村或企业进行筹集，政府通过民办公助或社办公助的方式对该类医疗机构进行财政补助。

医疗卫生事权和财权相对集中在中央层次，中央与地方的关系界定比较清楚。医疗卫生机构按照行政区划和隶属关系构建了垂直一体化和条块分割相结合的管理体制。中央政府负责卫生费用的拨付及政策的制定，地方层面，各级政府建立相应的卫生行政机构，并对医疗卫生机构进行管理，医院的主要管理人员由医疗卫生管理部门任命。此时期的财政收支高度集中，中央政府是这个阶段医疗卫生费用的主要承担者。

针对中华人民共和国成立初期我国传染性疾病盛行、医疗设施残缺不全、农村卫生资源尤其薄弱的问题，我国政府提出了“面向工农兵、预防为主、团结中西医以及卫生工作与群众运动相结合”的“四大方针”，并在该方针的指引下，将有限的财政力量投入到传染性疾病的防治、农村基层医疗机构的建设以及“赤脚医生”的培养等方面。

该时期高度集中的财政制度、政策适应了我国经济落后、资源匮乏的状况，保证了中央政府对医疗卫生费用在各层级医疗机构之间、地区之间的统筹协调能力，实现了既有国力水平下的低水平、广覆盖的卫生资源配置，保证了劳动力的再生产，极大地提高了居民的健康水平，提高了劳动力的生产力水平。

7.1.1.2 *覆盖城乡的医保制度*

新中国成立后，我国逐渐在城乡构建起了覆盖全民的医疗保障制度。在城市分别建立了劳保医疗和公费医疗，在农村通过农村居民集体集资的方式构建了农村医疗合作社，从而保障了居民最基本的医疗卫生需求，在国家或集体筹资的背景下，建立起来的分级诊疗的就诊模式极大规范了居民的就诊行为。

(1)城市医疗保障制度。

城市里的医疗保障制度包括为政府机关、大专院校和事业单位职工提供的公费医疗保障制度及为国有企业和部分集体所有制企业的职工提供的劳动保险制度。公费医疗自 1952 年开始实施，主要覆盖政府工作人员、高校教师及学生，他们免费享受门诊医疗和住院医疗服务。公费医疗经费由国家和各级政府财政预算拨款，按照人头划拨到各单位包干使用。超过 200 名员工的单位可设立自己的门诊，受益人必须去单位指定的合同医院就医。

劳保医疗自 1951 年开始实施，超过 100 人以上的国有企业必须提供劳保医疗，低于 100 人的企业不做要求。劳保医疗费按照企业职工工资总额和国家规定比例，计入生产成本；在职职工医疗费用从职工福利费中开支，离退休人员从劳动保险费中列支。劳保医疗不仅保障员工的医疗费用，且承担家属 50%的医疗费用。劳保医疗以单个企业为筹资组织，不存在风险分担。雇员超过1000人的企业有自己的医院，雇员在200~1000人的企业拥有自己的诊所，为员工提供门诊服务。中小企业通过与医院签订合同为本企业员工提供服务，并按照规定由企业进行报销。城市医疗保障制度规定，职工家属可享受50%的医疗费用报销待遇，因此实质上城市医疗保障覆盖了当时大部分的城市居民。

尽管公费医疗和劳保医疗在保障对象、经费来源、待遇等方面存在差异，但他们都是建立在计划经济体制之上的、具有浓厚的福利性质的保障制度。此阶段是典型的国家—单位制时期，筹资与支付的范围以单位为限，单位保障制度造成医疗风险不能分担，无法实现医疗保险的互助共济功能。企业经济效益的好坏直接影响到员工的医疗保障水平，企业之间医疗保障水平差别很大。

(2)农村医疗保障制度。

计划经济时期的农村医疗保障制度——合作医疗制度是典型的社区医疗筹资模式，是自下而上由农民自发组织起来的自我保障制度，并在政府认可后通过行政命令、政治动员的方式使其成为强制性的集体福利。1956年6月，全国人大三次会议通过的《高级农业生产合作社示范章程》第五十一条规定：合作社对于因公负伤或因公致病的农民群众要负责医治，并且酌量给予劳动日作为补助。国家第一次从制度上明确了集体应承担因公负伤或因公致病农民的医治责任，但是政府没有专门的拨款。具体的组织结构与做法是：在乡人民委员会领导下，由农业合作社、医生、农民群众共同筹资建站。在村民自愿的原则下，每位村民每年缴纳两角的“保健费”，免费享受预防保健服务，患者在诊所治疗时免除挂号费、出诊费等费用。保健站的运行经费主要由保健费、从农业公益金中提取15%~20%的费用、从药品中获得的收入等组成。保健站医生的收入采用记工分与发工资相结合的办法给付，以保证保健站医生的收入。在农村保健站，每名医生分片区负责所在区域居民的卫生防疫和诊疗工作，实行以预防为主，巡回医疗，对行动不便者可送医送药上门诊疗。医生工作灵活机动，在治疗患者之余，参加农业劳动，农忙时在田间地头巡诊。

1968年，毛泽东充分肯定了公社合作医疗制度的作用，并提出全国推广的号召。合作医疗通过强大的政治动员、行政命令在全国得到了普遍推广。1979年12月，各部委联合发布了《关于农村合作医疗章程(试行草案)的通知》，对合作医疗的任务、举办形式和管理机构、人员安排等制度进行了全面、细致的政策性规定。1980年，全国农村约90%的行政村(生产大队)实行合作医疗，医疗保障覆盖了85%的农村人口。

城市与农村各自建立的医疗保险制度保障了居民在患病时可以得到最基本的医疗服务，减少了有病不医的情况。但城乡的医疗保障制度存在较大差异，在城市，不管是公费医疗还是劳保医疗都由各单位自成系统负责，同一个城市的市级机关、区级机关工作人员也属于不同的医疗保障系统。但是，各级财政是最后兜底者，将本级政府机关、国营企业统筹起来，实际上形成一个“大盘子”，通过各级财政实现了风险的分散。而在农村，政府在农村合作医疗方面没有进行相应的投入，这是造成城乡医疗差距的一个重要原因。在居民免费享受医疗费用的背景下，政府为限制对医疗资源的滥用，实施了强制的分级诊疗制度，居民必须首先在单位医务室、街道诊所、公社卫生室等基层医疗机构就诊，在不能医治的情况下，由医生开转诊单到上一层级的医疗机构就诊，实现了良好的就诊秩序。

7.1.2 我国分级医疗体制布局

新中国成立后，我国模仿苏联社会构建了社会主义政治制度和经济制度，在经济上实行计划经济体制。我国卫生事业的管理体制和卫生行政机构设置也参考苏联模式，按照行政等级逐级构建起来。医疗机构按照行政级别及隶属单位构建，国家按计划将医疗资源配置到各层级医疗机构，政府决定了医疗卫生领域近乎一切资源的配置与布局，包括统一分配的人力资源、医疗费用、医疗卫生机构的发展规模、收费标准等，在城市实行公费医疗保障制度和劳动保险制度，在农村由农村合作医疗保障居民的免费诊疗。在本时期，为解决我国经济发展水平低下背景下的国民健康问题，政府开始重视基层医疗卫生服务建设，并提出了“面向工农兵、预防为主、团结中西医、卫生工作与群众运动相结合”的四大方针，为下面级医疗体制的构建打下坚实的制度基础。

在这一时期，政府在城乡构建起了三级医疗服务体系。在城市，以政府举办的公立医院(包括大型国有厂矿企业举办的医院、卫生院及产业部门所辖医疗体系)和接管的医院(包括一部分人民解放军野战医院转为地方政府医院，并接收旧政府和外国教会及慈善机构遗留下来的医院，改制后成为公立医院)为主体，形成了省、地(市和区)医院构成的城市三级医疗服务体系，街道卫生院、机关、学校、厂矿企业的医院或门诊部为补充。在农村，建立以县医院为医疗和技术指导中心，乡镇卫生院为二级枢纽，村卫生室为基础的农村三级医疗预防保健网。县级医院是连接城乡医疗服务体系的枢纽。深入社区、厂矿企业的诊所、医院为居民提供了包括预防、疾病诊疗、健康教育等广泛的公共卫生服务，自 1952 年开始自上而下直到乡村、公社设立爱国卫生运动委员会，利用劳动生产的闲暇时间组织居民学习并践行爱国运动，将居民的健康管理关口前移，从“讲卫生、除‘四害’、消灭疾病”到“治理公害，净化、绿化和美化环境”，加强了居民的健康预防，保障了居民的健康。这一时期，国家高度重视基层医疗卫生机构的建设，在经费提供、人员培训等方面不断向下面级医疗机构倾斜。为保证医疗资源在下面级医疗机构的配置，满足广大农村地区居民的医疗需求，1965 年毛泽东号召“把医疗卫生工作的重点放到农村去”，医疗资源进一步向农村地区、下面级医疗卫生机构倾斜。以全国病床数分布为例，1965 年农村病床数仅占全国总病床数的 40%，在 1975 年该比重已经提高到了 60%(王宜秋等，2012)。

各级具有行政级别的医疗机构作为嵌入在行政体系中的事业单位，由政府统一财政拨款，保证了其公益性，也保证了政府将有限的优质医疗资源配置在治疗危急重症上面。尽管本阶段整体医疗资源相对薄弱，但分布相对合理。

在相对合理的资源布局背景下，公费医疗和劳保医疗保障了城市地区职工及其家属，农村合作医疗保障了农村地区居民的基本就医需求，在医保经济激励之下的严格的首诊与转诊制度引导居民形成了良好的就医秩序。本阶段，分级医疗体制逐渐形成，我国用占比不到 2% 的世界经费保障了世界 1/6 的人口的健康，取得了世界瞩目的医疗健康成就。

7.1.2.1 各级医疗体制的功能及组织形式

(1)各级医疗体制的功能。

下面级医疗体制的功能。此阶段下面级医疗体制的功能定位于三个方面：一是疾病的预防方面，下面级医疗机构负有健康教育、传染病防治、预防接种、组织居民开展爱国卫生运动等广泛的公共卫生职能，并与专门机构协同合作对居民的健康进行监测、预防控制和治疗；二是对居民的疾病进行治疗；三是对超过诊疗能力的患者开具转诊单，推荐其到上面级医疗机构就诊。

上面级医疗体制的功能：主要为急诊患者或危重症患者提供诊疗服务，上面级医疗体制一般不接受居民的直接就诊，居民需要持有转诊单才能到上面级医疗机构就诊。

(2)各级医疗体制的组织形式。

下面级医疗体制载体在城乡地区稍有差异，在农村地区主要是乡镇卫生所、联合诊所、农业社保健站等，在城市主要为街道卫生所、联合诊所、妇幼保健院、厂矿保健站、门诊部、高校医务室等。下面级医疗机构按照性质划分，主要包括了国家举办和群众举办的医疗机构。群众举办的医疗机构一般为集体经济性质，群众举办的医疗机构在“文革”之前数目较多，发挥了重要的作用，包括个体开业医生组成的联合诊所、乡卫生所，农业生产合作社举办的保健站。这些机构在 1956 年之后迅速发展，城市联合诊所、乡卫生所有 5 万所以上，农村的保健站达到 1 万多个。[①] 1960 年全国门诊部、所达到 213823 所。[②]

上面级医疗机构主要包括县级医院，城市地区的区级医院、市级医院和省级医院。在本阶段，通过对新中国成立初期各种类型医院的改造使其转变为国家所有的公立医院，1965 年全国的医院共有 42711 所，其中县及县以上医院为 5445 所。

7.1.2.2　各级医疗体制资源配置状况

新中国成立初期，中国的医疗资源总量很低，且呈现明显的医疗资源倒置现象。1949 年，全国中西医药卫生技术人员共有 505040 人，高级技术人员（高等医学院校毕业的医药人才）仅有 38875 人，绝大部分在城市医院工作。医院 2600 所，门诊部仅 769 所（见表 7-1），病床 80000 张，占 85%人口的农村病床仅有 20133 张，村镇卫生诊所极少，缺医少药现象非常严重。通过分级医疗体制的建设，本阶段的医疗资源逐渐呈现金字塔结构。

（1）医疗机构的配置状况。

表 7-1　计划经济时期医疗机构配置状况　　单位：所

时间 机构类别	1949 年	1957 年	1975 年	1980 年
城市				
县以上医院	1163	1986	3169	5433
门诊部	769	102262	170430	80739
农村				
县级医院	1437	2193	2276	2324
乡卫生院	—	—	36965	54026

资料来源：1983 年、1984 年《中国卫生年鉴》。

新中国成立初期，依托行政机构来构建医疗机构的方式逐渐建立起了完整的医疗服务体系。从 1957 年之后的统计数据来看，城市和农村的门诊部（所）、乡卫生院数量已远超过医院的数量，呈现出金字塔的结构。如图 7-1 所示，各层医疗机构随着层级的提高，其数量占比逐渐降低。以 1975 年为例，城市门诊部门医疗机构在三级医疗机构总量中的占比为 98.2%，次级医疗机构占比为 1.8%，农村乡镇卫生院在三级医疗机构总量中的占比为

① 本部分数据均由 OECD 数据库数据整理得来。

② 参见卫生部 1957 年发布的《关于加强基层卫生组织领导的指示》。

94.2%，次级医疗机构占比为5.8%，在城乡三级医疗网中，基层医疗机构数量在总量中都实现了主体地位。

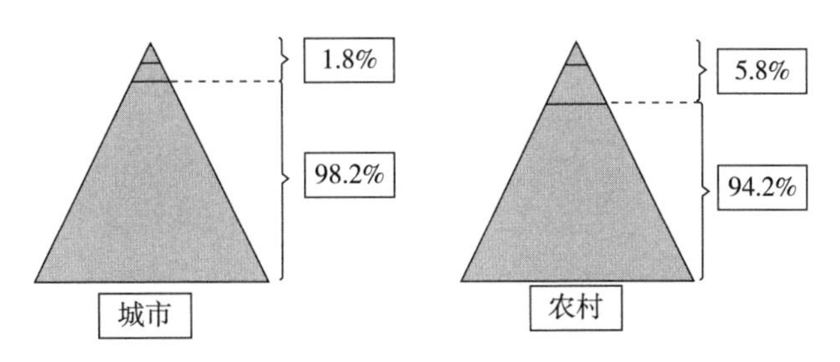

图7-1 1975年城市与农村下面级医疗机构数量占比

(2)卫生技术人员在农村三级医疗网中的配置情况。

在农村三级医疗卫生网中，县级医院、卫生院和生产大队的卫生技术人员①数量呈现出金字塔结构(见表7-2)。如图7-2所示，图中比例数据是根据农村三级医疗机构中各层级的人员数量占农村全部医疗机构人员数量的比例计算而来，尽管生产大队"赤脚医生"的数量随着农村集体所有制经济的解体而减少，但总体数量在本阶段仍然占到医生总数的50%以上。

表7-2 卫生技术人员在农村三级网配置状况 单位：名

时间 机构类别	1975年	1980年	1982年
县级医院	179654	277428	319414
卫生院	749912	900400	935173
生产大队②	1559214	1463406	1348784

资料来源：《1983年中国卫生年鉴》。

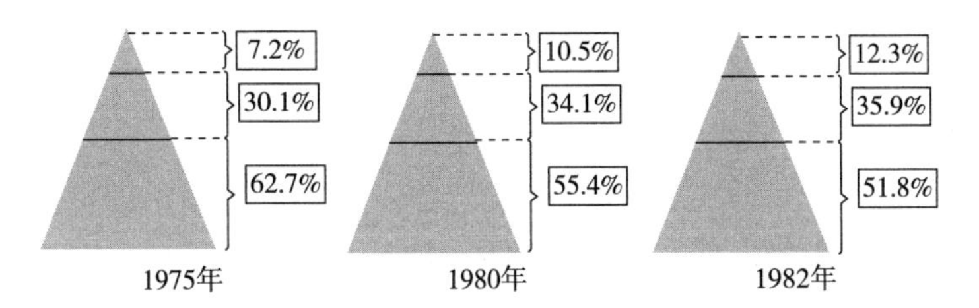

图7-2 农村三级医疗机构中人员配置结构

① 国家统计局．中国统计年鉴[M]．北京：中国统计出版社，1983.

② 卫生技术人员主要分布在农村三级医疗网的县级医院、卫生院中，生产大队中的数据是"赤脚医生"的数量。

根据1983年《中国卫生年鉴》的统计数据，1964年在卫生技术人员分布上，高级卫生技术人员有69%在城市，为占比大约15%的人口服务，分布在农村的高级卫生技术人员仅占31%，且主要集中在县级医院，县以下的高级卫生技术人员仅占10%。中级卫生技术人员中城市占57%，农村占43%。1965年，响应毛泽东的指示，各地区逐步将人力、物力、财力等医疗卫生资源配置到农村，城市高级医务人员逐步下沉到农村医疗卫生机构工作，并为农村培养了大批适合当时当地疾病诊疗需求的医生。

新中国成立后的30年里，政府通过一系列的政策措施，在经济条件有限的情况下，构建了与其经济体制和财政能力相适应的低成本医疗服务递送体系。通过行政命令等手段，将大量城市医疗技术骨干下放到农村，通过巡回医疗队等多种形式支持农村卫生事业的发展。在短期内为农村培养了大批"赤脚医生"、医疗技术人员等，满足了广大农村居民直接式医疗需求，使城乡之间的医疗资源配置日趋合理。

7.1.2.3　各层级医疗机构间的分工协作机制

在本阶段，分级诊疗制度对大部分的城乡居民采取强制首诊的方式。在城市，国家机关、工矿企业等都建有本单位的医疗卫生机构，或者签约的医疗机构，职工患病后必须到本单位或指定的医疗机构就诊，在不能救治的前提下，由该医疗机构出具转诊证明并推荐到上一级医疗机构就诊。享受公费医疗的国家工作人员因病必须转到外地治疗时，必须按照省内转诊和省外转诊的相关规定进行，不经批准不得转诊，强行转诊者不能享受正常的报销待遇。在农村，居民患病后首先到生产队的保健站就医，在不能医治的前提下向公社卫生院或县卫生院进行转诊，同样需要医生开具转诊单，推荐到上层医疗机构就诊。在生产大队的保健站可以免挂号费、诊疗费等。根据各队经济条件按一定比例减免医药费：一般为20%～50%，富裕的大队达到50%以上，慢性病的医药费一般只报销50%，不经过"赤脚医生"擅自外出就诊所花费的医药费不予报销。

政府根据行政区内医院的分布和设备条件及技术水平，并结合交通情况，采取分片(区)或分级的办法确定，构建了医疗机构间逐级的业务、技术指导关系，调整了孤立分散的状况。例如，江西、河南等省将医疗机构分为省、市、县、基层，依次进行指导；福建省以9个条件较好的省、市、县医院为中心，对其余的市、县医院进行技术指导，并逐步改为省、市、县、基层逐级技术指导的模式。通过形成上下级之间的业务指导关系，促进了基层医疗机构业务水平的提升，同时，有利于各级医疗机构建立合作关系，有利于基层医生对患者转诊的正确指导，促进患者在医疗机构间的顺利流转。

7.1.2.4 分级医疗体制效果

分级医疗体制天然具有的将疾病管理关口前移的特性有效降低了疾病的发生，下沉在社区、农村地区的“赤脚医生”、诊所医生通过划定服务区的方式，保障了所辖地区居民的疾病预防与治疗，强制首诊制度保障了居民的常见病、多发病在下面级医疗机构的治疗。逐级转诊制度一方面保障了居民在医生指导下有序、理性选择医院就诊，保障了有限的专科资源配置在疑难重症的治疗上。以1982年全国医院门急诊诊疗人次数为例，县及以上医院的门诊、急诊诊疗人次数为113841.4万人次，农村公社卫生院合计141862.7万人次，初级医疗机构诊疗人次数占比达55.5%。[①] 在住院人次数方面，县及县以上住院人次数为2480.6万人次，农村公社卫生院住院人次为2227.6万人次，初级医疗机构住院人次数占比为47.3%。居民就诊结构基本呈现了金字塔结构。

国民健康指标也有巨大改善，新中国成立初期中国居民的预期寿命仅为35岁左右，1981年提高到了67.9岁，新中国成立前婴儿的死亡率高达200‰，1982年已经下降到34.7‰。在全国范围内，各种烈性传染病被完全消灭或基本消灭，多种地方病和寄生虫病被有效控制。在1978年阿拉木图会议上，世界卫生组织把中国的卫生发展模式作为初级卫生保健的典范向世界推荐(张栋，2011)。

新中国成立初期在城乡实行的分级医疗体制，是依托各层级行政部门或单位建立起来的，医疗资源的配置遵循国家计划体制安排，地方政府对所属医疗卫生机构进行管理，中央财政承担了大部分的卫生费用投入，并在“四大方针”的指引下，将有限的财政力量投入在传染性疾病的治疗、农村基层医疗机构的建设以及“赤脚医生”培养等方面，形成了城乡三级医疗卫生防疫网。下面级医疗机构在农村按照生产队、村(大队)、乡镇为单位进行布局，在城市按照街道、厂矿企业等单位布局的方式保障了下面级医疗体制深入居民社区生活，国家包管一切生产资料的背景下，各医疗机构都按照政府的要求承担了预防、治疗、转诊等责任，较好地保障了居民疾病初期的预防与治疗。上面级医疗机构按照省、市、县的级别配置，行政级别越高的地区配置的医疗机构的级别就越高，反之越低。覆盖城乡的医疗卫生保障制度保障了医疗卫生服务的可及性，强制基层首诊的制度成功引导了居民基层首诊、逐级转诊的良好就医秩序，在单一的公立医疗机构为主体供给医疗资源、人口流动性弱、居民人均收入较低、医疗服务要求较低的背景下，下面级医疗机构首诊，上下级医疗机构分诊得到顺利实施，没有出现无序就诊、趋高就

① 本数据不包括11.4万个门诊部、所及60.8万个农村大队卫生所(医疗站)的门、急诊人次数。

诊的严重问题。

但在市场化改革中，在“财权上移，事权下移”的分税制改革后，各层级医疗卫生机构财政投入由隶属层级的政府负责，按照行政配置资源的财政投入方式导致了优质资源向上聚集。下面级医疗机构在该种资源配置模式下天然具有的劣势导致了其无法满足改革开放后居民日益增长的对医疗卫生服务的要求，丧失了居民对下面级医疗机构的信任，在与上面级医疗机构的竞争中处于劣势，并形成恶性循环，进而导致医疗资源随着居民的趋高就诊进一步向上层级医疗机构流动，优质医疗资源进一步向高层级医疗机构富集，导致医疗资源配置更加偏离疾病发病规律对医疗资源配置的要求。

7.1.3 小结

由于医疗体制具有相当的公共产品性质，计划体制在分级医疗体制上就表现出了较为有效的结果。当国家财政充分承担劳动力再生产成本分摊责任时，福利制度的医疗尽管带有强烈的效率不足缺陷特征，但在分级医疗体制上却表现出了相当程度的合理性，不但在全国城乡普遍构建起了三级医疗服务体系，而且医疗资源的分级配置令人欣慰地呈现出正金字塔结构分布，医疗机构和卫生技术人员的分级配置在城市和农村都实现了向下面级的极大倾斜，初步建立了实现劳动力再生产成本分摊机制的金字塔结构，保障了医疗资源能够主要下沉到针对广大人民群众的常见病、多发病的初级医疗服务中。

7.2 市场化倾向的医改时期（1985~2005年）

7.2.1 劳动力再生产成本分摊机制的失衡

计划经济时期形成的国家和企业对医疗卫生费用统包统揽的福利制度导致了医疗费用迅速上涨，国家和企业财政不堪重负，医疗资源被过度滥用，医院脏乱差，看病难、住院难、手术难等问题。伴随着社会主义经济体制的改革，特别是国有企业改革的初见成效，医疗卫生领域借鉴国有企业改革的成功经验开始了具有市场化倾向的分级医疗体制改革。政府通过“给政策不给钱”的方式，缩减了投入本来就有限的卫生费用，劳动力成本分摊由国家逐渐转变为个人，从劳动力成本在政府之间的分摊上看，地方政府在本时期成为卫生费用的主要投入主体。

7.2.1.1 卫生财政投入状况

(1)卫生财政投入总量不足。

在本阶段，我国政府对医疗卫生领域的财政投入逐渐减少，卫生财政投入呈现总体不足的趋势。从政府卫生支出占卫生总费用的比例来看，政府卫生支出占比从1986年的38.69%下降到2000年的15.47%，个人卫生支出从1986年的26.38%逐年上升到2000年的58.98%，个人支出成为劳动力再生产成本的主要承担者，直到"新医改"前夕，个人支出仍占到卫生总费用的一半以上，如表7-3所示。

表7-3 1985~2005年我国卫生总费用构成 单位：%

年份	政府卫生支出	社会卫生支出	个人卫生支出
1985	38.58	32.96	28.46
1986	38.69	34.93	26.38
1987	33.53	36.16	30.31
1988	29.79	38.93	31.28
1989	27.27	38.64	34.09
1990	25.06	39.22	35.73
1991	22.84	39.67	37.5
1992	20.84	39.34	39.81
1993	19.75	38.09	42.17
1994	19.43	36.62	43.95
1995	17.97	35.63	46.4
1996	17.04	32.32	50.64
1997	16.38	30.78	52.84
1998	16.04	29.11	54.85
1999	15.84	28.31	55.85
2000	15.47	25.55	58.98
2001	15.93	24.1	59.97
2002	15.69	26.59	57.72
2003	16.96	27.16	55.87
2004	17.04	29.32	53.64
2005	17.93	29.87	52.21

资料来源：2017年《中国卫生和计划生育统计年鉴》。

从政府卫生支出占财政总支出以及占国内生产总值的比例来看，1990 年政府卫生支出占财政总支出的比例最高达到 6.07%，2002 年占比最低，仅为 4.12%。由此可以看出，本阶段政府没有将医疗卫生事业的发展作为政府重点关注的对象。从政府卫生支出占国内生产总值的比重来看，该比重从 1990 年的 1%下降到 1995 年的 0.63%然后缓慢上升，2005 年占比达到 0.83%仍然低于 1990 年的水平。政府的卫生支出增长速度低于中国经济的发展速度，即居民没有享受到伴随经济发展带来的健康福利的增加，如表 7-4 所示。

表 7-4　1990~2005 年卫生财政支出占财政总支出和 GDP 的比重

单位：%

年份	占财政总支出比重	占 GDP 比重
1990	6.07	1
1991	6.03	0.93
1992	6.11	0.84
1993	5.86	0.76
1994	5.91	0.7
1995	5.68	0.63
1996	5.82	0.64
1997	5.67	0.66
1998	5.46	0.69
1999	4.86	0.71
2000	4.47	0.71
2001	4.24	0.72
2002	4.12	0.75
2003	4.53	0.81
2004	4.54	0.8
2005	4.58	0.83

资料来源：2017 年《中国卫生和计划生育统计年鉴》。

（2）卫生财政投入在各层级政府之间的分摊不合理。

从计划经济体制到市场化改革的过程中，我国财政体制也逐渐从高度集中的统收统支向分税制转变。特别在 1994 年分税制改革之后，财政收入逐渐上移，财政事权下移，中央政府更多的支出职责转移给了地方政府。在卫生领域，中央政府在劳动力再生产成本分摊中的占比较小，中央政府的卫生财政支出平均为2%左右，其他均由地方政府支出，而在地方政府中，县、乡(镇)的支出占到了卫生财政预算支出的55%~60%。中央政府财政支出在卫生事业费支出中的微弱占比导致其无法对各层级医疗机构、城乡之间及区域之间的卫生资源配置发挥有效的协调机制，如表7-5所示。

表7-5　1991~2005年中央与地方财政卫生事业费支出情况

年份	中央财政卫生事业费(亿元)	中央财政卫生事业费比重(%)	地方财政卫生事业费(亿元)	地方财政卫生事业费比重(%)
1991	3.77	2.59	141.76	97.41
1992	4.05	2.42	163.18	97.58
1993	4.34	2.15	197.43	97.85
1994	5.56	2.16	251.73	97.84
1995	5.99	2.01	291.32	97.99
1996	7.00	2.01	341.86	97.99
1997	7.83	2.00	382.88	98.00
1998	8.62	2.08	406.23	97.92
1999	7.19	1.61	438.49	98.39
2000	7.32	1.49	482.39	98.51
2001	11.76	2.07	557.54	97.93
2002	17.25	2.72	617.79	97.28
2003	22.07	2.84	755.94	97.16
2004	22.39	2.62	832.25	97.38
2005	21.26	2.05	1015.55	97.95

资料来源：2009年《中国财政年鉴》。

(3)卫生财政在城乡之间、地区之间投入不均衡。

在分税制财政体制下，财权上移，行政级别越高的政府拥有的财政收入越充足，同时，事权下移，一级政府负责一级社会事务，层级越低的政府负担的事权越多，卫生财政投入是地方政府的重要财政支出之一。由于我国农村地区在行政级别上属于县及县以下地区，其财政来源较少，而分担的事权较多，由此导致了城乡卫生费用投入较大的差距。从2000~2008年城乡卫生财政投入分配数据来看，城市人均医疗卫生财政投入是农村人均医疗卫生财政投入的4倍左右(见表7-6)，巨大的财政投入差异导致了下面级医疗机构卫生资源严重匮乏，卫生资源向城市、向上面级医疗机构集中。

表 7-6 2000~2005 年城乡医疗卫生财政投入情况

年份	城市医疗卫生财政投入（亿元）	农村医疗卫生财政投入（亿元）	城市人均医疗卫生财政投入（元）	农村人均卫生费用（元）	城市人均医疗卫生财政投入与农村之比
2000	393. 6	304. 2	126. 1	33. 3	3. 8
2001	444	355. 0	137. 8	38. 9	3. 4
2002	541. 4	367. 7	176	40. 7	3. 8
2003	705. 6	413. 8	188. 5	46. 7	4
2004	839. 7	450. 7	214. 5	51. 3	4. 2
2005	1128. 7	412. 4	201. 6	56. 5	3. 6

资料来源：文小才．中国医疗卫生资源配置中的财政投入制导机制研究[J]．经济经纬，2011(1)：143.

从卫生总费用在城乡之间的分配来看，城市人均卫生费用为农村的 3~4 倍，城市卫生费用的增长速度高于农村，2004 年，城乡人均卫生费用之比达到 4. 18。本阶段，城乡卫生总费用的比值呈现扩大的趋势，如表 7-7 所示。

表 7-7 1995~2005 年城乡卫生总费用及人均卫生费用分布状况

年份	城乡卫生总费用（亿元）		人均卫生费用（亿元）		
	城市	农村	城市	农村	城乡之比（%）
1995	1239. 5	915. 63	401. 3	112. 9	3. 55
1996	1494. 9	1214. 52	467. 4	150. 7	3. 1
1997	1771. 4	1425. 31	537. 8	177. 9	3. 02
1998	1906. 92	1771. 8	625. 9	194. 6	3. 22
1999	2193. 12	1854. 38	702. 0	203. 2	3. 45
2000	2624. 24	1962. 39	813. 7	214. 7	3. 79
2001	2792. 95	2232. 98	841. 2	244. 8	3. 44
2002	3448. 24	2341. 79	987. 1	259. 3	3. 81
2003	4150. 32	2433. 78	1108. 9	274. 7	4. 04
2004	4939. 21	2651. 08	1261. 9	301. 6	4. 18
2005	6305. 57	2354. 34	1126. 4	315. 8	3. 57

资料来源：2017 年《中国卫生和计划生育统计年鉴》。

由于我国幅员辽阔，各地区经济发展状况参差不齐，在分税制背景下，各地区的税收能力差别较大，由此也决定了政府将财政收入投入在卫生领域的能力也存在较大差异。以本阶段 1997~2005 年我国东中西部地区人均卫生财政支出数据(见表7-8)来看,[①] 经济发达地区政府投入在医疗卫生领域的费用远高于中西部地区，西部地区次之，中部地区人均卫生财政支出最低。西部地区因2000年开始实行公共服务均等化政策，政府对西部地区的转移支付促进了西部地区人均卫生财政的增加。通过各年度各地区标准差的比较来看，各地区人均财政医疗卫生支出的差异呈现扩大的趋势。从各地区变异系数来看，东中西部地区人均财政医疗卫生支出差异呈现先增大、后缩小的趋势。

表7-8 1997~2005年财政医疗卫生支出在东中西部地区的分布状况

年份	财政医疗卫生支出(亿元)			人均财政医疗卫生支出(元)			
	东部	中部	西部	东部	中部	西部	变异系数
1997	200.68	88.26	93.94	43.86	21.33	26.70	0.38
1998	215.74	90.18	100.30	46.84	21.63	28.23	0.41
1999	231.39	98.39	108.71	49.88	23.44	30.33	0.40
2000	259.14	103.73	119.52	54.34	24.59	33.02	0.41
2001	291.59	119.71	146.23	60.85	28.22	40.12	0.38
2002	323.34	131.27	163.17	67.04	30.82	44.47	0.39
2003	400.85	162.94	192.19	82.44	38.04	52.05	0.39
2004	440.10	182.55	209.60	89.36	42.42	56.46	0.38
2005	525.34	221.17	269.04	103.80	52.99	74.78	0.33

资料来源：1998~2006年《中国统计年鉴》。

7.2.1.2 转移支付制度

1994年的分税制改革，使得政府财政收入提高，财权向中央政府集中，为促进地方政府财权与事权相匹配，增加中央政府对各地区均衡发展的协调能力，财政转移支付制度应运而生。由于地方政府更了解辖区内居民对公共服务的消费偏好，因此，隶属于本层级政府的医疗卫生机构由当地政府进行财政投入。由于分税制改革形成的财权上升、事权下移的问题，地方政府支持本级医疗卫生服务的能力有限，且各地区因经济发展水平不平衡，地方政府的财政能力差异也很大，因此，中央政府需要通过财政转移支付的方式促进地方政府事权与财权的匹配。从1998~2004年中央政府转移给地方的卫生

① 凡在本省(自治区、直辖市)范围内转地治疗的，应由指定的医疗机构出具证明，并经当地卫生部门审查批准，凡转到别的省(自治区、直辖市)治疗的，须经该省(自治区、直辖市)卫生厅(局)审查批准，并事先与转往的医院联系妥当，取得同意后，方能介绍转院治疗。没有经联系医院同意的，患者不能前往。凡不按上述规定，到外地就医的一切费用，完全由个人负担，不准报销。

经费支出可以看出，中央补助地方的卫生经费占比逐渐提高，特别在 2000 年我国实行公共服务均等化元年以及“非典”发生的 2003 年，中央转移给地方的卫生费用占比较高，并在 2004 年达到 7.16%(见表 7-9)。

表 7-9 1998~2004 年中央转移地方的财政支出 单位：亿元

年份	1998	1999	2000	2001	2002	2003	2004
中央支出(亿元)	17.82	17.79	24.29	48.05	24.02	59.66	77.50
中央补助地方(亿元)	9.82	10.76	16.80	36.07	10.87	37.59	55.11
地方支出(亿元)	395.71	427.53	465.42	521.04	603.00	712.54	770.08
补助占比(%)	2.48	2.52	3.61	6.92	1.80	5.28	7.16

资料来源：《全国卫生经费支出情况表》(2005)，转引自《经济研究参考》(2005)。

总体来看，中央转移给地方的卫生费用在地方的卫生费用支出中的占比相对偏低，且主要以专项转移支付为主，该类转移支付需要地方匹配资金，在地方政府资金匮乏的情况下，可能因匹配资金不充足而丧失获得转移支付资金的机会。同时，在地方政府事权大于财权背景下，转移支付的卫生费用存在被挪用等不规范使用的问题。在本阶段，转移支付政策对保障各级政府对卫生费用的投入没有起到应有的作用，县乡两级财政依然承担了 55%~60%的医疗支出。

7.2.1.3 医疗保险缺失

伴随着经济体制改革，医保制度经历了一次巨大变革。在农村，覆盖 95%以上行政村的农村合作医疗在实行联产承包责任制之后迅速解体，在 1985 年下降到 5%。农村合作医疗制度的解体使占全国总人口 70%的农民缺失医疗保险保障长达 20 年之久，直到 2003 年新型农村合作医疗制度重新构建。在城市，由覆盖城市职工的劳保医疗和公费医疗转变为覆盖城乡居民的城镇职工医疗保险和城镇居民医疗保险。

农村合作医疗的重建可分为两个阶段：2003 年之前为新农合重建的探索阶段。1991 年，国务院批转的《关于改革和加强农村医疗卫生工作的请示》中提出“稳步推进合作医疗保健制度，为实现人人享有卫生保健提供社会保障”。1993 年，中共中央在《关于建立社会主义市场经济体制若干问题的决定》中指出“发展和完善农村合作医疗制度”。1997 年《关于卫生改革与发展的决定》中提出“积极稳妥地发展和完善合作医疗制度”。但这个时期主要强调个人的筹资责任，集体投入为辅，政府适当支持，因此农民的积极性不高，参保率比较低，1997 年的统计数据表明，我国农村合作医疗对居民的覆盖率仅有 10%，且地区之间存在较大差异，经济较发达的东部沿海地区覆盖率远高于中西部地区。这个阶段的农村合作医疗统筹层次较低，大部分以乡(镇)为主，部分以县为主，由于分税制的实施，大部分的县和乡都是“吃饭财政”，不能够支撑农民的医疗保障，此阶段的农村合作医疗制度没有达到预期的目标。2002年，随着《关于进一步加强农村卫生工作的决定》的颁布，新的农村合作医疗逐步建立起来。2003年，国务院转发了《关于建立新型农村合作医疗制度的意见》明确要求：从2003年开始，在各省(自治区、直辖市)先行试点，取得经验逐步推广，争取到2010年在全国建立基本覆盖农村居民的“新型”合作医疗制度，统筹单位以县(市)为主，相较之前的农村合作医疗覆盖范围更广，筹资主体涉及个人、集体和政府多方筹资，明确了中央与地方财政的责任，农民个人每年的缴费标准不低于10元，地方财政对农民个人的配套投入不低于10元，中央财政通过专项转移支付对中西部地区的参保农民给予10元的补助。截至2005年底，全国共有678个县(市、区)参加了新型农村合作医疗试点，覆盖农业人口2.36亿人，占全国农业人口的26.7%。参加合作医疗的农民达到1.79亿人，占全国农业人口的20.2%，农业人口参合率为75.7%。①

在城镇，国有企业在1985年进入改革阶段，其目标是增强活力，在改革过程中大量员工失业、下岗，并丧失了医疗保障。1994年，我国建立社会统筹与个人账户相结合的社会医疗保险制度试点，并在江苏省镇江市、江西省九江市开始试点形成“两江”模式。经过试点改革后，国务院在改革基础上，在1998年底颁布了《国务院关于建立城镇职工基本医疗保险制度的决定》，规定医疗保险原则上以地级及以上行政区为统筹单位，也可以县为统筹单位，确立医疗保险基金统账结合的模式。

在该阶段，政府在社会医疗保险投入中的长期缺位导致了劳动力再生产成本分摊主要由居民个人承担，由此导致了居民看病难、看病贵以及就诊秩序混乱等严重的民生问题。

7.2.2 分级医疗体制倒金字塔结构形成

在经济体制改革背景下，劳动力再生产成本分摊的主体和结构发生了巨大变化，政府财政在医疗卫生领域的投入大幅度削减，劳动力再生产成本分摊由以国家为主体变为以个人为主体，以中央财政作为劳动力再生产成本分

① 本书中论述的东中西部地区是按照《中国卫生统计年鉴》中的规定划分的，东部地区包括北京、天津、河北、辽宁、上海、江苏、浙江、福建、山东、广东、海南11个省、直辖市；中部地区包括山西、吉林、黑龙江、安徽、江西、河南、湖北、湖南8个省；西部地区包括内蒙古、重庆、广西、四川、贵州、云南、西藏、陕西、甘肃、青海、宁夏、新疆12个省、自治区、直辖市。

摊主体的分摊结构转变为以地方政府为主体。在这样的背景下，医疗卫生领域的改革也由此分为两个阶段：第一阶段是从改革开放到1993年党的十四届三中全会之前，为分级医疗体制改革的初级阶段，本阶段计划经济逐渐解体，市场经济制度初步建立。政府改革的措施主要是“给政策不给钱”，财政投入大幅度减少，政府通过减少对医疗机构的财政投入和补贴迫使其走上市场化的道路。1979年，时任卫生部部长钱信忠提出卫生部门也要按照经济规律办事。同年，《关于加强医院经济管理试点工作的通知》中提出了国家对医院经费补助实行“全额管理、定额补助、结余留用”的制度。在医院实行了“五定一奖”(定任务、定床位、定编制、定业务指标、定经济补助和完成任务定额予以奖励)把指标层层分解，下达到科室、班组和个人。1985年，国务院批转原卫生部《关于卫生工作改革若干政策问题的报告》提出了“放宽政策，简政放权，多方集资，开阔发展卫生事业的路子”。1989年颁布了《医院分级管理办法》对医院分级管理的依据、原则，医院分级、分等的评审费用和程序、不同级别医院收费等做出了明确规定，随后医院分级管理和评审在全国开展。1992年，《关于深化医疗体制改革的意见》中提出“吃饭靠自己，建设靠国家”。1994年《医疗机构管理条例》中对医疗机构的规划和布局、设置审批、等级注册、执业活动、监督管理等作出了明确规定。在本阶段对上面级医疗体制主要采取的是给予鼓励政策，实行承包经营责任制度，提供业务医疗服务等措施以调动医务人员的积极性，解决医疗服务提供不足、医院经营亏损等问题，同时政府对医疗机构的财政投入逐渐减少。对下面级医疗体制的改革体现在允许个体医生行医上。第一阶段是1980年，国务院批准了个体行医，包括原退休医务人员；过去有独立行医的执照，现在无任何正式工作，还能继续从事医疗工作的医生；因各种原因没有在国家或集体医疗机构中工作的西医、中医、助产士和牙科技工等都可以申请开业，促进了下面级医疗卫生机构性质的多元化。第二阶段是1993~2005年，此阶段，在分税制改革下，政府的财权逐渐上移，事权逐渐转向地方政府，下面级医疗机构的财政投入无法得到保障。医疗体制改革开始触及产权改革层面。1997年《中共中央、国务院关于卫生改革发展的决定》提出卫生改革与发展应遵循“举办医疗机构要以国家、集体为主，其他社会力量和个人为补充”，允许民营医院进入医疗服务市场。2000年《关于城镇医药卫生体制改革的指导意见》提出建立新的医疗机构分类管理制度，将医院分为营利性和非营利性，民营医院进入更加规范化的发展时期。各层级医疗服务提供主体在性质和组织形式上更加多元化。

本阶段政府对各层级医疗机构的改革目的主要是激发医疗机构的活力，提供更多、更好的医疗服务，在解决看病难、手术难、住院难问题的同时，降低政府财政投入压力。下面级医疗体制在本阶段由于城乡医保体制的解体，地方政府财政投入不足，很多乡村诊所、乡镇卫生院、街道卫生院等或破产，或转变为私立诊所，医疗机构对居民覆盖率下降，而允许私人开业的诊所本身不具有提供卫生防疫等功能，因此本阶段下面级医疗体制功能大幅减弱，政府对下面级医疗体制存在严重的投入、管理缺位。上面级医疗体制在本阶段的改革主要在增强医院的创收能力上，政府主要通过仿效国有企业改革，通过层层承包的方式激发医务人员的积极性，通过简政放权的方式给予医院适度的经营自主权，但计划经济时期行政配置资源的方式在本阶段改革中并没有实质性的改变，政府依然掌握着医院医疗服务价格，医务人员的薪酬、编制等。行政配置资源的方式一方面使得在整个医疗体系的资源配置上必然呈现医疗机构等级越高匹配的医务人员质量越高；另一方面，定员、定编以及依附于编制之上的职称评审、工资待遇、养老保障、科研等严重阻碍了上面级医疗机构人员向下流动。与此同时，政府对上面级医疗机构盲目扩张，对提供医疗服务的内容没有出台合理的标准，导致上面级医疗机构诊疗范围涵盖了各层级的医疗服务内容，各层级医疗机构之间成为相互竞争的主体，显然下面级医疗机构处于弱势地位。市场化改革背景下政府对公立医院部分市场化的同时，代表需方的医疗保险市场却没有建立起来，个体患者在医疗信息严重不对称的市场中，无法成为与庞大的医疗机构相对等的市场主体，无法有效识别与自己疾病相匹配的医疗机构与医生，只能通过医院隶属行政级别、医院等级等外部信号选择就医机构。综上可见，政府在医疗服务市场的失灵导致了医疗资源在本阶段的错配。

7.2.2.1 各级医疗体制的功能及组织形式

(1)下面级医疗机构的功能及组织形式。

1)下面级医疗机构的功能。

此阶段伴随着农村合作医疗的解体，部分国有企业的倒闭或改制，下面级医疗机构数量大幅减少，或者由个体医生承包，下面级医疗机构按照行政隶属关系由乡镇、区一级政府进行财政投入，对于“吃饭财政”的政府无力在卫生上投入资金，下面级医疗机构在与上面级医疗机构竞争患者上又处于明显的劣势，由此导致下面级医疗机构经营困难，甚至倒闭或转型为个人投资，很多保健站不得不把主要精力用于门诊、住院等有偿服务以维持运转，卫生防疫站通过“卫生监督”名义靠罚款收入运营。全国县级以下公共卫生机构只有1/3能正常运转，另外1/3处于瓦解边缘，还有1/3已经垮台。对医疗卫生工作的重点从“重预防”转移到“重医疗”，计划经济时期下面级医疗机构承担的防疫、健康教育等功能逐渐丧失，城乡医疗卫生三级防御网的网底功能丧失。

2)下面级医疗机构组织形式。

在本阶段，下面级医疗机构的组织形式较计划经济时期出现了两个变化：一是深入广大农村、社区的工矿企业诊所、保健站、“赤脚医生”等大量消失；二是私人诊所进入下面级医疗服务领域，成为下面级医疗机构的有益补充。

在计划经济时期按照行政级别或单位构建起来的遍布全国基层、深入广大农村和城镇街道，提供最基本医疗服务的“赤脚医生”诊所、厂矿和街道卫生所、保健站开始大量消失。随着这些深入广大农村和城镇街道、真正处于基层的初级医疗服务机构的迅速消失，初级医疗体制配置医疗资源的覆盖广度和分布密度开始大幅削弱。同时，随着人民公社体制的解体，合作医疗制度也大范围消失，由合作医疗支付的“赤脚医生”一部分退出初级医疗服务队伍，一部分转变为新体制下的私人执业医生。乡村医生的数量开始大量减少，特别是在中西部地区，随着人口向外迁徙，不少乡村医生放弃医生职业，成为一名普通的农民工。2003 年以后，医疗资源在下面级的布局按照行政区划逐渐建立起来，基本实现了一个行政村一个诊所，原来没有诊所的行政村，也聘用了新的乡村医生。随着新型农村合作医疗制度的建立，医疗保险保障在基层采取“定点诊所”的管理制度，即农民门诊账户的资金只能在定点诊所进行消费，农民看病费用只能在定点医疗机构消费才能报销，以此保证居民在下面级医疗机构的就诊。但是，一些调研表明，实际上部分乡村诊所并没有真正承担其预防、诊疗等基本的医疗功能，对居民而言仅起到了卖药的功能，而导致该类问题最主要的原因在于下面级医疗机构医生诊疗水平不高、临床经验匮乏。所以这一时期尽管农村地区初级医疗机构的数量有所恢复，但对农村地区初级诊疗服务的递送并没有很好地实现。同时，在城市，由于国有企业体制机制僵化，在市场经济中经营风险增加、经济效益普遍下滑甚至倒闭，许多以单位为基础建立起来的诊所、小型医疗机构随之消失，深入城镇厂矿、单位的这部分初级医疗机构几乎消失殆尽。

下面级医疗服务供给主体性质进入多元化时代。国家公立医院和集体性质医疗机构仍然是下面级医疗服务的主要提供主体，但国家从政策上开始允许个体医生提供初级医疗服务，引导多元办医模式。1980 年经国务院批准，恢复了允许个体开业行医的政策，以补充国家或集体力量行医力量的不足。1985 年，国务院批转卫生部《关于卫生工作改革若干政策问题的报告》指出，“要鼓励和支持集体经济组织、城镇和街道组织举办医疗卫生设施，鼓励民主党派、群众团体办卫生机构，鼓励离退休医务人员集资办卫生机构……，允许一部分医务人员离职办卫生机构”。“积极组织和支持经过考核、合乎条件的闲散医务人员和离退休退职医务人员开业行医、坐诊看病、办接生站、开展特别护理，以及检验、放射和卫生保健咨询等服务工作”。允许私营医疗机构提供初级医疗服务，在供给上引入社会资本，是这一时期初级医疗体制改革的重要突破之一。本阶段，政府对下面级医疗机构无论财政投入抑或监管都存在严重缺位，同时医疗保障缺失对医疗服务供给也没有起到监督管理的作用。

因此，这一阶段初级医疗服务载体和组织形式开始向多元化发展，但深入广大农村和城镇街道、真正处于基层的初级医疗机构开始大量消失，而真正能承担广大农村居民的初级诊疗、预防保健等服务的载体又尚未很好地发育。

(2)上面级医疗机构的功能及组织形式。

1)上面级医疗机构的功能。

随着下面级医疗机构数量的减少、医疗质量的恶化，上面级医疗机构承担了从常见病、多发病到危急重症所有疾病的治疗功能，1999 年县级以上医院门诊数每 100 人中仅有 2.4 人需要住院治疗，县级以上医院门诊人次数高达 11.88 亿次，远高于卫生院包括街道卫生院、乡镇卫生院等的门诊人次数(8.51 亿次)，县级以上医院成为居民就诊的主要医疗机构。

2)上面级医疗机构的组织形式。

在本阶段，上面级医疗机构获得了较好的发展，医院数量迅速增加，尤其是高层级医疗机构的数量。改革初期，医院数量仅为 12227 所，1999 年达到 16678 所，其中县及县以上机构为 15413 所。民营医院在本阶段出现，并获得较快发展。民营医院从 1984 年第一所医院成立到 2002 年已有 1093 所，成为公立医疗机构的重要补充。

7.2.2.2 各级医疗体制资源配置状况

(1)医疗机构配置状况。

从医疗机构的数量看，在所有已定等级中，二级医疗机构的数量是最多的(见表 7-10)，其次为一级，三级医疗机构的数量最少，呈现梭形结构。尚未定级的医院占比在 50%左右。

表 7-10 2002~2005 年各层级医疗机构数量 单位：家

年份	一级	二级	三级
2002	2674	5198	977
2003	2479	4903	962
2004	2668	5313	987
2005	2714	5156	946

资料来源：2003~2006 年《中国卫生和计划生育统计年鉴》。

(2)人力资源配置状况。

1)各层级医疗人力资源数量状况。

从2002年到2005年医院与基层医疗卫生机构人员数量来看，基层医疗机构人员数量占比从44.4%下降到34%呈现逐渐下降的趋势(见表7-11)，若扣除未取得乡村医生资格考试的卫生员，基层医疗卫生机构的人员数量占比将更低，医院医疗机构人员数量占比逐渐上升。

表7-11　2002~2005年各层级医疗机构人力资源数量

年份	总计	医疗机构人员总数（人）		医疗机构人员构成(%)	
		医院	基层医疗	医院	基层医疗
2002[①]	5480106	3044430	2435676	55.6	44.4
2003	5080984	3067298	2013686	60.4	39.6
2004	5153356	3132909	2020447	60.8	39.2
2005	4821348	3182432	1638916	66.0	34.0

资料来源：2003~2006年《中国卫生和计划生育统计年鉴》。

2)各层级医疗人力资源质量状况。

医疗人力资源质量主要从医务人员的年龄、学历和职称方面进行考量，以2002年医院与基层医疗机构人员的学历、职称情况为例，如表7-12所示。

表7-12　2002年各层级医疗机构人力资源质量状况

特征	医院(%)	乡镇卫生院(%)	社区服务中心(%)
学历			
博士	0.3	0	0
硕士	1.3	0	0.1
大学本科	17.7	1.6	7.5
大专	29.5	16.9	27.3
中专	42	59.9	52.8
高中及以下	9.1	21.6	12.3
专业技术资格			
正高	1.4	0	0.3
副高	7.2	0.7	2.0

① 卫生部统计信息中心：2005年《中国卫生事业发展情况统计公报》。

续表

特征	医院(%)	乡镇卫生院(%)	社区服务中心(%)
中级	30.2	12.2	19.9
助理/师级	39.5	40.4	47.6
员/士	16.5	35.3	26.2
其他	5.2	11.4	4

资料来源：2003年《中国卫生和计划生育统计年鉴》。

从医院与基层医疗机构的人员配置来看，医院人员无论是学历结构抑或是职称结构都好于基层医疗机构，基层医疗机构中城市的社区服务中心医生的学历结构与职称结构都好于农村乡镇卫生院的情况。

(3)各级医疗机构资产配置状况。

资产配置情况从医疗卫生机构房屋建筑面积视角来看，医院房屋建筑面积呈现稳步增加的态势，但是基层的建筑面积非常不稳定，在经过2003年、2004两年的迅速增长后，2005年有较明显的回落趋势，从2003年房屋建筑面积占比70.8%下降到2005年31.8%(见表7-13)。

表7-13 2002~2005年各层级医疗机构资产配置状况

年份	总计(平方米)	房屋建筑面积(平方米)		房屋建筑面积构成(%)	
		医院	基层医疗	医院	基层医疗
2002	308363990	209710294	98653696	68.0	32.0
2003	750477740	218897516	531580224	29.2	70.8
2004	616866357	241668907	375197450	39.2	60.8
2005	372511085	254218825	118292260	68.2	31.8

资料来源：2003~2006年《中国卫生和计划生育统计年鉴》。

7.2.2.3 各层级医疗机构间的分工协作机制

该阶段分级诊疗制度的运行处于近乎瘫痪状态。从医疗服务供给方来看，在医疗服务机构市场化改革后，各层级医疗机构间形成了实质上的竞争关系，各级医疗机构间的合作逐渐弱化，在医疗资源配置倾向高层级医疗机构的背景下，基层医疗机构无力与上层级医疗机构展开技术、品牌竞争，导致患者更多流向上层级医疗机构；从医疗服务需求方来看，无论农村与城市的医疗保障制度在经历了联产承包责任制以及国有企业改革后，居民自费比例大大提高，截至1998年，居民自费比例高达76.4%，其中城市居民自费比例为44.1%，农村居民自费比例达到87.3%。居民自费医疗持续了近20年的时间，居民就医也从强制基层首诊转变为自由就诊，医院等级制度的划分成为居民选择高质量医疗服务的参考依据，与医院等级划分的初衷背道而驰。尽管在2000年之后农村新农合医疗保险，城镇职工、城镇居民医疗保险相继建立，但都没有在制度上设计强制首诊的规定，至此，分级医疗体制的运行彻底失控，医疗资源利用的倒金字塔结构问题加剧。

7.2.2.4 分级医疗体制效果

下面级医疗机构在本阶段首诊制度丧失，公平可及性差，上面级医疗机构治疗包括常见病、多发病和疑难重症在内几乎所有类型的疾病，居民的疾病诊治主要以专科来应对，由此导致卫生费用上涨迅速，居民自付比例过高，卫生公平性极差，居民健康状况变低，公共卫生服务能力变差。

以2001~2005年居民在下面级医疗卫生机构与上面级医疗卫生机构的就诊人次数来看(见表7-14)，居民在上面级医疗机构的就诊次数远高于下面级医疗机构，且在上面级医疗机构的就诊人次数逐渐增长，在总诊疗人次中的占比也逐渐增加，由58.97%上升到63.39%，在下面级医疗机构就诊的人次数逐年下降，只在2005年时略有提高，但在总诊疗人次中的占比一直处于下降的趋势，从41.03%下降到36.61%，居民就诊倒金字塔布局日趋严重。

表7-14　2001~2005年各层级医疗机构诊疗人次

年份		2001	2002	2003	2004	2005
上面级医疗机构	诊疗人次数(亿)	12.03	12.43	12.13	13.05	13.87
	占比(%)	58.97	60.58	60.62	62.23	63.39
下面级医疗机构	诊疗人次数(亿)	8.37	8.09	7.88	7.92	8.01
	占比(%)	41.03	39.42	39.38	37.77	36.61

资料来源：2002~2006年《中国卫生和计划生育统计年鉴》。

本阶段优质医疗资源空间布局向上层级转移，分级医疗相关制度间互补性差的特点导致了分级诊疗运行失范。在计划经济时期，政府对农村卫生事业的高度重视及开展的大规模政治运动使下面级医疗卫生机构的医疗技术能力得到了较大提高，但在1979年随着医疗技术人员返城，下面级医疗卫生机构的技术能力迅速下降。

伴随着经济体制改革，医疗卫生领域也开始借鉴企业改革的成功经验对医疗卫生体制进行改革，以解决计划经济体制下医疗费用支出增长过快、国民经济不堪重负、医务人员缺乏积极性等问题。原卫生部提出“按照经济规律办事”“建设靠国家，吃饭靠自己”，要求医院“以工助医，以副补主”，在《关于卫生工作改革若干政策问题的报告》中提出了“放宽政策，简政放权，多方集资，开阔发展卫生事业的路子”。在国家将经济建设作为国家发展重心的背景下，国家对医疗卫生领域的改革更倾向于“给政策不给钱”，通过推进各种形式的责任制，允许医疗机构开展有偿业余服务等方式提高医疗单位的积极性与主动性，同时政府投入在医院收入中的占比逐渐下降，按照行政配置资源的方式构建起来的各层级医疗机构被置于市场竞争的环境下，高层级医疗机构显然更具有竞争优势，能够吸引到更多的患者，赚取更多的利润。从需方来看，无论农村抑或是城市的医疗保障制度在经济体制改革过程中都逐渐解体。农村的合作医疗制度在农村实行家庭承保责任制的背景下，失去了经济和组织保障而逐渐瓦解，有合作医疗的大队在大队总数中的占比从68.8%逐年下降，1983年降到11%，之后数年维持在5%~10%。农村居民的就医自此以自费、自由择医为主。职工医疗保险[①]在国有企业改革的过程中，因大量员工下岗覆盖率大幅度下降。大量下岗职工成为自费、自由择医的群体。截至1998年，城乡居民自费比例达到76.4%，医疗保险对居民逐级就医的引导作用减弱。而在重建城镇职工基本医疗保险制度和新型农村合作医疗保险制度时没有再设计“居民首诊”制度，默许了居民自由就医的行为。未实行“守门人”制度的方式进一步改变了医疗资源的配置与利用。

为合理利用医疗资源，政府于1989年对医院进行分级管理，旨在通过对医院规模、功能的界定规范各层级医疗机构的服务范围，并在各层级医疗机构间形成协作关系。但实际上，行政级别越高的医院因既有的财政投入越多，规模越大、技术水平越高，且拥有丰富的行政资源，在医院分级管理的评定中越容易评定为高等级的医疗机构，呈现行政隶属级别越高，被评定的医院级别也越高。在本阶段的财政投入中，政府对医疗机构的资源配置是以评定的等级为依据的，医院等级越高所能获得的资源也越多。因此，医院分级管理中卫生财政都流入了行政隶属高的医疗机构。如表7-15所示，政府将更多的财政资源投入到了高层级的医疗卫生机构，并将一系列的科研申报、职称晋升等都与医院等级相联系，层级越高的医疗机构所能申报的级别，职称、职务晋升的概率等就越大，从而成为优秀医生努力向上流动的目标。

① 根据统计年鉴显示：2002年乡村医生数据缺失，采用了2001年的数据，基层医疗机构人数中包含未获得“乡村医生证书”的卫生员。

表 7-15　各层级医疗卫生机构财政投入　　单位：千元

年份	医院		社区卫生服务中心(站)		乡镇卫生院	
	金额	比重(%)	金额	比重(%)	金额	比重(%)
2002	2648	54.1	26	0.5	1023	20.9
2004	28569	63.9	879	2.0	7656	17.1
2005	30112	65.7	880	1.9	7427	16.2

资料来源：2003~2006 年《中国卫生和计划生育统计年鉴》。其中，由于 2004 年统计年鉴的统计口径与其他年份不同，所以没有 2003 年的相关数据。

由此可见，政府的干预不仅没有纠正市场失灵，反而进一步助推了医疗资源配置的进一步错配，在此阶段，分级诊疗格局彻底被打破，居民陷入了无序就医的状态。而在此阶段，医疗费用高涨，看病难、看病贵问题也成为医疗卫生领域的顽疾。

7.2.3　小结

市场化取向的医改时期，政府在社会医疗保险投入中的长期缺位及各层级政府间卫生财政投入失衡导致了劳动力再生产成本分摊机制的失衡，其结果是，从实质上来看，产生了劳动力再生产成本分摊主要由居民个人承担这个根本弊端，由此导致了居民看病难、看病贵以及就诊秩序混乱等严重的民生问题；从形式上来看，计划经济时期初步形成的医疗资源分级配置的正金字塔分布遭到瓦解，劳动力再生产成本分摊机制失衡的实质以分级医疗体制错配的形式表现出来，医疗资源不断地向上面级倾斜，下面级特别是初级医疗服务呈现出医疗资源的严重缺乏，医疗资源分级配置形成体制性错配的倒金字塔结构。

7.3　新医改时期(2006 年至今)

7.3.1　劳动力再生产成本分摊机制调整

7.3.1.1　卫生财政投入状况

2006 年 6 月 30 日，国务院第 141 次常务会议决定，成立“深化医药卫生体制改革部际协调工作小组”，新一轮的医改研究制定工作正式启动。关于新医改的方向在 2006 年一锤定音，确立了“政府主导”的基调，这是我国医改的重要转折点，在本阶段政府加大了对医疗卫生领域的投入力度。新医改确立了坚持促进基本公共卫生服务均等化、基本医疗保障制度建设、推进公立医院改革等五项重点工作，提出把基本医疗卫生制度作为公共产品向全民提供，并决定用三年的时间投入 8500 亿元，重点投入在基层医疗卫生机构及中西部地区，以建立覆盖城乡的基本医疗卫生制度。

（1）卫生财政投入占比持续增长。

2009 年新医改重新确立了政府在医疗卫生领域的责任，并提出通过加强政府在制度、筹资、服务、监管等方面的职责，维护公共医疗卫生的公益性，促进公平公正。政府在医疗卫生方面的财政投入在卫生总费用中的占比持续增长，从 2006 年的 18.07%增长到 2016 年的 30.01%，个人卫生支出从 2006 年的 49.31%下降到 2021 年的 27.60%（见表 7-16），劳动力再生产成本分摊逐渐由个人转向政府和社会。

表 7-16　2006~2021 年政府财政支出占卫生总费用的比重　单位：%

年份	政府卫生支出	社会卫生支出	个人卫生支出
2006	18.07	32.62	49.31
2007	22.31	33.64	44.05
2008	24.73	34.85	40.42
2009	27.46	35.08	37.46
2010	28.69	36.02	35.29
2011	30.66	34.57	34.80
2012	29.99	35.67	34.34
2013	30.10	36.00	33.90
2014	29.96	38.05	31.99
2015	30.45	40.29	29.27
2016	30.01	41.21	28.78
2017	28.91	42.32	28.77
2018	27.74	43.66	28.61
2019	27.36	44.27	28.36
2020	30.4	41.94	27.65
2021	26.91	45.50	27.60

资料来源：2022 年《中国卫生健康统计年鉴》。

从政府卫生支出占财政支出的比重以及占国内生产总值比重来看，总体呈现持续上升趋势。政府卫生支出占财政支出的比重从 2006 年的 4.40%上升到 2019 年的 7.54%，政府卫生支出占 GDP 的比重从 2006 年的 0.81%上升到 2016 年的 1.87%（见表 7-17）。

表 7-17　2006～2021 年政府卫生支出占财政支出和 GDP 比重　　单位：%

年份	占财政支出比重	占 GDP 比重
2006	4.40	0.81
2007	5.19	0.96
2008	5.74	1.12
2009	6.31	1.38
2010	6.38	1.39
2011	6.83	1.53
2012	6.69	1.56
2013	6.83	1.60
2014	6.97	1.64
2015	7.09	1.81
2016	7.41	1.87
2017	7.49	1.83
2018	7.42	1.78
2019	7.54	1.82
2020	8.41	2.16
2021	8.35	1.81

资料来源：2022 年《中国卫生健康统计年鉴》。

（2）卫生财政投入在各层级政府之间的分摊状况。

从各层级政府卫生财政投入的绝对数值来看，自 2006 年以来中央和地方卫生健康支出预算都呈现增长的趋势，但是中央财政卫生预算的占比呈现波动趋势，中央财政卫生预算增长速度低于地方财政卫生预算支出增长速度（见表 7-18）。

表 7-18　2006～2019 年中央与地方卫生健康支出预算

年份	中央财政卫生预算支出（亿元）	中央财政卫生预算比重（%）	地方财政卫生预算支出（亿元）	地方财政卫生事业费比重（%）
2006	24.23	1.84	1296	98.16
2007	34.21	1.72	1955.75	98.28
2008	46.78	1.70	2710.26	98.30
2009	63.50	1.59	3930.69	98.41

续表

年份	中央财政卫生预算支出(亿元)	中央财政卫生预算比重(%)	地方财政卫生预算支出(亿元)	地方财政卫生事业费比重(%)
2010	73.56	1.53	4730.62	98.47
2011	71.32	1.11	6358.19	98.89
2012	74.29	1.03	7170.82	98.97
2013	76.70	0.93	8203.2	99.07
2014	90.25	0.89	10086.56	99.11
2015	84.51	0.71	11868.67	99.29
2016	91.16	0.69	13067.61	99.31
2017	107.60	0.74	14343.03	99.26
2018	210.65	1.35	15412.9	98.65
2019	247.72	1.49	16417.62	98.51

资料来源：2020年《中国财政年鉴》。

(3)卫生财政在城乡之间、地区之间投入状况。

在本阶段，卫生财政在城乡之间的投入持续增加。2009年新医改伊始，政府决定在未来三年各级政府财政投入8500亿元在医疗卫生领域以保证五项重点改革，确保绝大部分用于基层。其中2/3用于需方，即用于医疗保险方面的投入，1/3用于供方，主要用于提升基层医疗卫生机构人员的服务水平和能力。从2009~2011年的卫生财政预算和决算来看，全国各级财政累计支出14099亿元，其中中央财政为4486亿元，超额完成目标。在本阶段，政府通过财政更多补助下面级医疗机构的方式缩小了城乡之间的财政投入，由此也改变了卫生总费用在城乡之间的分配结构。

从卫生总费用在城乡之间的分布来看，城市卫生总费用绝对值一直大于农村，但城市与农村卫生费用比值总体呈现下降趋势，城市与农村人均卫生总费用比值也呈现下降趋势(见表7-19)，在本阶段城乡之间的卫生费用的差距开始缩小。

表7-19　2006~2016年城乡卫生总费用及人均卫生费用分布状况

年份	城乡卫生总费用(亿元)		人均卫生费用(元)		
	城市	农村	城市	农村	城乡之比(%)
2006	7174.73	2668.61	1248.3	361.9	3.45
2007	8968.7	2605.27	1516.3	358.1	4.23
2008	11251.9	3283.5	1861.8	455.2	4.09

续表

年份	城乡卫生总费用(亿元)		人均卫生费用(元)		
	城市	农村	城市	农村	城乡之比(%)
2009	13535. 61	4006. 31	2176. 6	562. 0	3. 87
2010	15508. 62	4471. 77	2315. 5	666. 3	3. 48
2011	18571. 87	5774. 04	2697. 5	879. 4	3. 07
2012	21280. 46	6838. 54	2999. 3	1064. 8	2. 82
2013	23644. 95	8024	3234. 1	1274. 4	2. 54
2014	26575. 60	8736. 80	2581. 7	1412. 2	1. 83
2015	31297. 85	9676. 79	4058. 5	1603. 6	2. 53
2016	35458. 01	10886. 87	4471. 5	1846. 1	2. 42

资料来源：历年《中国统计年鉴》。

从2010~2019年我国东中西部地区人均卫生财政补助数据可以看出，在本阶段东中西部获得的卫生财政补助仍然呈现东部最高，西部次之，中部最低的状况。以2010年为例，东部地区人均卫生财政补助达到611. 63元，中部地区仅325. 03元，西部地区达到354. 56元。东部地区经济发达，地方政府财源富足，政府能够实现较高比例的医疗卫生财政投入；西部地区享受到较高比例的中央政府的财政转移支付，人均财政收入也比较高；中部地区财源有限，又缺乏中央政府的补贴，由此导致东部地区和西部地区财政补贴均高于中部地区的现象。从各地区之间的变异系数可以看出，本阶段各地区间的人均卫生财政补助差异总体呈现缩小的趋势(见表7-20)。

表7-20　2010~2019年东中西部地区人均卫生财政补助

年份	东部地区(元)	中部地区(元)	西部地区(元)	变异系数
2010	611. 63	325. 03	354. 56	0. 37
2011	194. 64	128. 01	183. 40	0. 21
2012	234. 56	148. 14	212. 54	0. 23
2013	266. 63	171. 56	245. 73	0. 22
2014	294. 84	188. 10	278. 80	0. 23
2015	355. 76	235. 70	340. 72	0. 21
2016	402. 67	262. 95	375. 01	0. 21
2017	457. 25	285. 89	411. 59	0. 23
2018	517. 29	313. 37	446. 05	0. 24
2019	578. 47	340. 00	488. 49	0. 26

资料来源：2011~2020年《中国卫生和计划生育统计年鉴》《中国统计年鉴》。

7.3.1.2 转移支付力度逐渐加大

在本阶段，中央政府加大了对基层医疗卫生机构和中西部地区的财政转移支付力度，无论是转移支付总额抑或是各类型的转移支付金额都呈现持续增长的趋势。从2016~2019年中央对地方转移支付数额来看，呈现递增的趋势；从转移的项目来看，自2018年开始，增加了医疗服务与保障能力提升补助资金和重大传染病防控经费的转移支付项目。对各层级医疗卫生资源的合理配置以及区域之间卫生资源的均衡化起到了积极的作用。

表7-21 2016~2019年中央对地方转移支付情况 单位：亿元

项目	2016年	2017年	2018年	2019年
城乡居民基本医疗保险补助	2363.66	2512.57	3101	3327.38
医疗救助资金	141.13	141.13	261.09	271.01
基本公共卫生服务补助资金	544.25	587.25	550.98	559.24
基本药物制度补助资金	90.95	90.95	90.96	90.96
计划生育转移支付资金	141.13	141.13	107.23	117.52
医疗服务与保障能力提升补助资金	—	—	156.78	283.45
重大传染病防控经费	—	—	165.25	165.25

资料来源：财政部网站，http：//www.mof.gov.cn/index.htm.

7.3.1.3 重建覆盖城乡的医疗保险

在上一阶段的医疗保障制度改革中，主要涉及的是城镇职工基本医疗保险和农村合作医疗保险，但是农村合作医疗在实施初期的覆盖率不高。第三次国家卫生服务调查报告显示，2003年在被调查的农村居民中有79%的居民没有任何医疗保险。2004年国务院下发了《关于做好2004年下半年新型农村合作医疗试点工作的通知》，要求对试点工作做好评估和总结，2006年下发了《关于加快推进新型农村合作医疗试点工作的通知》提出扩大试点的目标和要求，并要求加大中央和地方财政的支持力度，2007年两次发文，要求在扩大覆盖面的同时，规范医疗统筹补偿办法。2008年，卫生部与财政部联合下发通知，明确“新农合”全面覆盖的制度建设责任，并要求提高统筹标准，各级财政对参加“新农合”的居民的补助金额提高到80元每人每年。农民个人缴费提高到20元每人每年。2011年三部委联合下发的《关于做好2011年新型农村合作医疗有关工作的通知》提出各级财政对新农合的补助标准从每人每年120元提高到每人每年200元。在新增的80元中，中央财政对西部地区补助80%，对中部地区补助60%，东部地区按照一定比例补助。2014年各级财政的补助金额提高到320元每人每年，“新农合”参保率提高到95%。

城镇职工医疗保险自1998年建立，覆盖范围包括城镇所有用人单位，但乡镇企业及其职工、城镇个体经济组织所有人及从业人员等是否参保由各地区人民政府决定。2003年，《关于城镇职工灵活就业人员参加基本医疗保险的指导意见》中将灵活就业人员纳入基本医疗保险制度范围。2004年进一步将混合所有制企业和非公有制经济组织从业人员纳入医疗保险覆盖范围。2006年《关于开展农民工参加医疗保险专项扩面行动的通知》中提出以解决农民工大病医疗保障为重点，将农民工纳入医疗保险制度范围。探索“新农合”与农民工参加的医疗保险之间的衔接办法，确保农民工享受到医疗保险待遇。城镇职工是社会保险项目中覆盖范围最广的一类。

城镇非就业居民在本时期被纳入了基本医疗保险覆盖范围。2007年《关于开展城镇居民基本医疗保险试点的指导意见》中提出2007年在有条件的地区先行试点，总结经验后，于2008年扩大试点，争取在2009年试点城市达到80%以上，2010年实现在全国推行，逐步覆盖全体城镇非就业居民，并规定中小学阶段的学生、少年儿童和其他非从业城镇居民可以自愿参加该保险，政府给予一定补助，重点用于参保居民的住院和门诊大病医疗支出。至此，覆盖全体国民的医疗保障体系建立起来了。

2016年，为促进城乡经济协调发展、推进社会公平正义、实现城乡居民公平享受医疗保障权益，国家提出了整合新型农村合作医疗保险和城镇居民医疗保险，构建统一的城乡居民基本医疗保险制度。截至2020年，我国基本医疗保险覆盖率超过95%，基本实现了全民覆盖。

7.3.2 分级医疗体制布局趋于合理

2005年《中国医疗卫生体制改革调查报告》中提出了“中国医改基本是不成功的”，引起了政府和学术界对于当时我国医疗体制问题的关注，促成了新一轮医改的开始。本阶段政府逐渐意识到将更多的医疗资源下沉在下面级医疗机构的重要性，逐渐重视下面级医疗服务的公平可及性，通过行政方式干预上面级医疗机构的盲目扩张，并尝试通过医生多点执业、医联体建设等以促进优质医疗资源下沉基层医疗机构。

自2006年开始，政府将举办的一级、部分二级医院和国有企业事业单位所属医疗机构进行转型或改造为服务于社区的医疗卫生机构，进一步扩充了基层医疗卫生的力量。在经费方面，强调稳定的筹资和投入机制，加大投入力度，地方政府要为社区卫生服务机构提供必要的房屋和医疗卫生设备等设施。在农村，为提高乡村卫生室的服务质量，政府在2010年下发《关于推进乡村卫生服务一体化管理的意见》，要求在全国范围内推行乡村卫生服务一体化管理，旨在进一步优化配置乡村卫生资源，提高乡村诊所(卫生室)的服务能力。将村卫生室作为乡镇卫生院在村域服务功能的延伸，成为乡镇卫生院的一部分，由其进行技术指导、监督和管理。对乡村卫生室实行规范化、标准化管理，以提高乡村卫生室的诊疗条件和服务水平。经过政府各方面的努力，医疗资源在各层级的配置在本阶段有所调整。

对于上面级医疗体制的改革，政府主要通过取消药品加成、改革医院的支付机制、改革医疗服务定价、增加对公立医院的财政投入等方式切断上面级医疗机构的逐利动机，限制医院的发展规模，鼓励甚至为医院“牵线”组建纵向或横向型的医联体，试图重建各级医疗机构之间的分工协作机制，促进优质医疗资源下沉。

尽管在新医改之后分级医疗体制资源倒置的状况有所缓解，但是没有从根本上改变资源倒置的问题，建立在资源倒置之上的各种体制、机制改革效果不尽如人意。医疗费用上涨迅速，居民趋高就医等问题没有根本性的改变，而导致问题的根源在于当前我国政府对医疗卫生领域的财政投入总量不足，财政投入结构无法保证下面级医疗机构医疗卫生服务。当前，我国对医疗卫生机构的财政投入采用属地管理原则，高层级医疗机构由高层级政府承担投入责任，下面级医疗机构由下面级政府承担投入责任，下面级政府财源匮乏，财力不稳定、不充足的现状导致了下面级医疗卫生资源配置不足的现状没有得到根本改变，该种资源配置结构不能正确响应疾病发病规律对医疗资源配置的要求。

我国的分级医疗体制形成于计划经济时期，计划经济时期以政府投入为主导的医疗资源投入方式响应了疾病发病规律对医疗资源分级配置逐级衰减的需求，而在市场化倾向的医疗体制改革中，财政投入的减少以及劳动力再生产成本在各层级政府间分摊结构的变化导致医疗卫生资源无法实现正金字塔结构，并导致各层级医疗机构在错误资源配置结构下医疗卫生服务功能的变化。层级越高的医疗机构，隶属政府级别越高，获得的财政投入越多越稳定，医疗资源质量越好、数量越多。在信息高度不对称的医疗卫生领域，居民更多依据医疗机构的级别就诊，趋高就诊，医疗资源浪费、卫生费用高涨等现象由此产生。

7.3.2.1　各级医疗体制的功能及组织形式

(1)我国对各级医疗体制的功能定位及组织形式。

按照《国务院办公厅关于推进分级诊疗制度建设的指导意见》(国办发[2015]70号)中对三级医疗体制的功能划分，我国下面级医疗体制服务提供主体为二级以下医疗机构，主要包括评为一级医院的农村乡镇卫生院和城市街道医院及传统认定的基层医疗机构，包括社区卫生服务中心(站)、街道卫生院、乡镇卫生院、村卫生室(认定为乡镇卫生院的派出机构，由乡镇卫生院负责人员管理、药品发放等)、门诊部和诊所[1]，功能定位为直接向一定人口的社区提供医疗、预防、保健和康复服务。

上面级医疗体制分为二级和三级两级。二级医疗服务体制提供主体为二级医院、县级医院，功能定位为向多个社区提供综合医疗卫生服务和承担一定教学、科研任务的地区性医院[2]。

三级医疗服务体制提供主体由三级医院承担，功能定位为向几个地区提供高水平专科性医疗卫生服务和执行高等教育、科研任务的区域性以上的医院[3]。

(2)我国各级医疗体制实际承担的功能。

当前我国下面级医疗体制承担的功能主要为公共卫生防疫、建立居民健康档案，常见病、多发病的治疗等，部分村诊所以公共卫生防疫、居民健康档案的填写与管理为主。上面级医疗机构承担了包括常见病、多发病、危急重症疾病等在内的所有类型疾病的治疗，常见病、多发病对上面级医疗资源的消耗挤占了用于应对危急重症疾病的资源投入。

7.3.2.2 各级医疗体制资源配置状况

(1)医疗机构配置状况。

从基层医疗机构与医院的数量来看，基层医疗机构数远大于医院的机构数量，医院机构数量总体呈现上升趋势，医院机构数量的占比呈现缓慢上升的趋势，基层医疗机构与此相反(见表7-22)。

表7-22 2005~2021年各层级医疗机构数量状况

年份	总计	医疗机构总数(家)		医疗机构构成(%)	
		医院	基层医疗	医院	基层医疗
2005	868191	18703	849488	2.15	97.85
2010	922627	20918	901709	2.27	97.73
2015	948357	27587	920770	2.90	97.09

① 劳保医疗制度与公费医疗制度两项制度是以企事业单位职工和国家机关干部为主体的，统称为职工医疗保险制度。

② 参见《中共中央、国务院关于卫生改革与发展的决定》(中发[1997]3号)；《国务院关于发展城市社区卫生服务的指导意见》(国发[2006]10号)；《关于农村卫生改革与发展的指导意见》(国办发[2011]39号)。

③ 医院等级划分依据是1989年卫生部《关于实施“医院分级管理办法(试行)”的通知》。

续表

年份	总计	医疗机构总数(家)		医疗机构构成(%)	
		医院	基层医疗	医院	基层医疗
2016	955658	29140	926518	3.05	96.95
2017	964080	31056	933024	3.22	96.78
2018	976648	33009	943639	3.38	96.62
2019	988744	34354	954390	3.47	96.53
2020	1005430	35394	970036	3.52	96.48
2021	1014360	36570	977790	3.61	96.39

资料来源：2006~2022年《中国卫生和计划生育统计年鉴》。

从划分的三级医疗机构来看，2006~2013年，三级医疗机构数量呈现二级最多、一级次之、三级最少的结构(见表7-23)，自2014年开始医疗机构的数量呈现金字塔结构，即一级医疗机构最多，二级次之，三级医疗机构最少。

表7-23　2006~2021年各层级医疗机构数量　　单位：家

年份	一级	二级	三级
2006	2738	5151	1045
2007	4685	6608	1182
2008	4989	6780	1192
2009	5110	6523	1233
2010	5271	6472	1284
2011	5636	6468	1399
2012	5962	6566	1624
2013	6473	6709	1787
2014	7009	6850	1954
2015	8759	7494	2123
2016	9282	7944	2232
2017	10050	8422	2340
2018	10831	9017	2548
2019	11264	9687	2749
2020	12252	10404	2996
2021	12649	10848	3275

资料来源：2006~2022年《中国卫生和计划生育统计年鉴》。

从三个层级医疗机构的增长速度来看，一级医疗机构数量呈现逐渐增长的趋势；二级医疗机构的数量先增长，在 2008 年之后数量逐渐减少，并在 2012 年我国启动县级公立医院综合改革试点后数量稳步上升；三级医疗机构一直呈现递增的趋势(见图 7-3)。总体来看，金字塔结构的医疗机构数量布局在 2014 年之后逐渐形成。

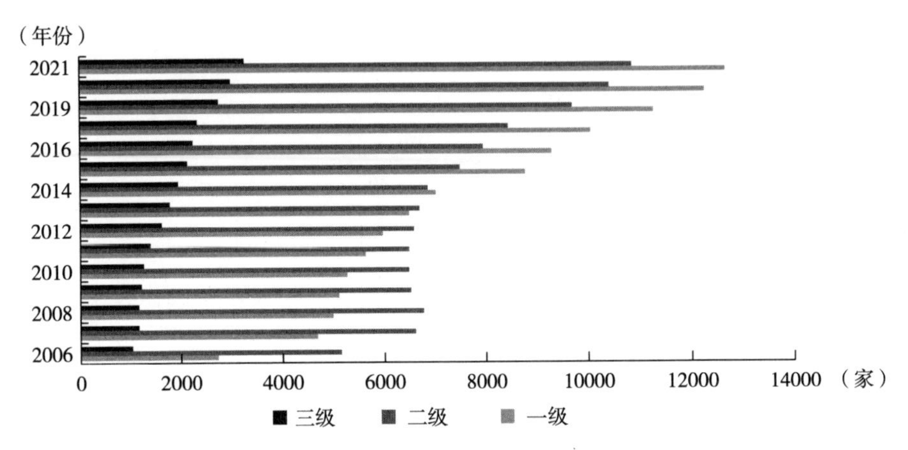

图 7-3　2006~2021 年三级医疗机构数量变化

(2)人力资源配置情况。

1)人力资源数量。

从医务人员在基层与医院之间的布局来看，医院人员的占比一直处于优势地位，2008 年医院人员占比达到 67. 3%，经过短暂下降后在 2011 年开始持续上升，2019 年医院人员占比达到 65. 2%，基层医务人员的数量占比在 30%~40%，并有下降趋势(见表 7-24)，总体来看，医务人员在基层与医院之间的配置依然处于倒置的状态。

表 7-24　2006~2021 年各层级医疗机构人员数量　　单位：人

年份	总计	医疗机构人员总数		医疗机构人员构成(%)	
		医院	基层医疗	医院	基层医疗
2006	5007959	3327795	1680164	66. 5	33. 5
2007	5281308	3555056	1726252	67. 3	32. 7
2008	5519905	3715025	1804880	67. 3	32. 7
2009	5920593	3957727	1962866	66. 8	33. 2
2010	7509465	4227374	3282091	56. 3	33. 7
2011	7901971	4526978	3374993	57. 3	42. 7
2012	8374640	4937468	3437172	59. 0	41. 0

续表

年份	总计	医疗机构人员总数		医疗机构人员构成(%)	
		医院	基层医疗	医院	基层医疗
2013	8884791	5370598	3514193	60.4	39.6
2014	9278433	5741680	3536753	61.9	38.1
2015	9735955	6132793	3603162	63.0	37.0
2016	10224698	6542137	3682561	64.0	36.0
2017	10802758	6976524	3826234	64.6	35.4
2018	11340017	7375273	3964744	65.0	35.0
2019	11942742	7782171	4160571	65.2	34.8
2020	13474992	8111981	4339745	60.2	39.8
2021	13985363	8481234	4431568	60.6	39.4

资料来源：2007~2022年《中国卫生和计划生育统计年鉴》。

2)人力资源质量状况。

本时期各层级医务人员的高学历占比逐渐上升，2002年研究生学历人员在医院、乡镇卫生院和社区服务中心的占比为：1.6、0.1、0.1；2015年各层级的占比为：6.7、0.1、1；2019年各层级占比为：8.1、0.1、1.5，医院高学历人员的占比最高，增长速度最快。大学本科阶段的医务人员在医院的占比从2002年到2019年分别为17.7、31.1、37.2；在乡镇卫生院的医务人员占比从2002年到2019年分别为1.6、8.6、17.3，在社区服务中心的医务人员占比从2002年到2019年分别为7.5、25、32.3，乡镇卫生院本科阶段医务人员占比增长速度最快，但以医院的占比最高，社区卫生服务中心次之，乡镇卫生院的占比最低。在乡镇卫生院中以中专和大专学历的医务人员为主体，在医院和社区卫生服务中心以大专和本科的医务人员为主体，医院的本科和研究生学历的医务人员占比是最高的，为45.3%，社区服务中心为33.8%，乡镇卫生院为17.4%。

从职称状况来看，本阶段各层级医疗机构医务人员职称占比相对稳定，以2019年为例，医院高职称占比最高，高级职称为10.1%，乡镇卫生院为2.7%，社区卫生服务中心为5%。

(3)全科医生在各层级医疗机构间的配置状况。

全科医生被认为是分级医疗体制建设基石，但是我国引入全科医学较晚，自20世纪80年代后期从国外引入后，全科医生人才的培养一直在探索中前进，发展迟缓。自2011年起，全科医学发展速度加快，从2015年到2019年全科医生在我国各层级医疗机构的配置状况看，无论是培训人数抑或注册人数乡镇卫生院都是最多的，社区卫生中心次之，医院人数最少。从每一层级全科医生数量增长速度来看，2019 年医院全科医生注册增幅较大，社区卫生中心和乡镇卫生院注册医生数超过了培训人数，意味着原来获得培训证书的人员开始注册从事全科医生行业。2015 年，全科医生注册与培训人数之比为 39.8%，2017 年降低到 29.3%，2019 年注册比例上升为 136.4%，其中社区卫生服务中心注册人数增长是最快的。除乡镇卫生院外，医院和社区服务中心的全科医生培训人数减少（见表 7-25）。从总体布局来看，全科医生在基层医疗机构的比例逐渐增加，2019 年基层医疗机构注册的全科医生在全体全科医生中的占比已经达到了 72.7%，但是仍有 27.3%的全科医生没有下沉到基层医疗机构工作，平均每万人全科医生数为 1.51 人，远低于发达国家全科医生数量。

表 7-25　各层级医疗机构全科医生配置数量

医疗机构类别	2015 年			2017 年			2019 年		
	培训人数	注册人数	占比（%）	培训人数	注册人数	占比（%）	培训人数	注册人数	占比（%）
医院	22446	8936	39.8	38177	11223	29.3	33568	26931	80.2
社区卫生中心	40119	33169	82.7	42606	41327	97.0	35840	68001	189.7
乡镇卫生院	55541	25434	45.8	69719	41181	59.1	71414	90244	126.4

资料来源：2015～2020 年《中国卫生和计划生育统计年鉴》。

（4）各级医疗机构资产配置状况。

本阶段无论是医院抑或是基层医疗机构的房屋建筑面积在绝对值上都呈现不断增长的趋势，基层医疗机构房屋用地面积在 2017 年小幅下降后迅速上升。但是从相对值来看，医院的房屋建筑面积占比呈现逐渐增加，下面级医疗机构的房屋建筑面积呈现逐渐下降的趋势，并在 2018 年之后稳定在 29%左右（见表 7-26），一定程度上反映出上面级医疗机构的扩张依然在继续，下面级医疗机构的规模依然呈现萎缩的态势。

表 7-26　2009～2021 年各层级医疗机构房屋建筑面积状况

年份	总计（平方米）	医院（平方米）	基层（平方米）	医院占比	基层占比
2009	306784646	205034179	101750467	0.67	0.33
2010	477854213	282476240	195377973	0.59	0.41
2011	562388495	364781929	197606566	0.65	0.35

续表

年份	总计(平方米)	医院(平方米)	基层(平方米)	医院占比	基层占比
2012	530592240	339875852	190716388	0.64	0.36
2013	559480567	364279434	195201133	0.65	0.35
2014	593976806	390733024	203243782	0.66	0.34
2015	637866112	429771561	208094551	0.67	0.33
2016	676144193	462826187	213318006	0.68	0.32
2017	480648867	345169808	135479059	0.72	0.28
2018	780028584	551537699	228490885	0.71	0.29
2019	828478335	590415181	238063154	0.71	0.29
2020	971369874	683920619	287449255	0.70	0.30
2021	611488625	447416874	164071751	0.73	0.27

资料来源：2011~2022年《中国卫生和计划生育统计年鉴》。

7.3.2.3 各层级医疗机构间的分工协作机制

我国分级医疗制度的运行机制在2015年之后从政策上进行了重新规范。在本阶段，政府鼓励居民首先在社区诊所、村卫生室进行首诊，在不能治疗的情况下转诊到更高层级的医疗机构就诊，并鼓励医院为转诊而来的患者开辟绿色通道，减免门诊费用，检查结果可互认，避免重复检查等，在高层级医疗机构治疗结束后鼓励患者转诊到基层医疗机构进行康复治疗。为保障分级医疗制度的顺利运行，通过改变各层级医疗报销比例，激励居民逐级就诊。构建家庭医生制度，明确家庭医生的职责，做到医防结合。通过医疗联合体制度，加强各层级医疗机构之间的分工与协作以保证转诊的顺畅、高效，并形成了几种典型的模式：上海地区的“家庭医生促有序诊疗秩序模式”、厦门地区“三师共管促分级诊疗模式”、深圳罗湖“紧密型医联体方式推动分级诊疗”。

上海地区的“家庭医生促有序诊疗秩序模式”。首先，通过合理布局医疗机构在区域的分布，开展“5+3+1”工程，新建5家郊区三级医院，改建3家郊区二级医院为三级医院，迁建1家郊区三级医院，从而实现全市每个郊区县都有一所三级综合医院。鼓励部分二级医院转型为康复医院和护理医院。其次，构建社区家庭医生制度。上海市于2010年筹建家庭医生制度，2015年开始以家庭医生为主体构建“1+1+1”医疗机构组合签约试点，将基层诊疗与市区级医院联系起来引导居民有序就诊。最后，打造后台支撑系统。第一，强化社区卫生服务中心的平台建设，全科医生对居民的管理、与高层级医疗机构的联络、药品的延伸处方、患者就诊情况等都需要通过平台进行操作与监管。第二，人才队伍支撑。对全科医生纳入住院医师规范化培训，并通过政策激励机制将全科医生“下沉”社区。提高社区高级职称比例，推进社区薪酬改革，将全科医生留在社区。第三，优质医疗资源的支撑。上层级医疗机构与社区卫生机构对接，优先提供专家号源，组建区域性影像、检验诊断中心，实现检查结果互认与共享。第四，信息技术支撑。建立分级诊疗平台，支撑家庭医生预约、转诊、处方、药物配送、绩效考核等管理。

厦门地区“三师共管促分级诊疗模式”。“三师”指的是健康管理师、全科医师、专科医师，三师协同为签约家庭医生的居民提供全程照护。厦门分级诊疗以慢病先行为切入点，以三师共管为服务模式，家庭医生签约为抓手，提供连续性、一体化卫生与健康服务。为推进分级医疗改革，首先进行了基层医疗卫生机构布局调整，先后在 2016 年完成新增 6 个社区站点建设，2017 年完成新增 2 个社区卫生服务中心、6 个站点建设，打造 15 分钟健康服务圈；其次，为激励社区、医院、患者三方遵循分级诊疗，从以下几个方面进行了制度设计：取消医院门诊补助、变住院补助为出院补助、增加医院下沉专家的补贴以鼓励上面级医疗机构专家下沉、提高医保报销比例的差异、改变下面级医疗机构的支付方式等激励患者下沉基层就诊。

深圳罗湖“紧密型医联体方式推动分级诊疗”。深圳罗湖区通过公立医院改革，在罗湖区建立罗湖医院集团。通过做实做强社康中心为居民提供便利、优质的服务，通过医保正向激励引导居民社区就诊从而使得分级医疗水到渠成。

第一，优化全区社康中心规划布局。在每个街道建立 2000 平方米以上的区域社康中心，每个区域社康中心平均管理 6 个普通社康中心，可服务 16 万人，居民可在 15 分钟内享受到优质医疗资源。第二，改善社康中心的硬件条件。第三，创新“四结合”模式，破解基层人员不足、技术水平不高的难题。“四结合”主要指全科与专科结合、医疗护理与居家养老结合、医疗服务体系内外集合、医疗体系与公共卫生相结合。第四，组建家庭医生服务团队，为签约居民做“守门人”。家庭医生团队由家庭医生、专科医生、护理骨干、公共卫生人员、健促员、临床药师、健康管理师等十类人员组成，负责居民的健康管理、日常预防保健、医疗及康复护理。第五，依托互联网，打造“互联网+医疗服务”模式，通过健康罗湖 APP，负责记录、监控居民的健康状况，并适时提醒居民进行查体、卫生保健等。第六，打造“基层检查、医院诊断”模式，通过社区流动诊断车随时将设备运往有需求的社康中心为居民进行检查，并通过远程系统即时传送至集团影像诊断中心，居民在 30 分钟内即拿到诊断报告。

通过典型模式分析不难看出，无论哪一种模式，都是通过“强基层、建机制”，通过资源配置布局的调整，辅以相关制度的安排，实现医疗资源配置及居民就诊的金字塔结构。而为实现各层级医疗机构尤其是下面级医疗机构功能的发挥，各类模式都通过医疗机构内部的资源转移提高了对下面级医疗卫生机构医疗资源的投入。而从全国的分级医疗体制改革来看，由于没有在全国范围内对各层级医疗体制进行类似的改革，分级医疗体制推进并不理想。

7.3.2.4 分级医疗体制效果

在本阶段，政府通过加大对乡镇卫生院、城市社区卫生服务中心(站)建设，通过将部分一级、二级医疗机构转型为基层医疗卫生机构等做法提高下面级医疗卫生机构的诊疗能力，从而大大提高了居民基层就诊次数及其基层就诊占比。根据2009~2020年的中国卫生统计数据，虽然从2009年以来下面级医疗机构总诊疗人次不断增加，但是在医疗服务机构中诊疗人次的占比却呈现不断下降的趋势，从2010年诊疗人次占比63.9%下降到2019年54.11%，医院诊疗人次刚好相反，从占比36.09%上升到38.42%。尽管部分高层级医疗机构转型为基层医疗机构后提高了下面级医疗机构就诊人次数，但依然没有从总量上扭转下面级医疗机构就诊人次数占比下降的趋势，无法改变居民向上就诊的事实。高层级医疗机构降低级别后依然采取的是以专科为主的诊疗模式，医疗机构依然是间接满足居民的医疗服务需求，且一些地方基层医疗卫生机构将各种免费提供的公共卫生服务也统计为普通的“诊疗服务”，从而虚增了基层医疗机构的诊疗次数。从近十年诊疗人次数据变化来看，基层就诊人数的占比呈现逐渐下降的趋势(见表7-27)，也一定程度上表明当前的分级医疗体制改革没有从根本上改变居民无序就医、向高层级医疗机构就医的现状。

表7-27 2010~2021年各层级医疗机构就诊人次数

年份	医院		基层	
	诊疗人次(亿)	占比(%)	诊疗人次(亿)	占比(%)
2010	20.4	36.09	36.12	63.9
2011	22.59	37.25	63.83	62.75
2012	25.42	38.22	41.09	61.78
2013	27.42	38.8	43.24	61.2
2014	29.72	40.51	43.64	59.49
2015	30.84	41.53	43.42	58.47
2016	32.7	42.82	43.67	57.18
2017	34.39	43.71	44.29	56.29

续表

年份	医院		基层	
	诊疗人次(亿)	占比(%)	诊疗人次(亿)	占比(%)
2018	35.77	44.8	44.06	55.19
2019	38.42	45.89	45.31	54.11
2020	33.23	44.67	41.16	55.33
2021	38.84	47.75	42.50	52.25

资料来源：2010~2022年《中国卫生和计划生育统计年鉴》。

7.3.3 小结

新医改时期，尽管在医保和药改等方面取得了很大进步，但是，劳动力再生产成本在各层级政府之间不合理分摊并未出现根本性改变，医疗资源分级配置的倒金字塔结构依然存在，导致医疗资源的分级配置无法响应疾病发生规律决定的居民直接式就诊需求，使得分级医疗体制仍然保持着严重的错配状态。

08

我国分级医疗体制存在的问题及其原因

Chapter eight

我国分级医疗体制弊端的形成源于劳动力再生产成本分摊的失衡，作为保障劳动力再生产的医疗卫生服务，不仅关系着劳动者个人及其家庭是否可持续再生产，更关系到一个国家的经济发展、社会稳定。因此，国家应通过直接或间接的方式对劳动力再生产进行干预，以保证劳动力再生产的顺利进行。国家应作为劳动力再生产成本分摊的主要责任人，尤其是中央政府和省级政府对劳动力再生产成本的分摊应占主体地位。由于我国长期以来以经济建设为中心的发展理念，认为只要经济赶上去，其他问题都可以迎刃而解，各层级政府将更多的财政资金投入在生产领域，医疗卫生领域的财政投入一直不足，效仿经济体制改革进行的医疗体制改革，把筹资的责任交给原本在医疗卫生领域就存在失灵的市场，从而导致了政府与市场的双重失灵，形成了当前分级医疗体制的困局。从表面上来看，分级医疗体制的弊端仅是医疗卫生领域的问题，实质是劳动力再生产成本分摊的失衡所致，而更深层次的原因在于经济体制在医疗卫生领域的改革过程中，政府失灵所致。政府失灵在于政府在劳动力再生产成本的分摊过程中失灵，一方面政府财政投入在医疗费用中的占比过低；另一方面在于各层级政府之间的费用投入责任划分不清，中央政府财政分摊能力有限，更多转嫁给了地方政府，没有起到平衡各层级政府卫生费用投入的作用，进而导致了倒置的医疗资源配置状态。政府失灵还表现为在既有医疗资源倒置的状态下，进一步吸引了社会资本向高层级医疗机构配置资源，部分政策的实施不仅没有缓解甚至进一步加重了医疗卫生资源的错配状态。

8.1 劳动力再生产成本分摊机制失衡引起分级医疗体制错配

医疗费用是投入在医疗卫生领域的一切卫生资源的货币表现形式，医疗费用的多寡决定了卫生资源配置的数量与质量。劳动力再生产成本分摊即医疗费用的分摊问题，它包括医疗费用由谁分摊和如何分摊两个方面。

8.1.1 财政投入在医疗费用中占比过低削弱了政府调控能力

作为保证劳动力再生产顺利并持续进行的医疗卫生服务，其对保障劳动力身体健康，进而促进一国或地区生产力的发展有着积极的作用，因而，在发达国家进入垄断阶段之后，特别在20世纪50~70年代，发达国家陆续建立具有福利性质的医疗卫生体制，将基本医疗卫生服务作为准公共产品提供，为国民提供近乎免费的医疗卫生服务，政府对卫生领域的财政投入占到卫生总费用的70%以上。我国作为社会主义国家，其根本任务在于“解放和发展生产力”，最终的目标是实现人的自由而全面的发展，而保障国民的健康是实现一切目标的根本前提和保障，因此，政府应成为劳动力再生产成本的主要承担者，才能保障医疗卫生资源的合理配置，促进劳动力健康。但在我国的经济体制改革中，医疗卫生服务作为福利性消费在公共支出中被大幅度缩减，政府将财政重点投入在经济建设领域，对应的医疗卫生改革遵循市场经济体制改革路径，对公立医疗机构的改革实行“给政策不给钱”的做法，卫生财政投入从全包到定额补助，到定额包干，再到仅保障离退休人员经费，财政对医疗卫生领域的支出范围不断缩小，2000年，国家财政投入在卫生总费用中的占比仅有15.47%。

在此背景下，各层级医疗机构必须在市场中通过竞争实现自身的运营与发展。下面级医疗机构在政府财政投入不足的情况下，只能通过放弃公共卫生服务或对公共卫生服务进行收费，增加诊疗服务等方式获取利润，上面级医疗机构为获得更多的利润，提供包括常见病、多发病在内的几乎所有类型疾病的诊治，各层级医疗机构之间提供的服务类型趋同，分工协作机制被打破。高层级医疗机构凭借高端的医疗技术水平、诊疗设备、诊疗环境等吸引更多的患者趋高就诊。国家对医疗卫生领域财政投入的减少，不仅影响了医疗卫生资源对国民的覆盖程度，也大大削弱了国家宏观调控医疗资源在各层级医疗机构合理配置的能力。

8.1.2 劳动力再生产成本分摊失衡导致医疗资源倒置

1994年的分税制改革，初步明确了中央与地方税收的划分、事权和支出的划分，建立了税收返还和转移支付制度。在这次改革中，财权逐渐向上集中，事权逐渐下移。中央政府分税制改革后，财政收入在一般公共预算收入中的占比从1978年的15.52%上升到1994年的55.7%，但中央财政卫生事业费在政府财政支出中的占比仅为2.16%，地方政府承担了97.84%的卫生财政投入，其中县及以下政府的财政支出占卫生预算支出的55%~60%。按照一级政权、一级财权、一级事权的规定，医疗卫生机构由所隶属的政府进行财政投入，即省级医院由省级财政补偿，卫生院由乡镇政府财政补偿，级别越低的医疗卫生机构由层级越低的政府进行财政投入，级别越高的医疗卫生机构由层级越高的政府进行财政投入。

在分税制背景下，政府行政级别越高财政汲取能力越强，财源越稳定，其管理下的医院可获得财政投入的数额越大；反之，财政所得越少，越不稳定。作为“纯消费型”的卫生费用支出，总会被地方政府尽力压缩到最低，甚至会挪用上级政府通过转移支付下拨的用于医疗卫生领域的卫生费用，从而导致下面级医疗机构卫生资源的极度匮乏。下面级医疗机构行政隶属级别低，所获得财政拨款很少，特别是依赖乡镇财政的乡镇卫生院和村卫生室，由于财政支持不足，设备难以更新，更难以留住人才，与高层级医疗机构竞争处于不利地位，经营陷入困境，乡镇卫生院被租赁、拍卖，乡村卫生室趋于瘫痪状态。下面级医疗机构覆盖人群的密度下降，无法均匀分布于居民的生活、工作社区，无法实现其应有的防疫、健康教育、诊疗、“守门人”等功能。中央财政在卫生财政投入中的占比过低，导致其无法对下面级医疗卫生资源的匮乏提供有效的财政供给。上面级医疗机构在财政支持、市场竞争中都处于优势地位，通过扩大规模，购进先进设备，不断虹吸患者，通过高耗费专科手段提供了针对包括常见病、多发病在内的几乎所有类型的疾病诊治服务。

在以经济建设为中心，各级政府倾向于将更多资源投入经济建设领域的大背景下，分税制形成的各层级政府对相应级别的医疗卫生机构进行财政投入的做法，导致级别越低的医疗卫生机构财政投入越少，卫生资源越匮乏，医疗资源倒置问题日益凸显。

8.2 劳动力再生产成本分摊机制失衡的两个方面

劳动力再生产成本分摊的失衡是我国从计划经济体制到市场经济体制演变过程中，市场化改革导致的我国劳动力再生产成本分摊在纵横两个层面的失衡：纵向失衡指劳动力再生产成本在中央政府与地方政府之间分摊的失衡；

横向失衡是劳动力再生产成本分摊在发达地区与欠发达地区、城市与农村地区的失衡。劳动力再生产成本分摊在纵横两个方面的失衡导致医疗卫生资源在各层级医疗机构(上面级与下面级医疗机构)之间分配倒置。

8.2.1 劳动力再生产成本纵向分摊失衡

劳动力再生产成本的纵向分摊失衡主要指各层级政府对医疗费用的分摊比例呈现倒置的现象。在计划经济体制向市场经济体制转变的过程中，作为计划经济体制重要基础的财政制度首当其冲成为被改革的对象，由计划经济时期的财政主导，掌握全社会大部分的资源，向财政分权、扩大地方政府财权方向转变。在划分收支、分级包干财政体制阶段，财政管理体制集中程度明显下降，中央与地方各负其责，充分调动了地方政府的积极性，但是中央政府财权大幅下降，甚至不断发生巨额赤字。在随后的分税制改革过程中，中央政府逐渐集中了财权，并明确了卫生事权实行属地分级负责，在 1997 年卫生改革文件中明确提出了卫生工作分级负责、管理，各地方政府对本地区卫生工作全面负责，并作为领导任期的重要考核指标。财权上升、事权下移的做法，严重削弱了地方政府的财力，财政状况举步维艰，且层级越低的政府承担的卫生财政支出越多。从各级政府对医疗费用承担的比例来看，中央政府承担的比例最低，仅占2%左右，省级政府次之，县级以下政府承担的财政支出比例最高，约占卫生预算的 55%~65%。以 2010 年北京市各层级政府的卫生财政投入占比来看，中央、省、县三级政府卫生财政支出占比分别为：2.25%、36.61%、61.14%。[①] 随着政府层级的下移，事权大于财权的问题越突出，导致在财政困难的地区，县乡政府对一些公立医疗机构的经费补助日益减少，甚至通过变卖机构，甩掉财政包袱，将医疗机构推向市场。各级政府卫生财政投入情况如表 8-1 所示。

表 8-1 各级政府卫生财政投入情况

年份	中央财政卫生事业费(亿元)	中央财政卫生事业费比重(%)	地方财政卫生事业费(亿元)	地方财政卫生事业费比重(%)
2010	73.56	1.53	4730.62	98.47
2011	71.32	1.11	6358.19	98.89

① 医院等级划分依据是 1989 年卫生部《关于实施“医院分级管理办法(试行)”的通知》。

续表

年份	中央财政卫生事业费(亿元)	中央财政卫生事业费比重(%)	地方财政卫生事业费(亿元)	地方财政卫生事业费比重(%)
2012	74.29	1.03	7170.82	98.97
2013	76.70	0.93	8203.2	99.07
2014	90.25	0.89	10086.56	99.11
2015	84.51	0.71	11868.67	99.29
2016	91.16	0.69	13067.61	99.31
2017	107.60	0.74	14343.03	99.26
2018	210.65	1.35	15412.9	98.65
2019	247.72	1.49	16417.62	98.51
2020	342.78	1.78	18873.41	98.22

资料来源：2020年《中国财政统计年鉴》。

8.2.2 劳动力再生产成本横向分摊失衡

劳动力再生产成本分摊横向失衡主要指城乡之间、地区之间卫生财政投入的差异以及由此导致的卫生资源配置的差异。在计划经济时期，财政统一由中央进行调配，劳动力再生产成本在城乡和地区之间的分摊相对均衡，随着经济体制改革的推进，财政实施分级包干，地方政府在划定的范围内，自行安排预算，多收多支，自求平衡。在本阶段，中国卫生事业费划归到地方财政预算，中央限于自身财力有限，可供调剂的比重很小，随着各地经济发展差距和财政能力差距的拉大，城乡之间、各地区之间政府卫生支出的差距不断拉大，更多的财政投入到了城市、经济发达地区，劳动力再生产成本横向分摊失衡。在分税制改革后，尽管建立了转移支付配套制度，但是由于转移支付不规范，缺乏合理的测算和有效的监督机制，转移支付制度在均衡各地区和城乡卫生财政支出方面的作用较弱。

财政向城市倾斜的投入方式导致了城乡之间卫生费用的巨大差异，从经济体制改革以来，城市卫生费用一直高于农村，新医改之前，占比60%以上的农村人口拥有不到1/4的卫生总费用，城市人口占比低于40%，但却拥有接近3/4的卫生总费用，城乡卫生费用的使用极度不平等。在2009年之后，政府加大了对农村地区的卫生财政投入，城乡人均卫生费用之比有所下降但没有得到根本的解决，如表8-2所示。

表 8-2 卫生总费用及人均卫生费用城乡分布

年份	城乡卫生总费用(亿元)		人均卫生费用(元)		
	城市	农村	城市	农村	城乡之比(%)
1990	396	351.39	158.8	38.8	4.09
1991	482.6	410.89	187.6	45.1	4.16
1992	597.3	499.56	222.0	54.7	4.06
1993	760.3	617.48	268.6	67.6	3.97
1994	991.5	769.74	332.6	86.3	3.85
1995	1239.5	915.63	401.3	112.9	3.55
1996	1494.9	1214.52	467.4	150.7	3.10
1997	1771.4	1425.31	537.8	177.9	3.02
1998	1906.92	1771.8	625.9	194.6	3.22
1999	2193.12	1854.38	702.0	203.2	3.45
2000	2624.24	1962.39	813.7	214.7	3.79
2001	2792.95	2232.98	841.2	244.8	3.44
2002	3448.24	2341.79	987.1	259.3	3.81
2003	4150.32	2433.78	1108.9	274.7	4.04
2004	4939.21	2651.08	1261.9	301.6	4.18
2005	6305.57	2354.34	1126.4	315.8	3.57
2006	7174.73	2668.61	1248.3	361.9	3.45
2007	8968.7	2605.27	1516.3	358.1	4.23
2008	11251.9	3283.5	1861.8	455.2	4.09
2009	13535.61	4006.31	2176.6	562.0	3.87
2010	15508.62	4471.77	2315.5	666.3	3.48
2011	18571.87	5774.04	2697.5	879.4	3.07
2012	21280.46	6838.54	2999.3	1064.8	2.82
2013	23644.95	8024.0	3234.1	1274.4	2.54
2014	26575.60	8736.80	2581.7	1412.2	1.83
2015	31297.85	9676.79	4058.5	1603.6	2.53
2016	35458.01	10886.87	4471.5	1846.1	2.42

资料来源：2022 年《中国卫生健康统计年鉴》。

分区域来看，实行分税制改革后，各地区之间的经济发展差距导致各地区政府用于卫生财政投入的巨大差异，呈现东西中部地区依次递减的趋势。在2000年实施公共服务均等化之后，政府加大了对西部地区的转移支付力度，西部地区的财政投入上升，中部地区的卫生财政投入最低。从历年各地区卫生财政投入的变异系数来看，各地区之间的卫生财政投入差距逐渐缩小。

8.3 分级医疗体制错配的表现形式

劳动力再生产成本在纵向和横向两个方面的失衡导致了分级医疗体制的错配，分级医疗体制错配是劳动力再生产成本分摊的外在表现。分级医疗体制扭曲主要体现在医疗资源在各层级医疗机构间的分级配置呈现倒金字塔分布的状态，倒金字塔分布在地理空间上体现为卫生资源向发达地区、向城市集中；边远地区、农村地区居民医疗卫生资源匮乏。

8.3.1 医疗资源分级配置形成倒金字塔分布

基于失衡的劳动力再生产成本分摊机制下的医疗资源的数量与质量按照所属行政级别呈现倒金字塔式的结构，下面级医疗体制所拥有的医疗资源的数量少、质量差，缺乏具有全方位健康管理能力的全科医生，上面级医疗体制拥有更多、更优质的医疗资源，无论是在医务人员数量、质量，还是在医院占地面积、医院设备等方面都具有显著的优势。

8.3.1.1 固定资产在各层级医疗机构倒置

从固定资产在各层级医疗机构之间的配置状况来看，2019年医院的床位数占比为80.80%，而基层医疗卫生机构的床位数占比为19.20%，且最近几年医院床位数一直处于增加的态势。我国医疗资源配置是以床位为标准配置医生及其他医疗设备等资源的，从床位数量上很容易看出各层级的医疗资源配置差距。从万元以上设备台数来看，医院的占比远大于基层医疗机构，2019年医院万元以上设备台数占比为90.03%，基层医疗机构占比为9.97%；从各层级医疗机构占地面积来看，2019年医院占比高达71.27%，基层医疗卫生机构占比为28.73%（见图8-1）。

8.3.1.2 医疗卫生人员在各层级医疗机构倒置

医疗卫生人员在各层级医疗机构的配置呈现倒置状态，从2005~2019年就职在医院与基层医疗卫生机构的人员数量来看，无论是基层医疗机构抑或

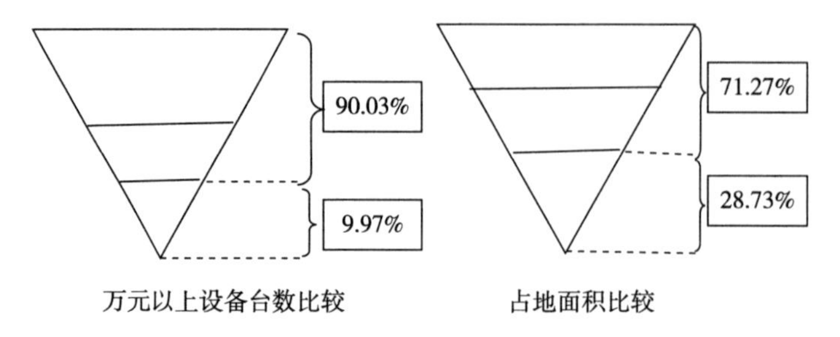

图 8-1　2019 年上面级与下面级医疗机构设备、占地面积比较

是医院的人数都呈现上升的趋势，但是医院人员上升速度更快，基层医疗机构卫生人员仅在 2011 年短暂快速地上升，随后医院人员增长速度超过基层医疗机构并呈现逐渐扩大的趋势，2019 年，医院人员数量占比达到 65. 2%。下面级医疗机构的医师数量不占有主体地位，呈现明显的倒置状态（见图 8-2）。

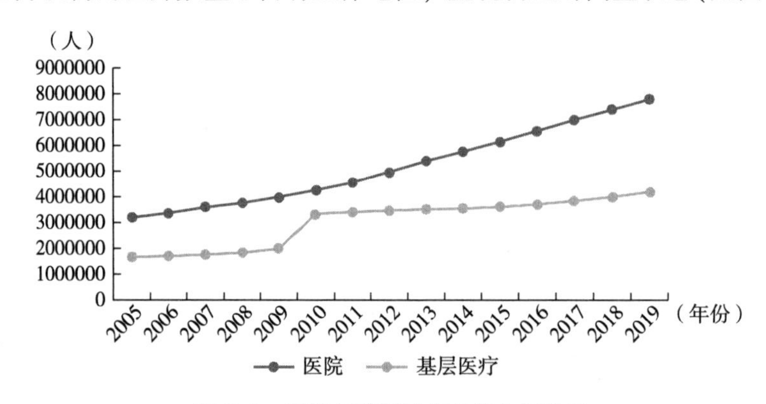

图 8-2　医院与基层医疗机构人员数量

从各层级医疗机构医疗卫生人员的质量来看，上面级与下面级医疗机构医生质量相差甚远。上面级医疗机构医生质量无论从学历还是从职称结构上来说都好于下面级医疗机构。以 2021 年医院与基层医疗机构人员的学历、职称情况为例，从医师资源的技术状况在我国各层级医疗机构的配置来看，医院在高级职称的人员占比上有绝对的优势，乡镇卫生院的职称级别集中在士级，卫生服务站的职称级别集中在师级，村卫生室高级职称占比仅为 0. 1%，职称级别集中在士级和师级（见表 8-3）。

在各层级医疗机构医生的学历结构中，医院医生的学历结构以大专与本科学历为主；乡镇卫生院以大专为主，中专次之；卫生服务中心站以本科学历为主，大专学历次之；村卫生室学历以大专与中专为主。在这四类医疗机构中呈现明显的学历逐次降低的趋势，即医院高于卫生服务中心，卫生服务中心高于乡镇卫生院，乡镇卫生院高于村卫生室，村卫生室在地理可及性、价格可获得性方面具有优势，但学历结构倾向于低学历，以大专和中专学历为主。

表 8-3 2021 年我国各层级医疗机构医生学历及职称状况 单位：%

	医院	乡镇卫生院	卫生服务中心(站)	村卫生室
学历				
研究生	8.7	0.1	1.9	0
大学本科	41.9	23.9	42.1	9.9
大专	35.6	43.3	38.1	31.2
中专	13.2	30.5	16.6	48.3
高中及以下	0.6	2.2	1.3	7.8
专业技术资格				
正高	3.1	0.3	0.8	0
副高	8.6	3.6	6.2	0.1
中级	23.3	15.1	26.7	0.8
师级/助理	31.3	31.9	32.8	14.5
士级	28.9	42.2	27.9	35.1
不详	4.9	7.0	5.6	49.5

资料来源：2022 年《中国卫生健康统计年鉴》。

8.3.1.3 全科医生数量增长缓慢

2019 年全科医生无论培训抑或注册增幅都较大，社区卫生中心的全科医生培训人数增长放缓，但注册人数占培训人数的比例较高，达到 97%。从总体布局来看，全科医生在基层医疗机构的比例逐渐增加，2019 年在基层医疗机构注册的全科医生占当年注册全科医生人数的比例已经达到 85.46%，但是仍有 14.54%的全科医生没有下沉到基层医疗机构工作。2021 年，平均每万人全科医生数为 3.1 人，相较于 2019 年的 1.51 人有了较大的提高，但仍然与 OECD 发达国家每万人 6 名全科医生的比例有较大差距。

8.3.2 倒金字塔分布在城乡之间的表现

在我国的行政区划中，县及以下地区划定为农村地区，在分税制改革后，县及以下政府的财政收支处于支大于收的极度不平衡状态，隶属于县以下政府管理的医疗卫生机构财政投入先天不足，中国卫生事业费划归到地方财政预算的做法使得 9 亿县级以下农村地区人口所享受到的医疗卫生服务与城市地区人口存在较大的差异。农村地区在地理空间中覆盖人群规模最大，但却没有足够的医疗卫生资源与其对应，由此导致农村地区居民被迫涌向城市地区的更高级别的医疗卫生机构就诊，不仅造成城市地区医疗卫生资源过度利用和浪费并存，也造成不必要的经济损失，给居民、社会造成沉重的负担。

8. 3. 2. 1　城乡之间卫生费用倒置

从我国自经济体制改革以来卫生费用在城乡之间的分布来看，城市地区卫生费用一直远高于乡村地区，特别在新医改以前的一段时期，城市地区人均卫生费用是乡村地区人均卫生费用的 4. 2 倍，在新医改以后，随着政府加大了对农村地区卫生财政的投入，城乡差距逐渐缩小，但城市人均卫生费用依然远高于农村地区，2016 年，城市人均卫生费用是农村人均卫生费用的 2 倍，如图 8-3 所示。卫生财政更多投入在城市的倾向，导致优质卫生资源更多配置在城市地区，大量农村居民无法获得合理的医疗卫生服务，而被迫到城市地区，到高层级医疗卫生机构就诊。

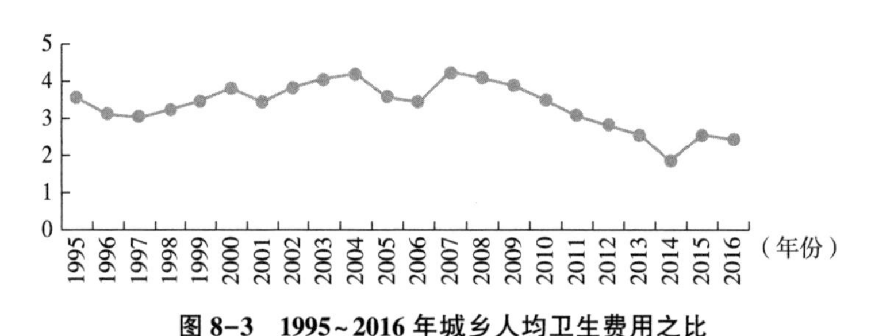

图 8-3　1995~2016 年城乡人均卫生费用之比

8. 3. 2. 2　城乡之间医疗卫生服务供给量倒置

城乡之间医疗卫生服务供给量采用千人卫生技术人员数和千人床位数两个指标来看，城市医疗卫生服务供给量远高于农村。从增长速度来看，农村增长速度高于城市，如表 8-4 所示。在新医改之后，农村千人床位数的增长速度在 2010 年之后呈现较快增长—缓慢增长—较快增长的趋势，2016 年之后农村的平均增长速度高于城市。农村千人卫技人员数量增长速度高于城市。农村千人卫技人数和千人床位数与城市的差距有一定的缩小，但城市医疗卫生服务实际供给量远大于农村。2021 年，城市千人卫技人数为 9. 87，农村为 6. 27；城市千人床位数为 7. 47，农村为 6. 01。农村地区卫生服务供给能力有限，一定程度上将促使居民向城市医院聚集就诊，从而加剧了城市医疗卫生机构就诊人员的拥堵。但从最近几年的发展趋势来看，农村千人卫技人数和床位数一直保持增加的态势，城市千人卫技人数和床位数在 2021 年开始下降。千人卫技人数和千人床位数在城乡之间的差距有缩小趋势(见图 8-4)。

表 8-4 2009~2021 年千人卫技人数与床位数

年份	千人卫技人数(人)		千人床位数(张)	
	城市	农村	城市	农村
2009	7.15	2.94	5.00	2.28
2010	7.62	3.04	5.33	2.44
2011	7.90	3.19	6.24	2.80
2012	8.54	3.41	6.88	3.11
2013	9.18	3.64	7.36	3.35
2014	9.70	3.77	7.84	3.54
2015	10.21	3.90	8.27	3.71
2016	10.42	4.08	8.41	3.91
2017	10.87	4.28	8.75	4.19
2018	10.91	4.63	8.7	4.56
2019	11.10	4.96	8.78	4.81
2020	11.46	5.18	8.81	4.95
2021	9.87	6.27	7.47	6.01

资料来源：历年《中国卫生统计年鉴》。

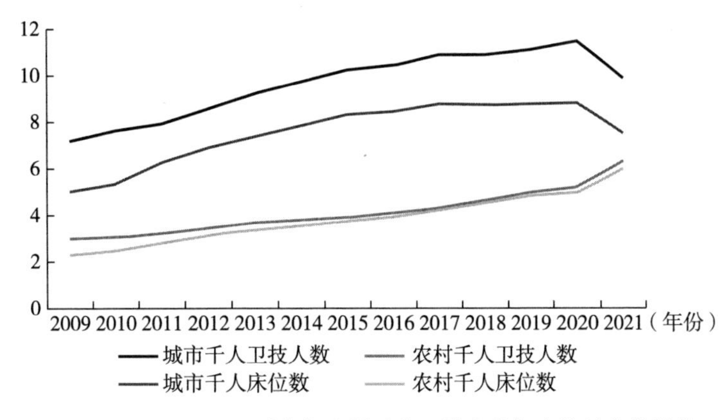

图 8-4 2009~2021 城市与农村千人卫技人数与床位数变化趋势

8.3.2.3 城乡之间医疗卫生人员数量与质量存在显著差异

当前城乡之间医疗卫生人员在数量上依然存在显著的倒置现象，即拥有更多农村人口的更广大的农村地区拥有的医疗卫生人员数量相对较少。从 2017~2021 年城乡卫生技术人员的数量来看，城市各类医疗卫生人员数量都显著多于农村地区，如表 8-5 所示。

表 8-5　2017~2021 年城乡卫生技术人员数量

年份	执业医师(人)		注册护士(人)		药师(士)(人)		技师(士)(人)	
	城市	农村	城市	农村	城市	农村	城市	农村
2017	1658920	1170079	2244366	1559655	238210	214758	258520	222557
2018	1776221	1234155	2417653	1680977	246709	220976	271105	234765
2019	1905480	1305035	2603260	1841787	257706	225714	288207	247710
2020	2022110	1379562	2761481	1947236	266659	230134	302446	258117
2021	2239971	1350875	3049339	1970083	299416	22149	409425	282758

资料来源：历年《中国卫生统计年鉴》。

不仅城乡之间医疗卫生人员数量存在倒置问题，城乡之间医疗卫生人员的技术水平也存在显著的差异，医疗卫生人员在质量上无法实现均等化，城市地区存在明显的质量优势。以 2017 年城乡医疗机构卫生技术人员的学历和聘任技术职务来看，城市执业医师的学历集中在大学本科及以上，城市的护士、药师及技师的学历都集中在大专和本科，而农村主要集中在中专和大专学历水平。从职称上看，拥有高级职称的各类医师、药师、技师都在城市，农村占比非常低(见表 8-6)。

表 8-6　2017 年城乡卫生技术人员学历和聘任技术职务状况表　单位：%

分类	执业医师		注册护士		药师		技师	
	城市占比	农村占比	城市占比	农村占比	城市占比	农村占比	城市占比	农村占比
按学历分								
研究生	20	0.3	0.2	0.0	4.6	0.1	3.7	0.0
大学本科	53.7	25	20.8	8.4	32.2	12.5	34.3	10.6
大专	19.1	42.8	50.5	40.9	34.8	33.8	40.8	45.9
中专	6.7	28.6	27.9	49.2	23.8	42.9	19.4	39.8
高中及以下	0.5	3.3	0.7	1.5	4.7	10.7	1.8	3.7
按聘任技术职务分								
正高	7.2	0.3	0.2	0.0	1.0	0.0	1.0	0.0
副高	18.4	6.5	2.6	0.9	4.8	0.7	5.5	0.6
中级	34.3	36.8	16.8	14.1	23.8	12.9	22.9	10.7
师级	35.7	51.2	26.1	26.6	36.8	32.2	32.7	25.7

续表

分类	执业医师		注册护士		药师		技师	
	城市占比	农村占比	城市占比	农村占比	城市占比	农村占比	城市占比	农村占比
士级	1.8	3.9	45.8	50	25.4	45.4	27.3	50.0
特聘	2.6	1.3	8.5	8.4	8.2	8.8	10.6	12.9

资料来源：郭志远等．乡村振兴背景下我国农村医疗卫生服务供给侧问题研究[J]．锦州医科大学学报(社会科学版)，2020(3)：46-51.

8.3.2.4 城乡之间固定资产配置倒置

城乡医疗卫生机构的固定资产配置主要选取了万元以上设备和房屋占地面积两个指标，通过2009~2017年的数据发现，城市医疗机构的两项指标均高于农村地区，其差别程度呈现扩大的趋势。城市地区万元以上设备数自2009年到2017年共增长272.8%，而农村地区仅增长190%，2017年城市万元以上设备数是农村地区的10.75倍；城市业务用房面积数自2009年到2017年增长了188.4%，农村地区仅增长120.8%，2017年城市业务用房面积是农村地区的3.17倍，如表8-7所示。

表8-7 2009~2017年城乡固定资产配置状况

年份	万元以上设备数(万台)		业务用房面积数(万平方米)	
	城市	农村	城市	农村
2009	187.1	25.0	26957	13265
2010	207.7	27.5	28248	14695
2011	236.3	28.9	36478	14786
2012	272.7	31.0	33988	14300
2013	315.6	33.5	36428	14545
2014	372.3	36.3	39073	14957
2015	408.2	39.4	42977	15313
2016	460.1	43.0	46283	15641
2017	510.5	47.5	50796	16024

资料来源：郭志远等．乡村振兴背景下我国农村医疗卫生服务供给侧问题研究[J]．锦州医科大学学报(社会科学版)，2020(3)：46-51.

8.3.3 分级医疗体制功能错位

当前各级医疗体制无法实现其应承担的功能。根据常见病、多发病的发病特点及西方发达国家下面级医疗体制的功能借鉴，下面级医疗体制应承担疾病的预防，常见病、多发病的治疗，居民健康教育、慢性病管理以及向上转诊等功能，但由于我国下面级医疗体制中的全科医生极度匮乏，且下沉在下面级医疗体制的专科医生的质量远低于上面级医疗机构医务人员的水平，导致部分地区特别是农村地区的乡村医生无法承担预防及治病的功能，部分地区乡村诊所医生忙于完成上级下发的签约、为居民建档等行政任务而荒废治疗，部分乡村诊所甚至沦为为居民发药的机构，部分乡镇卫生院由于没有患者或担心医疗纠纷，很多常规手术已经无法开展，无法将患者留在机构就诊，沦为为居民开转诊单的机构。

按照疾病发病规律，上面级医疗机构应对的是病情较严重、发病率较低的疾病，因此，上面级医疗机构应由专科医生组成，数量应低于下面级医疗机构。在人口密度较大地区，上面级医疗机构可分为二级和三级两个层级。二级医疗机构主要应对病情稳定、诊疗程序明确的一般重症，三级医疗机构主要针对危急重症等复杂疾病，并承担医疗领域的科研、教学等任务。由于我国优质医疗资源主要配置在上面级医疗机构，居民的常见病、多发病在下面级医疗机构得不到较好的治疗或居民在不信任下面级医疗机构的情况下将直接到上面级医疗机构就诊，因此，我国当前的上面级医疗机构不仅需要应对危急重症等复杂性疾病，医院的门诊还承担着常见病、普通疾病的诊疗。

各层级医疗机构功能的错位，导致居民的倒金字塔形就诊结构，居民倒金字塔形的就诊结构进一步激励高层级医疗机构扩大规模、引进人才，以应对日益增多的就诊量，从而形成恶性循环。

8.3.4 分级医疗体制无法实现分工协作功能

基于上述原因，尽管政府出台了一系列促进分级诊疗的文件，如 2006 年的政府文件中明确提出了“社区卫生服务与大中型医院应开展多种形式的联合与合作，探索社区首诊制度，以建立分级医疗和双向转诊制度”。在 2009 年新医改的文件中再次强调开展双向转诊，2015 年政府文件提出了分级诊疗模式、配套措施及实施目标等，但是医疗卫生机构间的协作状况并没有得到根本的改变。在当前各层级医疗机构分工不明确、各层级医疗机构业务重叠、转诊细则缺失、医院需要依靠业务收入来维持运转的前提下，各层级医疗机构存在实质的竞争而非合作关系，很难构建以患者为中心的诊疗体系。高层级医疗机构凭借其医疗机构技术虹吸着应就诊于基层的患者，其业务内容涵盖了其以下层级医疗机构的诊疗范围。从医疗机构诊疗人次看，机构数量占比仅为3%左右的医院，其诊疗总人次自2014年以来占比持续增加，2019年医院门诊服务人次数占比达到45.89%，基层医疗机构没有发挥“守门人”的作用，没有实现患者的合理分流。另外，在已就诊的患者中，由基层上转至高层级医疗机构的患者比例畸高，而上层下转到基层的患者占比很低。2017年，经过基层向上级转诊的患者近1000万人次，占医院诊疗人次的1/79，而下转的患者人数更是微乎其微。即使通过政府行政命令构建各种形式的医疗联合体，在各层级医疗机构间由于利益不一致，要么流于形式，要么成为高层医疗机构新的扩张途径，在余红星对某医联体的研究中发现，在医联体建立的六年中，下转的患者仅1200余人(余红星，2015；杜治政，2018)。

通过对各层级医疗机构间的资源配置以及城乡之间的医疗资源配置可知，当前我国的医疗资源与居民发病规律的正金字塔结构相比照依然是错配的。根据学者的研究可知，无论哪个年代或地区，常见病、多发病总是发病率最高的，是最大多数居民易发生的疾病，而一般复杂疾病、罕见病的发病频率逐次递减，因此在居民中的常见程度呈现逐层递减的金字塔结构。因此，常见病、多发病的发病频次在居民中是最高的，是医疗机构应对最多的疾病，因此对应常见病、多发病的医疗机构及其包括的医生、医疗设备等也应配置最大量。但当前对应常见病、多发病的基层医疗机构的资源配置恰好相反，除了数量具有优势外，核心资源诸如医生、设备、占地面积等都低于高层级的医疗机构。若资源不能按照疾病发生规律所需配置，必将导致资源在各层级医疗机构的失衡，出现资源配置低效甚至无效的状况。尤其在信息不对称的医疗行业，错配的医疗资源会进一步吸引更多的患者进入高层级的医疗机构就诊，出现高层医疗机构诊疗常见病、多发病，一方面浪费了既有高端的医生资源和设备设施，造成高层级医疗机构的拥堵、医患矛盾、医生因劳累猝死等社会问题；另一方面，配置在基层的医疗资源不能被充分利用、被闲置，基层医疗机构的医生不能被患者信任，技术水平不能在治疗过程中被巩固与提升，导致强者越强，弱者越弱的马太效应。

而当前我国针对上述现象开出的“强基层、建机制”的“处方”并没有收到良好的效果，甚至部分政策制度阻碍了分级医疗体制的建立，如对基层实施的“收支两条线政策”“基本药物制度”“基层事业编制政策”等，反而弱化了基层医疗卫生机构在各层级医疗机构中的竞争协作能力，不利于其为居民提供疾病“守门人”的角色。

8.3.5　分级医疗体制错配的后果

医疗资源向上配置将吸引更多的患病人群向上层医疗机构流动，患病人群不按照疾病发生需求的无序就诊将导致基层医疗机构医疗资源的闲置与浪费，也将导致高层级医疗机构将优质资源应对常见病、普通病，从而导致优质医疗资源的过度使用和浪费，从而引发"看病难"现象，由于医院以专科医疗为导向，借助于高端仪器设备为患者治疗，容易引发医疗费用迅速上涨等问题。

8.3.5.1　患病群体的无序就诊

2009 年以来，从各层级医疗机构就诊的人次来看，基层医疗机构与医院就诊人次数都不断增加，但基层医疗机构就诊人次的占比呈现逐年下降趋势，2011 年基层就诊人次数占总诊疗人次数的比重为 62.75%，2021 年就诊人次数占比为 52.6%；医院就诊人次的占比呈现逐渐上升趋势，2011 年医院就诊人次数占总诊疗人次数的比重为 37.25%，2021 年就诊人次数的占比上升为 47.4%，如图 8-5 所示。

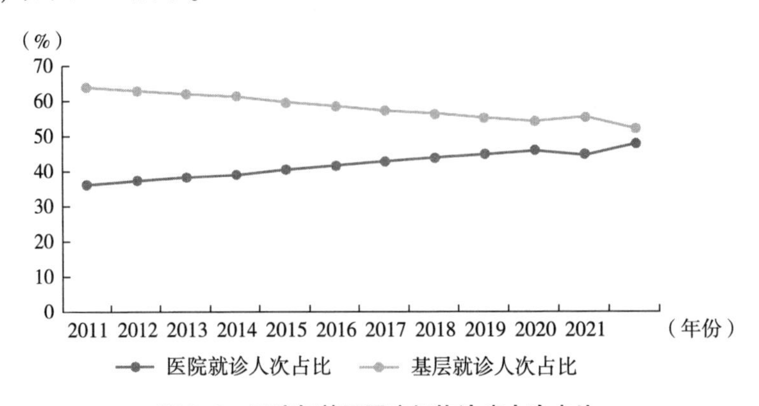

图 8-5　医院与基层医疗机构诊疗人次占比

从三层级医院的就诊人数来看，三级医院的诊疗人数最多，二级次之，一级医院的诊疗人数最少，呈现明显的倒置状况。从最近五年的数据来看，第三层级医院的诊疗人数占比一直处于增加的趋势，2017 年就诊人数占比为 53.67%，2021 年增加到 60.27%。一级和二级医院的诊疗业务量占比不断下降，如表 8-8 所示。

表 8-8　2017~2021 年三层级医院就诊人数　　单位：万人次

等级	2017 年	2018 年	2019 年	2020 年	2021 年
三级	172642.5	185478.7	205701.2	179824.5	223144.4
二级	126785.1	128493.4	134342.5	115606.8	125452.8
一级	22217.3	22464.4	22965.2	20225.9	21648.8

资料来源：2018~2022 年《中国卫生统计年鉴》。

8.3.5.2 医疗资源的闲置与浪费

患者的直接就诊需求在初级医疗机构得不到满足，只能向高层级医疗机构寻求就诊，这必将导致基层医疗机构医疗资源的闲置和高层级医疗机构优质专科资源的过度使用，医疗资源无法应对匹配的疾病而导致医疗资源使用的低效与浪费。2020 年统计年鉴数据显示，基层医疗卫生机构的病床使用率仅 60.6%，医院的病床使用率为 83.55%。在三级医院中，三级医院的病床使用率为 97.5%，二级医院的病床使用率为 81.6%，一级医院的病床使用率为 54.7%；从综合医院医生日均担负情况来看，行政级别越高的医院医生日均负担越重，医生日均诊疗人次中委属医疗机构为 10.5，省属医疗机构为 8.2，地级市属为 7.7，县属为 8.2。患者不断涌向高层级医疗机构就诊，导致基层医疗机构“门可罗雀”，而高层级医疗机构人满为患，高层级医生将大量时间用于诊治常见病、多发病，医生就诊负担重、服务态度差、患者就诊时间短、医患矛盾加剧的问题日益突出。

8.3.5.3 医疗费用迅速上涨

根据卫生费用数据，我国医疗费用持续增长，1985 年医改元年，医疗费用仅为 279 亿元，2019 年医疗费用仅增长至 65841.39 亿元，平均增长速度 17.56%。导致医疗费用上涨的因素很多，其中患者的无序就诊是重要因素之一(黄显官等，2013)。医院以专科治疗为主，依赖高端的仪器设备，患者趋高就诊，大量涌入高层级医疗机构就诊，必将导致医疗费用的上涨。无论是门诊病人次均医药费用，抑或是住院病人次均医药费用，高层级医疗机构的人均医药费用都高于低层级的医疗机构。2019 年，三级医院门诊病人次均医药费用为 337.6 元，二级医院次均费用为 214.5 元，一级医院次均费用为 162.2 元；从住院费用来看，三级医院住院患者的人均住院费用为 13670 元，二级医疗机构为 6232.4 元，一级医疗机构为 5100.4 元。一方面，高层级医院集中了更多的重症患者，平均医药费用偏高；另一方面，高层级医院诊疗费用偏高也是提高人均医药费用的重要原因。以儿童支气管肺炎为例，中央属医院的住院患者人均医药费为 6522.1 元，省属医院的人均医药费用为 5466 元，地级市属为 4125.5 元，县属为 3116.5 元。由此可见，越高行政级别、越高层级医院的费用越高，患者的无序趋高就诊必然导致医药费用支出的提高。当前我国医疗保险覆盖率已经超过了 95%，覆盖了大部分的城乡居民，政府卫生支出和社会卫生支出持续增长，个人卫生支出的份额不断下降，个人卫生支出从最高占比 59.97%下降到 2019 年的 28.36%，但迅速增长的卫生总费用抵消了政府和社会对医疗卫生费用的投入，居民的实际卫生支出依然逐年增加，居民看病费用依然高昂，看病贵的问题一直存在。2016 年 7 月世界银行和卫生组织的一份报告显示，我国医疗卫生费用支出将从 2014 年的 3.5 万亿元增加至 2035 年的 15.8 万亿元，不断增加的医疗卫生费用将使我国医保体系濒临巨大的风险。[①]

由此可见，患者的无序趋高就诊一方面导致医疗费用的迅速上涨，另一方面导致医疗资源的浪费，包括基层医疗机构医疗资源利用不足的浪费和高层级医疗机构优质资源用于诊治普通病、常见病的“大材小用”的浪费，从而导致“看病难”的问题。因此，“看病贵、看病难”指的是在高层级医疗机构看病困难、看病昂贵，导致该类问题的根本原因在于医疗资源错配，在于劳动力再生产成本分摊失衡导致的分级医疗体制错配。

8.4 劳动力再生产成本分摊机制失衡的原因

8.4.1 对医疗卫生服务的错误认识

长期以来，我国政府一直将卫生领域的投入视为一种纯消费型支出或福利性消费，即卫生的投入不仅不能创造社会物质财富，反而要消耗物质财富，将卫生事业的性质界定为“一定福利政策的社会公益事业”，而市场化改革的一个倾向就是削减计划经济时代形成的公共福利，卫生财政首当其冲成为政府大幅度削减的支出之一。随着市场化改革的推进，医疗卫生体制改革的一项重要内容便是通过“给政策不给钱”的方式弥补公立医疗机构的财政收入的减少。在旧医改时期，无论中央政府抑或是地方政府对劳动力再生产的成本分摊都严重不足，尤其中央政府将更多的财政支出责任下放给了地方政府，导致中央政府与地方政府在劳动力再生产的分摊上存在严重的错位。

8.4.2 区域间、城乡间经济发展失衡

我国幅员辽阔，各地区之间因资源禀赋、地理环境等各种原因导致经济发展不平衡，由此导致不同地区、城乡政府财政汲取能力不同，对劳动力再生产成本分摊的能力存在较大的差异。国内生产总值是衡量一个国家或地

---

① 卫生部卫生发展研究中心《政府卫生投入检测报告》。

区经济发展情况的关键指标，人均地区生产总值可消除人口因素带来的地区差异，因此本部分选取 GDP 和人均 GDP 来分析不同时期各地区经济空间分布情况。

8.4.2.1 区域间经济空间分布状况

从全国各省份的经济发展状况来看，2019 年，广东省和江苏省的国民生产总值都达到 10 万亿元，浙江、山东等省份超过 6 万亿元，而西藏、甘肃、青海、宁夏、新疆等省份国民生产总值不足 2 万亿元。国民生产总值最高的省份广东是最低省份西藏的 63 倍。从区域间的经济发展状况来看，东部地区经济发展最快，中部次之，西部经济发展状况最弱。东部地区国民生产总值占全部生产总值的 54.4%，中部地区占比为 24.5%，西部地区占比仅为 20.8%，东中西部地区国民生产总值之比为 2.6∶1.2∶1。

从区域人均经济发展状况来看，人均国民生产总值最高的省份是北京和上海，超过了 15 万元，最低的省份是甘肃和黑龙江，人均国民生产总值仅为 3 万多元，人均国民生产总值最高的省份是最低省份的 5 倍。从区域来看，东部地区人均国民生产总值达到 9 万多元，中部和西部地区为 5 万多元，呈现东中西部地区依次递减的趋势。

8.4.2.2 城乡间经济空间分布状况

我国长期的二元经济体制，导致城乡经济发展中的差距一直存在。城乡间经济空间分布的巨大差异，导致城乡政府间财政汲取能力的差异，从而进一步影响到各级政府对劳动力再生产成本的分摊能力。城乡间经济空间分布主要从工农业发展指数、城乡居民的收入水平和消费水平三个指标来考察。

(1)城乡工农业发展失衡。

从城乡工农业产值的绝对值来看，工业产值的绝对值一直都大于农业，且差距呈现逐渐扩大的趋势，1993 年工业产值是农业产值的 2 倍，2003 年工业产值是农业产值的 3 倍，2010 年工业产值是农业产值的 4 倍。从环比速度看，工业产值仅在个别年份环比速度低于农村，农业的平均环比速度为 11.2%，工业的平均环比速度为 14%；以 1978 年作为基期来看每年的工农业发展指数，工农业都呈现出增长趋势，但是工农业的发展速度在 1993 年后逐渐拉开，2019 年农业的发展指数仅为 71.59，工业的发展指数提高到了 195.57。

(2)城乡居民的收入水平差距较大。

近几年来，城乡居民的可支配收入水平不断提高，城乡间居民可支配收入的差距有一定的缩小趋势，农村居民可支配收入自 2013 年以来平均增长速度为 9.24%，城市地区为 8.15%。2013 年，城市居民可支配收入是农村居民的 2. 81 倍，2019 年该数值下降到 2. 64 倍，如表 8-9 所示。但是如果考虑到城乡居民享受到的各种住房、医疗、社保、教育等社会福利的差异，则实际的城乡收入差距还要更大一些。

表 8-9　2013~2019 年城乡居民可支配收入情况

年份	农村居民可支配收入		城市居民可支配收入		城乡居民收入之比
	绝对值(元)	增长速度(%)	绝对值(元)	增长速度(%)	
2013	9429. 59	—	26467. 00	—	2. 81
2014	10488. 88	11. 23	28843. 85	8. 98	2. 75
2015	11421. 71	8. 89	31194. 83	8. 15	2. 73
2016	12363. 41	8. 24	33616. 25	7. 76	2. 72
2017	13432. 43	8. 65	36396. 19	8. 27	2. 71
2018	14617. 03	8. 82	39250. 84	7. 84	2. 69
2019	16020. 67	9. 60	42358. 80	7. 92	2. 64

资料来源：2020 年《中国统计年鉴》。

(3)城乡居民的消费水平差距较大。

城乡居民的消费水平变化趋势与收入趋势相似，城乡居民消费水平绝对值仍然存在较大的差距，但该差距在近几年呈现逐渐缩小的趋势。农村居民消费支出的增长速度高于城镇，2013 年以来，农村居民消费支出的平均增长速度为 10. 1%，城镇仅为 7. 2%，城乡居民消费支出之比逐渐下降，由 2013 年的 2. 47 倍下降到 2019 年的 2. 11 倍(见表 8-10)。

表 8-10　2013~2019 年城乡居民消费支出情况

年份	农村居民消费支出		城镇居民消费支出		城乡居民消费支出之比
	绝对值	增长速度(%)	绝对值	增长速度(%)	
2013	7485. 10	—	18487. 54	—	2. 47
2014	8382. 57	11. 99	19968. 08	8. 01	2. 38
2015	9222. 59	10. 02	21392. 36	7. 13	2. 32
2016	10129. 78	9. 84	23078. 90	7. 88	2. 28
2017	10954. 53	8. 14	24444. 95	5. 92	2. 23
2018	12124. 27	10. 68	26112. 31	6. 82	2. 15
2019	13327. 67	9. 93	28063. 35	7. 47	2. 11

资料来源：2020 年《中国统计年鉴》。

区域之间、城乡之间存在的经济差异，决定了各区域政府之间、各层级政府之间的财政汲取能力的差异，也影响到政府的劳动力再生产成本分摊能力，在缺乏政府财政调控（比如政府之间的纵向转移支付和横向转移支付）以均衡财政投入能力的条件下，经济差异必将导致下面级政府、贫困地区政府对本级隶属的医疗卫生机构的财政投入不足进而导致各层级医疗卫生机构资源配置错配的问题。

8.4.3 政府在劳动力再生产成本分摊中不具有主体地位

在实施分级医疗体制较早的 OECD 国家，政府在劳动力再生产成本分摊中的比例达到 70%以上（只有五个国家比例低于 70%），有效保证了医疗卫生资源在各层级的合理配置。而我国自经济体制改革开始，政府将更多的财政投入在生产领域，导致劳动力再生产成本分摊由以政府为主转变为以个人为主。政府对医疗卫生领域的财政投入逐渐减少，从计划经济时期主要以财政投入为主的劳动力再生产分摊机制，转变为以劳动者个人分摊为主。自分税制以后，政府对医疗卫生领域的投入持续下降，在 2002 年政府财政投入占比达到最低点，仅为卫生总费用的 15.69%，个人卫生支出占卫生总费用的比例达到近 60%，如图 8-6 所示。

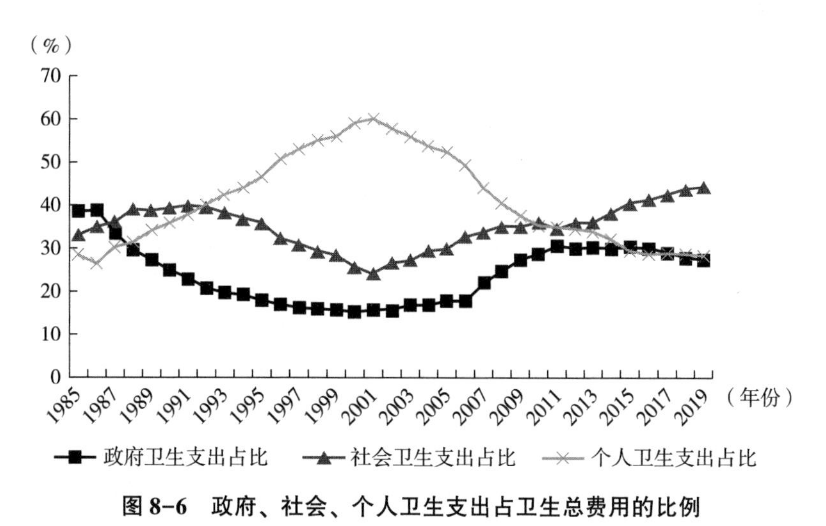

图 8-6 政府、社会、个人卫生支出占卫生总费用的比例

2009 年的新医改明确了政府对医疗卫生领域的投入责任，提出政府应加大对医疗卫生领域的投入，政府卫生投入增长速度应高于经常性财政支出的增长速度，提高政府卫生投入占经常性财政支出的比重，提高政府投入占卫生总费用的比重。新医改以来，政府加大了对医疗卫生领域的财政投入，除个别年份以外，卫生财政投入增长速度超过了经常性财政支出增长速度，但是财政投入在卫生总费用中的占比远低于国外发达国家水平，如图 8-7 所示。

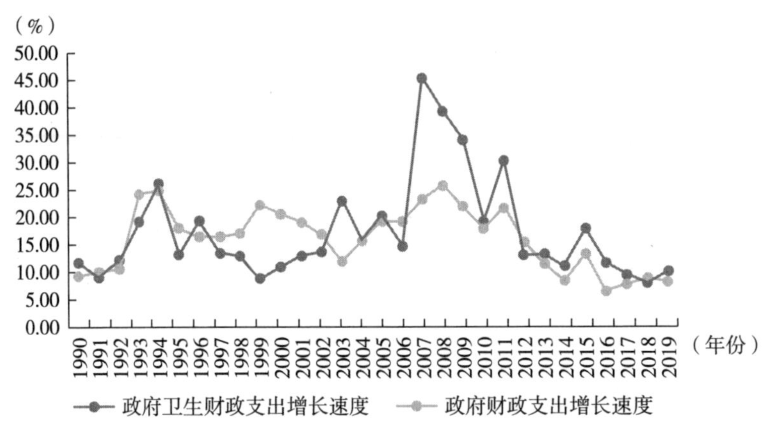

图 8-7 政府卫生财政支出与政府经常性财政支出增长速度

政府在劳动力再生产成本分摊中不具有主体地位，导致政府无法有效调节卫生资源的配置，无法在均衡卫生资源配置过程中起到应有的作用。

8.4.4 中央政府财权不够集中

中央政府财权集中是实现平衡各区域、各层级政府财政支付能力的重要保证。为实现对各层级、各地区政府之间财力的有力调节，中央政府的财政收入应达到 50%以上(OECD 大部分国家为 55%~65%)。我国经济体制改革初期，为调动地方政府积极性，采取了“划分收支，财政包干”的做法，财政集权程度明显下降，在改变了过去中央与地方政府吃大锅饭格局的同时，中央政府的财政收入占比也急剧下降，1978 年中央政府财政占比仅为 15.52%。地方政府财权逐渐扩大，中央财政赤字却日益严重，有限的财政收入导致中央政府无法承担本应由中央政府承担的公共开支，更无法起到调节各区域和各层级政府财政支出差异的问题，各区域、各层级政府在卫生领域的财政支出不均衡问题在本阶段逐渐显现，劳动力再生产成本分摊失衡问题逐渐呈现出来。分税制改革后，中央政府财权得到提高，占比达到 55.7%，2011 年之后中央财政收入占比低于 50%，2020 年中央财政收入占比仅为 45.3%。如表 8-11 所示。

表 8-11 1978~2020 年中央政府与地方政府财政收入及其占比情况

年份	中央政府(亿元)	地方政府(亿元)	中央财政占比(%)	地方财政占比(%)
1978	175.77	956.49	15.52	84.48
1979	231.34	915.04	20.18	79.82
1980	284.45	875.48	24.52	75.48
1981	311.07	864.72	26.46	73.54
1982	346.84	865.49	28.61	71.39
1983	490.01	876.94	35.85	64.15
1984	665.47	977.39	40.51	59.49
1985	769.63	1235.19	38.39	61.61
1986	778.42	1343.59	36.68	63.32
1987	736.29	1463.06	33.48	66.52
1988	774.76	1582.48	32.87	67.13
1989	822.52	1842.38	30.86	69.14
1990	992.42	1944.68	33.79	66.21
1991	938.25	2211.23	29.79	70.21
1992	979.51	2503.86	28.12	71.88
1993	957.51	3391.44	22.02	77.98
1994	2906.5	2311.6	55.70	44.30
1995	3256.62	2985.58	52.17	47.83
1996	3661.07	3746.92	49.42	50.58
1997	4226.92	4424.22	48.86	51.14
1998	4892	4983.95	49.53	50.47
1999	5849.21	5594.87	51.11	48.89
2000	6989.17	6406.06	52.18	47.82
2001	8582.74	7803.3	52.38	47.62
2002	10388.64	8515	54.96	45.04
2003	11865.27	9849.98	54.64	45.36
2004	14503.1	11893.37	54.94	45.06
2005	16548.53	15100.76	52.29	47.71
2006	20456.62	18303.58	52.78	47.22

续表

年份	中央政府(亿元)	地方政府(亿元)	中央财政占比(%)	地方财政占比(%)
2007	27749.16	23572.62	54.07	45.93
2008	32680.56	28649.79	53.29	46.71
2009	35915.71	32602.59	52.42	47.58
2010	42488.47	40613.04	51.13	48.87
2011	51327.32	52547.11	49.41	50.59
2012	56175.23	61078.29	47.91	52.09
2013	60198.48	69011.16	46.59	53.41
2014	64493.45	75876.58	45.95	54.05
2015	69267.19	83002.04	45.49	54.51
2016	72365.62	87239.35	45.34	54.66
2017	81123.36	91469.41	47.00	53.00
2018	85456.46	97903.38	46.61	53.39
2019	89309.47	101080.61	46.91	53.09
2020	82770.72	100143.16	45.3	54.7

资料来源：历年《中国财政年鉴》。

8.4.5 转移支付制度存在缺陷

转移支付制度是财政分权管理体制的重要配套制度，有利于均衡在财政分权状态下各级政府、各区域政府的财政收支状况。当前，我国的卫生财政转移支付制度主要包括一般性转移支付和专项转移支付两种。一般性转移支付又称为无条件转移支付，是上级政府拨付给下级的财政资金，不需要下级政府配套一定比例或数量的资金，不限定使用方向和范围，接受一般性转移支付的政府可以根据本级政府需要自由支配资金。该类转移支付的目的是均衡地方政府的财政能力。专项转移支付又称为附条件的转移支付，专项转移支付的实施要求地方政府配套一定数量或比例的资金，并规定地方政府必须将该资金用于特定的用途，以实现中央政府特定的目标。

在医疗卫生领域，卫生财政转移支付也包括一般性转移支付和专项转移支付两种。在2009年之前，卫生财政转移支付主要通过专项转移支付的方式由中央向地方政府进行财政转移。专项转移支付属于附条件的转移支付项目，需要地方政府提供配套资金，经济条件越好的地区得到的转移支付越多，越是需要转移支付资金的贫困地区因本地政府财政配套资金缺乏反而得到的转移支付资金越少。卫生财政的专项转移支付不仅不能实现各地区基本卫生服务的公平性，甚至会加剧各地区间的差距。

2010 年之后新型农村合作医疗等转移支付通过一般性转移支付进行拨付，2013 年城乡居民医疗保险等转移支付通过一般性转移支付进行拨付，2019 年开始，卫生财政转移支付主要通过一般性转移支付中的“共同财政事权转移支付”项目划拨，包括城乡居民基本医疗保险补助、医疗救助补助资金、基本公共卫生服务补助资金、基本药物制度补助资金、计划生育转移支付资金、医疗服务与保障能力提升补助资金、优抚对象医疗保障经费七项，只有重大传染病防控经费在专项转移支付中拨付。其中，城乡居民基本医疗保险补助资金的数额最大，占全部医疗财政转移支付的 71.61%。其次为基本公共卫生服务补助资金，占比为 11.97%。共同财政事权转移支付进一步划分了中央与地方的财政事权和支出责任，财政部和有关部门定期评估该类项目，对不符合法规的项目予以取消，从而改变了过去无法指定一般性转移支付资金用于特定用途、无法有效监管地方政府资金使用去向和效率的问题，也一定程度上消除了 2009 年以前通过专项转移支付下拨卫生财政的弊端，但是在当前的卫生财政转移支付过程中仍然存在以下问题：

首先，中央、省级政府对地方政府的医疗卫生支出的财政转移规模仍然较小，2009 年卫生财政转移支付总支出为 1124.28 亿元，占中央全部转移支付的比例仅为 3.89%，2021 年，卫生财政总支出增长到 5419.57 亿元，占比为 6.50%（见表 8-12）。卫生财政转移支付规模过小、无法实现全国统筹是导致我国卫生资源配置不合理的重要原因。

表 8-12　2009~2021 年卫生财政转移支付情况

年份	卫生财政转移总支出（亿元）	占总转移支付比例（%）
2009	1124.28	3.89
2010	32349.63	4.36
2011	1664.02	4.46
2012	1973.92	4.35
2013	2560.34	5.33
2014	2897.31	5.59
2015	3330.15	6.04

续表

年份	卫生财政转移总支出(亿元)	占总转移支付比例(%)
2016	3385.14	5.7
2017	3535.72	5.43
2018	4030.91	5.73
2019	4838.52	6.51
2020	5071.64	6.09
2021	5419.57	6.50

资料来源：根据财政部官网相关数据整理得来。

其次，当前卫生财政转移支付主要以纵向转移支付为主，横向转移支付匮乏。纵向转移支付由中央财政拨付给地方政府或以财政补助形式拨付给医疗卫生机构，能够较好均衡各层级政府间卫生财政支出能力，但对于均衡各地区间卫生财力作用有限。当前我国纵向转移支付一方面由于中央财力不充足，导致对卫生事业的转移支付不足，不能满足各层级政府卫生财政支出的需求；另一方面，单一的纵向转移支付模式无法解决卫生资源配置失衡的问题。横向转移支付可作为纵向转移支付的补充，实现均衡各地区卫生财力的需要。

最后，省以下的卫生财政转移支付制度不完善。当前中央对省级政府的转移支付相对比较规范，但是省以下各级政府间的转移支付缺少统一的制度规范，各省之间的省以下转移支付方法存在较大差异。省政府为了提高政绩，倾向于将资金更多转移给能带来经济效益的市县而非亟须公共服务或公共设施的市县，从而拉大了省域内各地区间的差异。

8.4.6 医疗卫生领域供需双方改革不同步

医疗保险不仅是居民获取医疗服务的保障，也是居民合理就医的保障。在新中国成立初期，医疗保险通过在农村的合作医疗、城市的劳保医疗和公费医疗覆盖了大部分的居民，制订了严格的就诊流程，通过拉开各层级医保费用的支付比例及对不按照就诊流程就诊的惩罚性措施激励居民逐级就诊。但在医疗服务供给方进行市场化改革的过程中，医疗保险并没有进行同步改革，此阶段农村合作医疗在实行联产承包责任制之后迅速解体，在 1985 年下降到 5%。农村合作医疗制度的解体使占全国总人口 70%的农民缺失医疗保险保障近 20 年，直到 2003 年新型农村合作医疗制度重新构建，从此农村居民开始自费、自主、自由就医。在城镇，国有企业在1985年进入改革阶段，在改革过程中为增强国有企业活力，员工的医疗保障逐渐从企业中剥离出来，同时大量员工失业、下岗，并丧失了医疗保障，直到1998年颁布《国务院关于建立城镇职工基本医疗保险制度的决定》，社会医疗保障制度逐渐建立。第三次全国性卫生服务调查数据显示，1998~2003年新增覆盖面仅为29.7%，免费医疗覆盖面同期减少36.1%，自费看病比重不但没有减少，反而有微弱增加。一方面，社会医疗保险近20年缺位，在医疗服务体系市场化改革中，没有有效发挥居民代理人的作用，没有代表居民与医疗服务机构形成平等的谈判主体，亦没有对医疗服务体系进行监管，更没有发挥积极引导居民就医调整医疗资源配置的功能；另一方面，对农村和城市的二元医疗保障体制导致农村居民所享有的医疗卫生资源远低于城市居民，医疗保险对城市居民的覆盖率、覆盖时间以及保障程度远优于农村居民，是导致劳动力再生产成本在城乡间横向分摊失衡的重要原因。

09

我国分级医疗体制改革目标与路径

Chapter nine

分级医疗体制改革作为经济资源配置改革的一部分，其存在问题的本质是由经济领域改革不到位、不完善导致的，因此分级医疗体制改革不应仅仅着眼于医疗卫生领域本身，而应作为经济改革和发展的一部分，从全局出发，探寻影响分级医疗体制错配的根本动因，从根源上解决分级医疗体制的错配问题。从本书的分析可知，分级医疗体制错配的根本原因在于劳动力成本在各层级政府间、在城乡区域间的不合理分摊，政府在分级医疗体制运行中的失灵导致了分级医疗体制的错配，因此改革政府在医疗卫生领域的作用机制是其关键所在。另外，通过探寻分级医疗体制自身的规律，发现我国分级医疗体制自身存在的问题，通过改革相应的体制机制以实现分级医疗体制资源的合理配置以及各层级医疗卫生机构功能的实现。

9.1 分级医疗体制改革总目标

分级医疗体制改革是人类社会为呼应疾病发病规律做出的制度性调整，是实现医疗资源正金字塔分级配置并在此基础上实现特定功能的体制机制改革，它是实现医疗资源配置公平有效的重要保障。市场的逐利动机使得分级医疗体制改革不可能通过市场机制自发形成，必须通过政府这只“看得见的手”主动干预、积极推进才能实现。财政是政府干预医疗卫生资源配置的重要手段，由于我国政府在分级医疗体制形成过程中长期失灵，由此导致的劳动力再生产成本分摊失衡是医疗卫生资源错配的重要原因，不改变政府财政在医疗卫生领域的投入错位将无法从根本上改变分级医疗体制错配的问题。因此，分级医疗体制改革的总目标为：以“金字塔衰减”规律为导向，改变我国劳动力再生产成本分摊失衡的机制，从而彻底扭转医疗资源分级配置中的体制性错配，将我国分级医疗体制从倒金字塔分布的不合理格局转变为正金字塔分布的合理布局，以实现医疗资源的分级配置能够与疾病发病规律相呼应，满足居民直接式就诊需求，实现医疗资源的合理利用。具体包括：第一，实现政府财政投入在劳动力再生产成本分摊中的主体地位。第二，理顺各层级政府对医疗卫生领域的财政投入责任，实现各层级政府依据财政能力和职责对所辖医疗机构进行财政投入的同时，通过转移支付制度保证下面级医疗卫生机构以及贫困地区医疗卫生机构的财政投入。第三，根据疾病发病规律对医疗资源合理分级并赋予相应的功能。第四，实现各层级医疗资源的配置按照一定比例逐级递减。下面级医疗机构密度足够大，深入居民生活、工作的地方以满足居民的第一呼叫需求；上面级医疗机构覆盖区域足够大，满足居民对专科服务的就诊需求。第五，医疗资源能够根据疾病发病规律在各层级医疗机构之间自由流动，实现专科与全科的分工合作，构建以患者为中心的医疗服务体系。

9.2 分级医疗体制改革具体目标

9.2.1 远期目标

9.2.1.1 合理发挥财政的再分配职能在医疗卫生资源配置中的调控作用

医疗卫生事业肩负着人类自身再生产的功能，公益性是其本质属性，因此，政府必须介入其中以防止市场失灵的发生。其中，财政是政府介入医疗卫生领域的重要手段，是实现医疗资源合理化配置的制度基础。财政的再分配职能对于医疗卫生资源配置的影响是双重的：一方面，如果遵循医疗卫生的客观规律，财政投入与医疗卫生的客观需要保持一致，政府的财政投入就能够奠定合理的医疗体制基础；另一方面，如果违背客观需要，政府的财政投入反而起到加剧医疗体制错配的作用，我国长期存在的倒金字塔结构就是明证。因此，必须明确提出合理发挥财政的再分配职能在医疗卫生资源配置中的调控作用的观点，作为长远目标，政府的财政投入必须充分遵循医疗卫生的客观规律，使财政在医疗卫生资源配置中发挥符合规律的导向作用，从而保障医疗体制的合理性。

9.2.1.2 建立劳动力再生产成本在各层级政府间的合理分摊机制

当前，我国将医疗卫生机构进行行政分级，并在此基础上按照行政隶属层级进行财政拨款的方式是导致各层级医疗卫生机构资源倒置的重要原因。因此，建立劳动力再生产成本在各层级政府间的合理分摊机制是扭转医疗卫生资源错配、实现医疗资源合理分级配置的重要保障。鉴于国民健康关乎国家竞争力、劳动力在全国范围的流动性以及流行病防治等全国性公共卫生需求等原因，应当将财政卫生投入在相当程度上视为中央事权，从而建立中央财政在医疗资源分级配置中的基础性保障。同时，应取消行政分级以及在此基础上的政府投入方式，中央、省级政府和县以下政府的财政投入都应当向下面级倾斜，并且由中央与省级政府通过财政转移支付对经济落后区域的下面级医疗卫生机构进行特殊财政支持，实现劳动力再生产成本在各层级政府间的合理分摊。

9.2.1.3 遵循各层级医疗资源配置按照一定比例逐级递减的客观规律

通过构建政府间合理的劳动力再生产成本分摊机制，引导医疗卫生资源在各层级的配置响应疾病发病规律的要求，按照一定的比例形成正金字塔结构布局。根据疾病发病金字塔原理，常见病、多发病以及按照病程划分的初期的疾病覆盖人群的数量是最大的，疑难重症、罕见病及病程末期的疾病覆盖人群是最少的居于金字塔的塔尖；介于二者之间的疾病居于金字塔的中间部位。由此决定了各层级医疗资源的配置也应呈现针对常见病、多发病、初期疾病的医疗资源是最大量的，包括深入居民生活、工作区域的诊所数量，应对居民各类疾病的全科医生数量，随着疾病发病率的减少、覆盖人群的降低，对应疾病配置的医疗资源也应逐级减少，各层级医疗资源配置的数量根据其对应的疾病发病状况而有所改变，发达国家的分级医疗实践表明，各层级医疗资源的配置具有相对稳定的比例结构。

9.2.1.4 系统性实现各层级医疗机构之间的分工协作

首先，实现全科医生下沉，专科医生上升。全科下沉、专科上升是实现医疗机构之间分工协作的基础。通过劳动力再生产成本在各层级政府、各区域之间的合理分摊，减少各层级医疗卫生机构间的待遇差异，逐渐引导具有较全面医学知识的全科医生下沉、专科医生上升。全科医生下沉在全科诊所、社区卫生服务站、社区医院等接近居民生活、工作的地区，为居民提供全方位的医疗卫生、健康教育、疾病预防、慢病管理等服务，成为居民进入医疗卫生体系的第一呼叫人，专科医生主要接诊疾病特征明显或经全科医生转诊而来的患者。

其次，建立全科医生主导下的下面级医疗机构与专科医生主导下的上面级医疗机构之间的分工协作，以全科医生对居民的全程健康监护为主体，关注居民全生命周期的健康问题。下面级医疗机构担负着对疾病的预防、治疗、管理及转诊，客观要求高层级医疗机构能够及时、有效接诊救治，对于急性、危重等疾病是专科医疗的特长，但若应对耗时康复的术后病情稳定患者则效率不高，需由下面级医疗机构来应对，因此需要向下转诊，客观要求下面级医疗机构能够接得住。各层级医疗机构的分工协作，分工是基础，协作是关键，分工保证了各层级医疗机构各有所长，专注于最擅长的工作，协作才能保证针对疾病的治疗所匹配的资源是最有效、最节约的，能够以最少的医疗资源实现最大化的治疗效果。

9.2.2 近期目标

9.2.2.1 逐步提高政府投入在卫生总费用中的占比，转变政府卫生财政投入方式

政府投入在卫生总费用中的占比是政府调控卫生资源配置的重要保障，因此应保证政府投入在卫生总费用中的占比(包括直接投入在医疗卫生机构和医疗保险中的费用)的持续增长。在我国经济发展趋缓的形势下，应首先保证政府对卫生投入的增长速度高于经常性财政支出的增长速度，政府卫生投入占经常性财政支出比重持续增长的同时，稳步增长政府投入在卫生费用中的占比。同时转变政府卫生财政对各层级医疗卫生机构的财政补助方式，对上面级医疗卫生机构，转变过去补床位、补人员工资的财政补助做法，财政投入从“养人养机构”转变为“保障公共服务”，根据城乡居民的医疗卫生需求配置合理的医疗卫生资源；对市场不愿进入的基层医疗卫生机构，通过补助其日常运营和人员经费保证医疗卫生机构的正常运转。

9.2.2.2 下沉优质医生资源满足居民就医需求

要实现全科医生服务于下面级医疗机构，使其成为患者的第一呼叫对象，成为上面级医疗机构的“守门人”，短时间内可行的办法只能通过既有医师资源的整合来实现，即通过下面级医师的转岗培训，上面级医师对口支援、多点执业，开办私人诊所，通过订单培养等方式引进全科医学毕业生，通过薪酬激励、调整各层级医疗机构的职称评定标准等方式实现医师资源的合理配置。通过以上措施，一方面稳定既有的高质量全科医生留在下面级医疗机构；另一方面吸引高层级医疗机构专科医生下沉到下面级医疗机构提供医疗服务，以缓解下面级医疗机构服务不足的困境，满足居民直接式就诊需求。

9.2.2.3 改革医保支付制度调节医疗服务的供需结构

通过医疗保险支付制度改革，构建下面级与上面级医疗机构不同的医保支付制度，下面级医疗机构构建以按人头付费及按项目付费为主体的支付制度，以激励下面级医疗机构服务更多的居民，同时项目付费方式可有效控制医生过度医疗的问题，在上面级医疗机构构建以总额预付、按照项目支付等为主体的多种支付方式，激励上面级医疗机构只接诊职责范围内的患者，并以最经济、有效的方案开展治疗，保留其核心优势业务，剥离应由其他层级医疗机构接诊的病患，下转病情稳定、需要康复的患者。通过医保差别支付制度、

差别等待时间等方式激励患者基层首诊，遵从医生转诊，以实现有序就诊。

9.2.2.4 构建医疗联合体

构建医疗联合体是当前国外比较成熟的促进医疗资源在各层级间自由流动的措施。各层级医疗机构通过组建医疗集团，实现各类医疗服务的协调统一合作，有利于对患者进行针对性治疗，实现资源的高效利用。根据厦门模式及诸多学者的研究表明，紧密型医联体最有利于促进医疗卫生资源的整合与利用，但构建的前提是各层级医疗资源配置相对合理，且需要突破医疗机构行政隶属、医务人员编制等诸多计划体制的约束，在符合以上条件的地区，以医疗机构自愿建立为基础，通过总额预付的支付方式，实现各层级医疗机构间的分工协作，促进医疗卫生资源在各层级的合理流动。

9.3 医疗资源分级配置原则

9.3.1 分级配置原则

医疗资源必须依据疾病发病规律进行分级配置。只有依据疾病覆盖人群及发病特点对医疗资源进行分级配置，疾病的治疗才具有针对性，才能满足居民直接式就诊的需求。如第4章所述，根据疾病发病规律，可将疾病分为三类：常见病、多发病；一般重症；急危重症、罕见病症，其覆盖的人群逐类减少。因此，医疗卫生资源分级配置的原则包括：

(1)医疗卫生资源逐级衰减原则。

下面级医疗机构资源配置应占据主体地位，空间布局均匀，密度最大。上面级医疗机构资源配置不占据主体地位，空间布局选择在交通便利、人群密集的城镇地区，空间布局密度小。

(2)全科下沉，专科上升原则。

全科医生主要下沉在下面级医疗机构提供全科服务，专科医生不提供初级诊疗服务，主要在二级及以上医疗机构提供专科服务。

(3)医疗资源配置变化性原则。

医疗资源配置内容、数量随着疾病发病规律的变化而随之调整。随着经济、社会、环境等的变化，将不断有新的疾病出现，各类疾病发病率也将不断调整，包含在三大类疾病中的具体疾病病种也将发生变化，其发病特点决定了对应的医疗资源也应做出调整。

(4)医疗资源配置质量无差异原则。

配置在各层级的医疗资源没有优劣之分，是为应对不同特点的疾病而进行的资源组合安排，仅是分工不同。

9.3.2 分级配置标准

根据发达国家医疗资源分级配置规律可知，配置在下面级医疗机构的卫生资源占据主体地位，医疗机构高密度化，深入居民生活、工作区域，配置在上面级医疗机构的卫生资源数量减少，覆盖区域更广，诊疗服务更有针对性、专业性，一般设置在人口密度大、交通发达的枢纽型城市，方便患者就诊。上面级与下面级医疗机构承载的医疗资源各有所长，仅是分工的不同，不存在质量的差异。具体而言，应遵从以下衰减比例：

第一，全科医生是下面级医疗机构医疗服务的主要提供者，为居民提供健康管理、疾病预防，所有疾病的初诊、治疗及向上转诊服务，是居民的第一呼叫对象；专科医生是上面级医疗机构医疗服务的主要提供者，为专科病症明显的患者提供专科诊疗服务。全科医生与专科医生之比为1.1，即全科医生在全科与专科医师总量中的占比为52.4%。

第二，下面级卫生费用主要指用于居民在下面级医疗机构的诊疗、康复、疾病预防等的支出，上面级卫生费用主要指用于居民在医院进行治疗、康复的费用。下面级与上面级卫生费用支出之比为0.68，即下面级卫生费用支出占总支出的40.5%。

第三，下面级医疗机构(主要指全科医生诊所)与上面级医疗机构(主要指医院)的数量之比为35∶1，下面级医疗机构数量占总医疗机构数量的97.3%。

各层级医疗机构只有遵循资源配置衰减规律，才能正确呼应疾病发病规律的需求，保障居民直接式就诊的需求，实现资源的有效利用。

9.4 我国分级医疗体制改革路径

分级医疗体制是保障人民获得公平、可及、便利的医疗服务保障，其作为人类社会的制度安排，是基本医疗卫生制度的一部分，事关民生福祉，因此，分级医疗体制改革必须由政府来推动。纵观各国分级医疗体制的发展历程，分级医疗体制不会自发形成，只有更好地发挥政府作用，才能最终实现医疗资源的分级配置遵循疾病发病规律。我国自1978年经济体制改革后，政府借鉴国有企业改革的成功经验，在医疗卫生领域引入市场机制的同时，政府对劳动力再生产成本的分摊大幅度下降，但计划经济体制下的财政投入机制、管理体制机制等依然发挥着重要作用，各层级政府对劳动力再生产成本分摊的失衡导致了医疗资源无法响应疾病发病规律的需求呈现倒置状态，并因此影响了各层级医疗机构功能的发挥。政府的失灵是导致医疗资源体制性错配的根源。因此，更好地发挥政府作用，政府主动修正体制性错配是当前分级医疗体制改革的正确路径，包括加强财政调节卫生资源配置的作用，增加财政投入，增加各级政府对医疗卫生领域的财政投入占比，培育市场机制，发挥财政的引导作用，鼓励社会资本投入医疗卫生领域；调整财政投入结构，通过纵向和横向转移支付制度实现区域间和城乡间居民都能公平可及地享受到合理的医疗卫生服务。此外，政府应发挥对医疗资源分级配置的宏观调控功能，通过对各区域进行卫生规划，保证医疗资源的配置遵循疾病发病规律的要求，同时通过立法保证区域卫生规划的执行(见图9-1)。

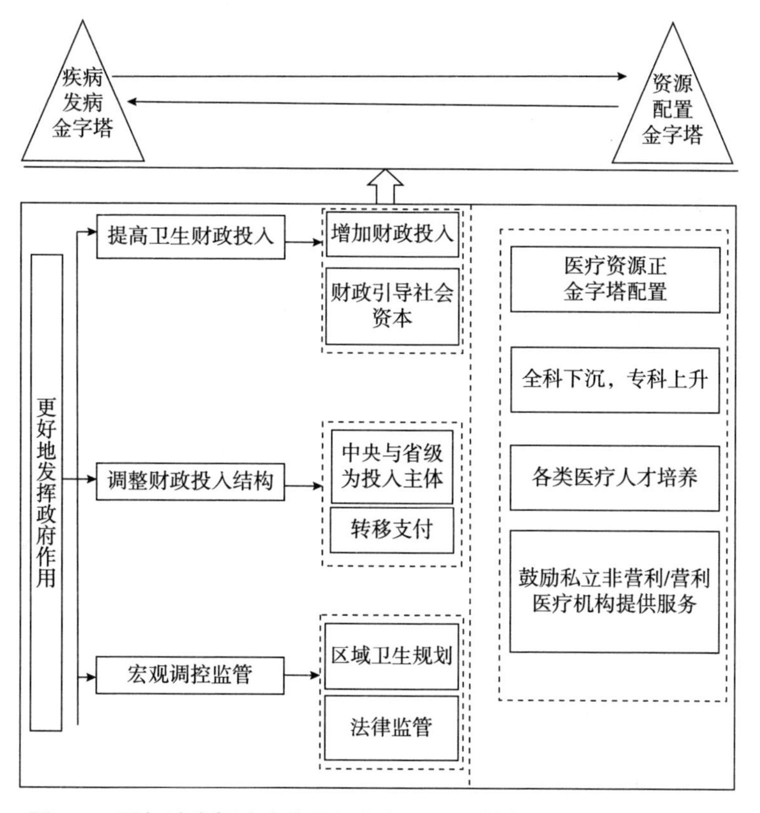

图9-1　更好地发挥政府作用促进资源配置遵循疾病发病规律的要求

9.4.1 提高卫生财政投入

合理的医疗资源分级配置不会自动形成，必须由政府发挥主导作用通过直接财政投入及引导社会资本进入相应医疗卫生领域才能形成。财政分配是要素分配和利益分配的结合体，体现了生产力与生产关系的统一。财政在医疗资源配置中的作用不仅是对生产要素的有效配置，而且通过各种激励政策协调中央与地方、区域之间、城乡之间的多重利益关系，形成有利于医疗资源合理配置的医疗卫生财政分配机制。当前我国卫生财政投入总量占比不高、结构不合理的问题不仅影响到政府调整医疗资源配置的功能，而且是导致医疗资源分级配置失衡的根本性原因。因此，必须从增加卫生财政投入总量和调整卫生财政投入结构两个方面入手调整医疗资源的错配。

(1)增加政府投入。

政府财政投入在卫生总费用中的占比关系到政府在医疗卫生资源配置中的调控能力，当前大部分 OECD 国家卫生财政投入占卫生总费用的比例达到70%左右，对卫生资源分级配置的控制能力较高。我国自 2009 年后不断提高卫生财政投入，但卫生财政投入占卫生费用的占比徘徊在 30%左右，最近几年有小幅下降的趋势，OECD 各国卫生财政占财政支出的比例一般在 4%~20%，低收入国家的政府卫生支出占比一般大于 10%，而我国 2019 年政府卫生支出的占比仅 7.54%，仍有较大的提升空间。因此，必须通过确保卫生财政支出占财政总支出的比例以及占 GDP 的比例不断上升的基础上，保证政府投入在卫生总费用中的占比不断增加。

(2)市场作为资源配置的重要手段，在医疗资源分级配置中发挥着重要的作用。

但市场机制的逐利性导致其以利润为导向，而非按照居民的疾病发病规律以及由此决定的医疗需求进行资源配置，因此政府应通过财政的杠杆作用，通过相应制度设计，引导社会资本进入部分医疗卫生领域，与政府财政投入一起，保证劳动力的再生产，以实现人的全面发展。

9.4.2 调整财政投入结构

各层级政府间不合理的劳动力再生产成本分摊机制是导致医疗卫生资源配置失衡的重要原因。分税制后中央政府与地方政府间卫生财政支出与收入不匹配导致了下面级医疗卫生机构无法获得充足的医疗卫生资源，具有较强竞争优势的上面级医疗机构在市场和政府财政投入上获得大量的卫生资源，其医疗卫生机构的规模、设备的先进性等可赶超英美等发达国家，医疗卫生资源倒置现象严重。因此，首先要重新界定各层级政府卫生财政的投入占比。按照当前财政收入能力，卫生财政应以中央与省级为投入主体，县以下政府应主要以财政使用监管为主，实现各层级政府财权与事权相对等。其次，调整财政投入结构，中央和省级政府应通过转移支付的方式保证事关全体国民福祉的下面级医疗机构医疗资源的充足配置。

9.4.3　宏观调控监管

9.4.3.1　完善区域卫生规划制度

区域卫生规划是政府对卫生事业宏观调控的重要手段，对合理利用资源、提高卫生服务效率及满足居民就诊需求发挥着重要的作用。区域卫生规划应以省级政府为主体，打破行政区划内按照隶属关系和行政手段形成的条块分割的限制，对省域内的全部医疗资源根据疾病的发病规律、环境危险、人口结构、经济发展状况等特点进行区域规划。每个规划区域内部都以三级医疗机构进行设置，同时，考虑到每个区域发病特点，针对某些发病数量较低、医疗技术尚不成熟、需要进一步研发的罕见病症，可设立跨区域的四级医疗机构。每一层级医疗机构的数量、医生人数、卫生费用等都以疾病发病规律为基础进行配置，对于医疗机构不足的区域，通过鼓励社会资本进入或由政府直接举办的方式满足需求，对于医疗机构过剩的区域，可通过合并、转型等方式提供社会需要的医疗服务。中央政府对区域卫生规划提出纲领性意见，并通过转移支付制度均衡省际间的医疗卫生资源。地市、县级政府机构根据省级规划进一步细化卫生规划，并严格执行。

9.4.3.2　法律监管

当前无论我国财政在卫生领域的投入抑或是投入在卫生领域的资源配置都缺乏相应的法律制度保障。缺乏法律规范与保障的资源投入与配置容易导致随意性与不确定性，从而偏离合理的资源配置方向。纵观实施分级医疗体制较成功的发达国家，政府对医疗资源的财政投入及分级医疗资源的配置都具有强有力的宏观管理手段，各层级医疗机构财政投入、卫生资源配置及其运行都是在政府法规和政策的框架下进行。因此，我国政府在财政投入方面，应加强卫生财政投入及转移支付立法。在卫生财政投入方面，应以法律的形式规定中央与省级政府作为卫生财政投入的主体，规定各层级政府卫生财政投入占比以及中央与省级政府转移支付的形式、数额及在政府预算和决算中如何呈现等，确保财政投入总量充足、结构合理。在卫生资源配置方面，应重点加强对区域卫生规划执行的监管。加强区域卫生规划立法，将区域卫生规划纳入法制化管理轨道，医疗设备的购置、服务项目的增减等都必须严格遵从区域卫生规划的规定，并按照有关法律进行严格审批。政府对区域内的所有医疗机构，实行属地化全行业监管，对不符合区域卫生规划设置要求的医疗机构规模、服务内容等采取撤销、合并等措施，确保四级医疗卫生资源的配置结构符合疾病发病规律的客观要求。

10

我国分级医疗体制改革的对策建议

Chapter ten

分级医疗体制作为配置医疗卫生资源的手段是经济体制的一部分，我国分级医疗体制没有呼应疾病发病金字塔对医疗资源分级配置的要求，资源配置失衡的问题不仅是医疗卫生领域的问题，更是整个经济体制改革中存在问题的缩影。分级医疗体制的问题是计划经济体制改革遗存问题在卫生领域的体现，其根源在于政府在医疗卫生领域功能发挥失灵，劳动力再生产成本在各级政府间分摊机制的失衡及在此基础上形成的医疗卫生资源配置的体制机制导致了医疗资源分级配置的失衡，分级医疗体制无法呼应疾病发病规律，由此引发了一系列的社会问题。根据第 7 章分析的我国分级医疗体制的弊端与原因，借鉴西方发达国家的实践经验，依据分级医疗体制改革目标与路径，提出我国分级医疗体制改革的对策建议，以解决当前我国分级医疗体制错配的问题。

10.1 转变劳动力再生产成本分摊机制

10.1.1 转变对医疗卫生服务的错误认识

医疗卫生服务是保证劳动力再生产的重要途径，是促进国家经济发展的原动力，事关国家的长治久安，事关国民健康福祉，医疗卫生资源的消耗不应被看作是一种纯粹的物质资料的消耗，而是通过对人力资本的投资达到促进经济发展的手段。无论是从促进经济的视角，抑或是从国民基本权利的角度，国家都应该成为国民健康照护责任的主体。西方发达国家自进入垄断阶段后，逐渐采取“福利国家体制”，而医疗卫生服务是该体制最基本、最重要的组成部分。我国虽然在宪法中明确了医疗卫生服务的性质是“事业”而非“产业”，并在宪法中强调了国家在发展医疗卫生事业、保护人民健康方面应承担的责任。但长期以来，人们错误地认为医疗卫生服务是纯消耗性财政支出，由此导致政府在偏重经济发展的思想指导下，大幅减少了对劳动力再生产成本的投入。因此，必须进一步转变对医疗卫生服务的错误观念，将医疗卫生服务视为对人力资本的投资，是促进人的全面发展的基础，是社会主义优越性的体现，促使政府承担起国民健康照护的主体责任。

10.1.2 加强政府财政投入引导作用

10.1.2.1 增加政府财政投入

财政是实现国家配置资源的重要手段，财政投入在医疗卫生领域的多寡直接影响到政府配置医疗卫生资源的能力。根据前面的分析可以看出，随着经济体制改革的推进，政府对医疗卫生领域的财政投入逐渐减少，严重影响了政府调配卫生资源的能力，进而影响到了医疗卫生资源的合理配置。新医改之后，我国政府加大了财政卫生投入，实现了政府卫生投入占卫生费用的比重逐渐增长、占经常性财政支出的比重逐步提高的目标，但2016年之后政府卫生投入占卫生费用的占比有所下降，2019年，政府财政投入占卫生总费用的比例为27.36%。根据2020年7月世界银行对全球经济体划分来看，我国自2019年开始人均国民生产总值超过1万美元，属于中等偏上收入国家，但卫生财政投入在卫生总费用中的占比远低于同等经济收入水平国家。[①] 在当前我国已经具有一定经济基础的背景下，政府应在保持卫生财政投入“双增长”的前提下，逐渐提高卫生财政投入水平。

10.1.2.2 加强财政引导机制

财政配置卫生资源的途径不仅可以通过直接纳入预算的财政投入方式，还包括通过财政政策引导社会资本流向，实现对医疗资源的间接配置。在我国经济发展进入新常态、经济发展速度趋缓的背景下，完全依靠财政投入以支撑医疗卫生资源的投入是不现实的，因此，应充分发挥财政政策的引导机制，鼓励社会资本进入医疗卫生领域，与政府卫生财政直接投入共同作用实现医疗卫生资源的合理配置。

第一，通过税收减免、贷款贴息、财政补助等优惠政策鼓励私人资本进入医疗卫生领域，特别是在当前我国下面级医疗卫生机构资金投入不足、发展缓慢的状况下，适当引入社会资本，充实下面级医疗资源，促进医疗机构间的竞争，可为居民提供安全、高效、便捷、多样的医疗服务。

第二，通过财政补需方的方式，引导居民根据意愿在居住地一定范围内选择一位全科医生签约，并可在一定时期后对不满意的全科医生进行更换，医疗保险费用随患者流动，签约人数越多全科医生的收入越高，促进下面级医疗机构之间的竞争，提高下面级医疗服务质量；实现公立医院与私立医院

① 根据世界卫生统计年鉴公布资料，中高收入国家的卫生财政投入在卫生总费用中的占比在55%左右。

作为平等的市场主体参与竞争，政府通过简化审批程序、实现税负一致等方式取消私立医院进入医疗卫生领域的“玻璃门”限制，无论公立医院或私立医院只要符合卫生服务规范，达到一定的医疗技术水平即可评定为相应等级的医疗机构，享受医保定点单位的支付待遇。

第三，通过将医疗机构财政拨款主体上移到省级政府，清除组建医疗联合体的财政障碍，鼓励各层级医疗机构根据医疗服务的需要自愿结合，通过医保总额付费的方式促进医疗联合体内部的合理分工。

10.1.3 调整各层级政府间卫生财政分摊结构

当前，我国各层级政府间卫生财政的分摊比例呈现中央、省级、市、县逐级增加的趋势，县以下政府承担了最主要的卫生财政投入责任。由于医疗机构实行属地管理，各层级医疗机构的财政投入由其隶属层级的政府负责，这意味着行政级别低的医疗卫生机构由行政级别低的政府承担投入责任，而随着行政级别的下降政府财政投入的能力越来越低，由此导致了行政级别越低的医疗卫生机构的卫生财政获取能力越低。下面级政府财力薄弱，而其卫生财政分摊占比却高的分摊机制直接导致了下面级医疗卫生资源配置远低于实际需求，造成各层级医疗卫生资源倒置的现状。尽管自新医改之后得到一定缓解，财政结构投入有一定的变化，2019 年下面级医疗卫生机构获得的财政投入占到该机构财政总收入的 30.7%，从财政基本补助来看，城市社区平均每编制人员获得基本补助从 2.3 万元增长到 12.8 万元，年均增长 21.2%。乡镇卫生院每编制人均获得补助从 0.9 万元上升到 9 万元，年均增长 28.8%，其补助水平远高于公立医院的财政基本补助水平，但从总体来看，财政投入倒置的问题没有得到根本的改变。因此，必须改变当前按照医疗机构行政级别配置卫生资源的财政投入方式，应按照医疗卫生机构在医疗卫生服务中所承担的功能决定由哪一级政府成为主要的卫生财政投入主体。

合理划分劳动力再生产成本在各层级政府间的分摊结构的关键是如何处理好纵向政府间的卫生财政关系，确定应由哪一级政府承担主要财政投入责任的问题。首先，从各层级政府间的财政投入优势来看，中央政府在收入再分配方面具有优势作用，有利于平衡各层级政府间、地区间的卫生财政投入，保障基本的社会公平；中央政府在矫正外部性、发挥规模效应等方面具有优势。大多数全国性的公共产品应由中央承担，地方性公共产品应由地方承担。在医疗卫生领域，公共卫生服务、计划生育、医疗保障、跨区域的重大疾病检测、研究、人才队伍建设等都应由中央全部或部分承担。地方政府财政投入的优势在于可以有效地获取当地居民对卫生服务的需求偏好，包括对医疗卫生服务的需求种类与数量，可以促进地方政府之间的竞争，促进政府对社会福利的提供。具体在医疗卫生领域，当地政府能够比较准确地判断当地居民各类疾病的发病状况，居民也可以根据当地政府提供卫生服务的不同，采取“用脚投票”的方式选择适合自己税收与服务的地区居住，从而激励地方政府注重居民对医疗卫生的需求，以提供更合理的卫生服务。因此，地方政府应提供地方性医疗卫生服务，包括地方属医疗卫生机构改革和发展建设等、地方自主实施的卫生健康能力提升项目、地方医疗保障能力建设、地方卫生健康管理事务等。

其次，从各层级医疗卫生机构承担的医疗卫生责任来看，下面级医疗机构承担了大量公共卫生工作，包括健康教育、卫生防疫、健康档案建设等工作，其卫生服务的外溢性较强，更应获得稳定、充足的财政投入。上面级医疗机构更多提供疾病的诊治，其外溢性较小，但对于跨区域以科研为主的医疗卫生机构其外溢性较强，也需要政府更多的财政投入。

最后，从 OECD 国家各层级政府间的卫生财政投入状况来看，中央政府在医疗卫生支出中普遍占有主体地位；从部分 OECD 国家对劳动力再生产成本分摊的结构来看，中央政府对医疗卫生支出的平均占比达到 68.18%，在可获得的 19 个国家的统计数据中，79%的国家的中央政府在卫生财政投入中的占比超过 50%。但这些国家中央财政收入占全国财政收入的比重大多在 55%~65%，我国中央政府的财政集中程度尚未达到该比例，最近五年中央财政的占比平均值仅为 46.3%。

因此，对应各级政府提供公共服务的职能定位、各层级医疗机构承担的卫生服务性质及各层级政府财政能力和国外各层级政府间的卫生财政投入情况，本书认为对各层级医疗卫生机构的财政投入应以中央与省级政府为主体，具体到各层级医疗卫生机构的财政投入为：下面级医疗卫生机构及跨区域以科研为主的医疗卫生机构应由中央或中央与地方政府共同承担卫生财政责任，投入方式主要以运营经费方式予以保证；对于上面级医疗机构的财政投入主要以其完成的医疗卫生服务项目来进行投入，以提高医院的服务能力。在下面级医疗卫生资源充足，实现其应承担的预防、诊疗等多种功能，满足居民就诊需求的背景下，可尝试将卫生财政主要投入在需方，通过医保引导方式实现居民的逐级就诊，从而促进政府财政投入合理流向各层级医疗卫生机构。

10.1.4 完善转移支付制度

在既有的分税制制度下，转变当前我国地方政府财权和事权不对等、解决下面级政府卫生财政投入不足问题的重要途径便是转移支付制度。在“收入集权，支出分权”的分税制体制中，地方政府财权与事权不对等是一种常态，通过转移支付制度实现各层级政府财政收支均衡，保障各级政府对卫生领域的财政投入水平是解决我国当前各级政府间劳动力再生产成本分摊机制失衡的重要途径。

当前转移支付制度包括纵向和横向转移支付制度，在我国医疗卫生领域主要实行的是纵向转移支付，包括中央政府向地方政府的卫生财政转移支付以及省级政府以下的卫生财政转移支付。中央政府向地方政府的卫生财政转移主要通过专项转移支付和一般性转移支付进行，其中，城乡居民基本医疗保险补助、医疗救助补助资金、基本公共卫生服务补助资金、基本药物制度补助资金、计划生育转移支付资金和医疗服务与保障能力提升补助资金是作为一般转移支付的形式由中央进行转移，仅重大传染性病防控经费由专项转移支付方式进行转移，财政转移支付力度在近几年不断增加，并形成了较完善的体系。但对于省域内的转移支付并未有明确的规定，各省一般依据中央转移支付制度自行建立，省域内转移支付制度的欠规范性影响到省域内各层级政府间对劳动力再生产成本的合理分摊。因此，应建立合理的省以下政府卫生财政转移支付制度。首先，应明确省域内各级政府间卫生服务的事权划分，这是省以下政府卫生财政转移支付的基础，涉及省域内的医疗卫生服务的实现应由省级政府承担，具有地域性特征的卫生服务由市县级政府承担，部分大型公共支出项目需要由各级政府共同承担的，要明确各级政府在项目中的分担比例，确定职责。其次，根据权责对等原则，确立省级政府为承担卫生财政转移支付的主体，县级政府是卫生财政转移支付的主要对象，县级财政主要承担卫生财政有效使用的责任。再次，根据转移支付方式的特点，确定卫生财政转移支付方式应主要以一般性转移支付为主，专项转移支付为辅。加强卫生财政转移支付标准，在核算卫生财政转移支付数量时应在考虑转移支付目标的基础上，综合考虑当地经济、人口、卫生服务需求等多种因素，科学测算转移支付数量。加强专项转移支付按照因素法配置的规范程度，避免出现人为操作。最后，应加强卫生财政的使用监管。为促进省以下卫生财政转移支付落到实处，必须加强卫生财政的使用监管，构建转移支付资金的绩效评价管理体系。一般性转移支付制度主要通过公平性和均衡性两个维度进行考量，专项转移支付制度通过它的效率性进行考量，通过建立相应的量化指标，根据绩效评价效果实施有针对性的奖惩措施，以促进转移支付资金的有效利用，实现其优化卫生资源配置的作用。

构建横向转移支付制度。当前我国卫生财政转移支付主要采用的是纵向转移支付，横向转移支付尚未建立。受限于中央财政收入能力，卫生财政纵向转移支付一直不足，2021 年卫生财政预算转移支付支出占总转移支付的比例仅为 6.5%，仅依靠有限的中央转移支付实现医疗卫生资源的合理配置，实现城乡间、区域间卫生资源的横向均衡不太现实，因此构建横向转移支付制度可作为纵向转移支付的有力补充，共同引导卫生资源的合理配置。横向转移支付是由财政能力强的区域向财政能力弱的区域进行的卫生财政转移。在横向转移支付中，应根据地区间、卫生机构间的经济状况确定转移支付的主体与对象。由此，应确立东部地区为横向转移支付的主体，中西部地区为卫生财政转移支付的对象，城市地区为横向转移支付主体，农村地区为转移支付对象，上面级医疗卫生机构为横向转移支付主体，下面级医疗卫生机构为转移支付对象。另外，依据收入能力法设定省域内各市县收入的平均水平，超过该收入水平的市县作为卫生财政横向转移的主体，低于该平均水平的市县作为卫生财政横向转移的对象，由省级财政部门确定转移支付系数，并根据各省实现卫生服务均等化的目标以及实际需要转移支付的项目开展横向转移支付。

10.1.5 加强卫生财政投入的法律保障

政府的卫生财政投入是医疗卫生资源合理配置的重要保障，但由于我国一直没有出台与卫生财政投入相关的法律，没有对各层级政府卫生财政投入以法律的形式予以明确，在卫生财政投入、医疗保障等方面仅有相应的法规，没有上升到法律的高度，导致政府对卫生财政的投入随意性大，存在结构不合理、使用效率低等诸多问题。2020 年新出台的《预算法》中提到各级政府在编制预算支出时，“在保证基本公共服务合理需要的前提下，优先安排国家确定的重点支出”，但没有明确指出卫生健康属于“重点支出”项目，因此难以在法律层面保证各级政府将与健康相关的财政投入放在优先地位。在地方政府面临财政压力时，部分地区卫生健康支出极易受到影响。《预算法》也没有对政府转移支付制度提出明确的法律规定，缺乏权威的法律保障。因此，要保证政府卫生财政的投入，应完善卫生立法，从法律角度明确各级政府应承担的提供医疗卫生服务的责任以及在此基础上的卫生财政投入责任，明确各级政府卫生财政投入的数量、方式以及如何使用等，以保证卫生财政的合理投入。鉴于卫生财政转移支付是政府调节各层级政府卫生资源配置合理化的重要手段，建议制定卫生财政转移支付的单行法规，对卫生财政转移支付的政策目标、核算标准、资金来源、分配公式、程序等作出明确、统一的规定，避免转移支付资金的浪费，减少由于缺乏法制监督惩戒而造成的权力寻租行为，通过明确专项转移支付资金的具体流向来减少资金挪用等现象。

10.2　以省为主体对区域内医疗卫生资源合理统筹分级

10.2.1　以省为主体依据疾病发病规律合理分级

按照国际通行的分级方法，当前对应疾病发病规律主要将医疗机构划分为三个层级，部分国家分为两级或四级。我国幅员辽阔，各地区之间疾病种类、地理环境、经济发展状况等都有较大差异，因此建议以省为主体，依托区域卫生规划，打破省内行政区划的束缚，按照省域内人口的分布、年龄结构、疾病的发生状况等将既有的医疗资源划分为三级，同时，由中央统筹国内的资源，在省际间构建第四级医疗机构，负责区域内的重大、罕见疾病的研究与治疗，其划分和功能如下：

下面级医疗机构（又称为一级医疗机构，组织形式以诊所为主）包括私人诊所、乡村卫生室、社区卫生中心（站）、乡镇卫生院等，以提供居民的所有疾病的初诊、健康档案建设、卫生防疫、居民健康教育、向上转诊等工作为主。上面级医疗机构（包括二级以上的医疗机构）以专科服务为主体，组织形式主要是医院，又可进一步细分为二级、三级或四级。二级医疗机构向居民提供专科服务，诊疗专科特征明确、医疗技术手段相对成熟的一般重症及急诊服务，对于不能处理的疾病向上级转诊，对术后稳定的患者向下转诊，并负责对一级医疗机构医务人员进行培训。第三层级医疗机构主要处理急诊、疑难重症及接收向上转诊的患者，并将术后病情稳定的患者向下转诊，并负责对一级、二级医疗机构人员进行培训。第四层级的医疗机构主要应对发病率极低、诊疗技术尚在探索阶段的罕见疾病，主要以科研为主，并对四级以下的医务人员进行培训。

10.2.2　按照医疗机构承载功能配置医疗卫生资源

根据各层级医疗机构承载的功能不同，应配置不同的医疗卫生资源。下面级医疗机构承载着全体居民的健康教育、疾病预防、各类疾病的初诊与转诊等功能，因此应配置具有通科知识的全科医生在下面级医疗机构，根据下面级医疗机构应对的常见病、多发病(多为发病周期长、容易引发多种并发症的慢性疾病)的特点，在下面级医疗机构配置的诊疗设备也应逐渐精密化、高端化。医疗机构在居民中的密度要足够大，居民能够在15分钟内到达诊所就诊。对于上面级医疗机构承载着对各类专科疾病中晚期的诊断与治疗，该类疾病的发病率低，因此应配置专科医生作为主要的诊疗主体，医疗机构在人群中设置的密度下降，规模相对较大，一般配置在交通发达、人口密度大、方便居民就医的区域。二级与三级医疗机构以诊疗专科疾病为主，四级医疗机构以疾病研究为主，上面级医疗机构一般采用高科技手段治疗中晚期专科疾病，上面级医疗机构整体花费会高于下面级医疗机构。但上面级医疗机构对应的疾病发病率逐渐下降，因此配置的医师人数应小于下面级医疗机构的人数。总之，各层级医疗机构间的资源配置应符合一定的比例，即全科专科之比为1.1∶1；下面级与上面级两层级卫生费用之比为0.68∶1，两层级医疗机构之比为35.4∶1。

10.2.3 完善区域卫生规划构建医疗资源调整、监测机制

10.2.3.1 构建以省为主体的区域卫生规划制度

构建以省为主体的区域卫生规划制度，通过对省域内医疗资源的统筹规划，实现医疗卫生资源在各层级按比例配置。医疗卫生资源配置建议实行三级管理两级统筹的方式。中央卫生部门负责在全国范围内配置第四级医疗卫生资源，包括医疗机构的选址、医生数量、卫生费用等；省级卫生部门负责省域内除第四层级之外的上面级医疗机构的资源配置规划，在省域内打破行政规划的束缚，按照疾病发病状况、交通状况、地理环境、人口结构等规划各层级医疗机构的数量、规模、医师人数等；地市级卫生部门负责所在区域的下面级医疗资源的配置，医疗资源规划纳入医疗机构所在地的卫生行政部门的统一规划、设置和布局。各层级医疗资源规划主体不仅负责资源配置的标准，而且负责资源配置的审批，并对实施过程中的资源配置状况进行监管。在尚未达到资源配置量的层级，医疗机构的设立、医疗仪器的购置等都必须经过主管部门的审批，对于资源配置过剩超过区域卫生规划设置要求或者不符合合理的资源配置比例的医疗资源应坚决予以关停、合并或转型。

在公立医疗机构的资源配置中，中央政府负责对第四层级医疗机构进行财政拨款，并对需要重点干预的疾病设置医疗卫生专项，通过向某一层级购

买服务的方式进行财政拨款，同时为保证各省域间的医疗卫生资源的均衡，由中央实行转移支付制度，对医疗资源匮乏无法实现某一层级医疗资源合理配置的省份，通过转移支付的方式，保证医疗资源逐级合理配置。省级政府负责本省区域内的公立医疗机构的财政拨款，对资源配置不足的层级进行重点干预，同时对需要重点干预的医疗服务项目，通过购买专项卫生服务的方式对供方直接进行财政补贴。

10.2.3.2 改变条块分割的管理体制，实现资源统筹规划

改变条块分割的管理体制，实现卫生工作的全行业管理。为实现医疗资源在既定区域内的合理配置，必须打破为适应计划经济体制建立起来的卫生管理体制。计划经济时期遗留下的按照部门、行政级别设置医疗机构的方式导致区域内医疗机构重复设置，资源浪费。不同部门的医疗机构由所在部门和系统自行管理，条块分割，各自为政，导致政府宏观调控能力不强。建议将不同政府部门所属的卫生资源纳入行业管理，加快部队、企业医疗机构社会化，将其产权归并于卫生行业管理，实现卫生资源严格按照所在区域的疾病发病规律、人口年龄结构、经济发展状况、地理交通等因素进行配置。

10.2.3.3 完善区域卫生规划的法律法规

为增强区域卫生规划的执行力度，应制定医疗卫生规划的法律法规，将区域卫生规划纳入法制化管理轨道。法规中应明确各层级医疗资源配置结构，各级政府在区域卫生规划中的职责、管辖范围，对新增医疗机构、设备等的审批流程，明确不符合区域卫生规划的医疗机构的处理办法以及不遵守区域卫生规划的法律后果等，以确保区域卫生规划的顺利执行。

10.2.3.4 构建医疗资源配置监测机制

在全国范围内构建医疗资源配置监测机制。在每一个区域卫生规划执行期间，应实时检测地区之间、城乡之间、人群之间的医疗资源分布和流动情况，对各层级医疗人员、机构设置、设备设施、卫生费用的分布密度、均匀程度和流动转移等进行调研，检测结果用于政府及时调整分级医疗体制空间形式以调节资源配置结构，并为下一阶段的医疗资源卫生规划提供参考。对于偏离逐级配置比例的医疗资源进行调整，对医疗资源配置不足的层级，政府应通过财政补贴、政府购买服务、税收返还等方式引导医疗资源向该层级流动，对于医疗资源配置过剩的层级，应采取限制新增医疗资源进入，对既有医疗机构进行撤并、关停，改变诊疗功能等方式，实现医疗资源在各层级的合理配置。

10.3 构建全科医生“守门人”制度下的转诊体系

全科医生“守门人”制度是实现医疗资源配置以下面级医疗体制为主体的重要保障，是破解医疗信息不对称导致的居民盲目就诊、转诊的关键，也是解决当前我国基层诊疗能力不足的关键。因此，要实现医疗资源的合理布局，必须大力培养全科医生，构建全科医生“守门人”制度。通过财政投入机制，重点投入在全科医生培养及薪酬领域，通过加大全科医生专业教育、再教育以及增加全科医生薪酬待遇等途径鼓励全科医生下沉在基层，实现以全科医生为主体的转诊制度。

10.3.1 加强全科医生的人才培养

2019 年我国平均每万人口全科医生人数为 1.51 人，远低于 OECD 发达国家每万人口 6 名全科医生的比例，由此可见我国全科医生依然严重不足。全科医生的匮乏已经严重影响了我国下面级医疗体制功能的实现，为解决当前我国全科医生缺乏的问题，中央财政应通过财政专项转移支付的方式增加用于全科医生培养的投入，对高校全科医学专业的学生按照人头进行补贴，对实施全科医生转岗培训的机构及其学生进行补贴，鼓励医生通过转岗培训的方式转为全科医生，以提高全科服务的能力，从更长远来看应通过完善正规的学校教育，培养大量合格的全科医生。

第一，促进基层医疗人员全科化发展。通过财政补贴的方式鼓励现有的执业医师包括基层执业医师参加全科医生专业培养和从业资格考核，就地培养、就地转换，充实全科医生队伍，满足广大居民对基层医疗的需求。通过乡镇卫生院专科人才转型的方式实现其服务模式向全科医疗转型。在城镇化和新农村建设发展较快的地区，推动基层医疗人员全科化发展，其服务模式向社区全科服务模式转变。

第二，对全科医生进行差异化培养，实现全科医生与专科医生的角色分工和业务互补。目前我国的全科医生与专科医生存在同质化竞争，出现“抢病源”现象，起因在于全科医生专业培养阶段未围绕全科医疗特征功能与专科医生差异化培养，使其失去与专科医生角色分工的意义，无法充分发挥全科医疗的首诊和常见病多发病综合服务功能，因此，应围绕全科医疗的特征功能和服务特点，加快全科医学生的差异化培养，通过正规教育阶段培养目标、培养方案的修订及继续教育阶段有针对性地开展全科诊疗知识的培训，提高全科医生的全科业务能力。

第三，建立系统化、标准化的全科医生职业培养制度，设立严格的从业门槛。在全国大力发展全科医学专业、确立全科医学的学术地位，增加全科医学学生招生数量。建议建立四个阶段的标准化培养体系：5年医学本科课程+1年临床基础技能培训+3年全科医师规范化培训+继续教育，真正提升和强化全科医学生的专业背景和职业技能。在完成前三个阶段学习任务，取得全科医师执业资格后，规定全科医师需接受从业继续教育，以累计学分制的方式，督促全科医生持续参加学术培训活动、更新专业知识，达到一定学分才能继续持有从业资格，并规定全科医生每5年需更新从业资格，从而提高我国全科医务人员的业务水平，以优质的全科服务吸引患者到基层就诊。通过与患者建立长期签约关系，使全科医生真正成为居民首诊“第一呼叫对象”和医疗体制的“守门人”。

10.3.2　构建竞争性全科医生签约制度

构建竞争性全科医生签约制度是澳大利亚、法国、英国等诸多国家采取的激励下面级医疗机构提高医疗服务质量的有效措施。当前，在我国全科医生严重不足的情况下，改善方式可分两步走：初期阶段实行在一定区域内居民自愿就近签约熟悉的医生(专科或全科医生都可以)；在我国全科医生人数达到发达国家人均比例的情况下，逐步实现强制签约制度。居民必须签约一名全科医生，并作为居民到二级以上医疗机构就诊及获取医疗保险保障的条件。为保证服务质量，签约居民人数应设置最小、最大签约值，超过最大签约值的医生不能再继续签约居民，低于最小签约值的医生需接受专业培训一年，在依然不能达到最小签约量的情况下，需退出医疗行业。医生的工资与签约居民的数量进行挂钩，对于达到最大签约量的医生可获得额外的奖励。居民最低签约期为一年，在签约期限结束后可重新选择医生签约。

通过居民自由签约及定期可更换全科医生的签约制度，激励全科医生提高服务质量，以更好服务于签约居民。同时，应在全国建立全科医生评价系统及患者投诉渠道，完善全科医生从业资格及取缔制度，根据当前常见疾病的种类及特点编写全科医生工作指南以促进全科医生工作更加规范化、专业化。

10.3.3 改革各层级医生的雇佣方式及薪酬制度

10.3.3.1 改革医生编制制度

医院编制制度是计划经济时期遗留的产物，是政府管理公立医院的一种手段，按照床位确定医院人员编制，按照人员编制确定政府财政拨款的做法，无法有效适应分级医疗体制中关于各层级人才质量均衡、有效分工协作的要求。以编制为基础附着其上的职称评审、养老等福利待遇导致优质医生聚集在公立医院难以向外流动，多点执业执行不畅、高质量医生难以下沉到下面级医疗机构。患者为了找到好医生看病，到高层级医疗机构寻找专科医生就诊，加剧了看病难问题。而对下面级医疗机构的医生而言，编制制度导致其难以有效发挥医生的积极性，医生为规避风险，减少工作压力，尽力将患者转向高层级医疗级构就诊，同时既有的技术水平无法接住下转的患者，导致下面级医疗机构医疗资源的闲置与浪费。因此，编制改革势在必行。

取消各层级医生编制制度，医生可选择与公立医院签订合同成为医院的雇员，也可选择开办诊所或多名医生集体行医，或者兼而有之选择多点执业，同时对下面级医疗机构的私人开业制度、医生薪酬制度、医保支付制度等进行配套改革，以引导优质医师资源下沉基层，缓解当前下面级医疗机构优质医师资源不足的问题。对于老、少、边、穷及其他一些难以吸引到医生资源地区的公立医院可继续保留编制制度，并通过财政拨款、转移支付等方式为医生提供收入保障。

10.3.3.2 改革下面级医疗机构的准入条件、薪酬制度

放宽开办私人诊所的准入条件。鼓励全科医生开办私人诊所或集体开办诊所，逐步增加全科诊所在下面级医疗机构中的比例。取消对全科医生执业地点和方式的限制，只要为医学院校毕业生，在医院接受了临床训练，并获得执业医师资格证书的医生都可以开办全科诊所或合伙开办诊所。逐渐实现下面级医疗机构以全科医生诊所为主体，政府仅在全科医生诊所密度偏低、市场不愿介入的地区，通过建立公立医疗机构吸引全科医生提供服务。

下面级医疗机构的全科医生除部分受雇于公立医疗机构采用固定薪酬支付外，私人诊所中的全科医生的薪酬应借鉴国外经验，通过医保购买服务的方式，综合运用基本工资、签约居民的人头预付费、承担的公共卫生服务项目费用以及绩效奖励等多种薪酬支付制度，激励全科医生提高服务质量和数量，切实提高全科医生收入，吸引高质量医生下沉下面级医疗机构提供服务，为建立全科医生“守门人”制度提供人力保障。

10.4　改革医保运行方式，促进医疗资源分级配置

10.4.1　构建与医师个人相挂钩的医保付费机制

医师资源是医疗卫生资源中最重要的资源，诊疗方案、用药、检查、转诊等都由医生最终决定，为有效规范医生的行为使其符合分级诊疗的要求，可尝试采用医保定点到医师个人的方式。一方面，医师凭借自身的技术水平获得医保付费资格而不必依靠公立医疗机构的身份的做法将把医生从医疗机构的束缚中解脱出来，有利于医生走向自由执业；另一方面，可通过取消违规诊疗、超范围诊疗或不当转诊医生的医保定点资格，来规范医生的行为，增强医生的自我约束及对个人声誉的重视。

10.4.2　综合采用多种医保支付方式激励医疗资源优化配置

为有效激励各层级医疗机构实现其服务功能，应对其采取不同的医保支付方式或组合。在下面级医疗机构，全科医生应对的是患者的各类健康疑问、自限性疾病及未分化疾病等，所提供的服务解决的是居民最常见、最广泛、最综合的健康需求，体现的是以患者为中心的服务模式，对此类医疗服务，医保采用按人头付费，按承担的公共卫生项目付费的方式可有效激励全科医生尽可能覆盖更多的人群，向其提供健康管理、预防工作。对医疗康复服务采用按照床/日付费，可有效激励医疗机构在保证服务质量的基础上控制费用。对于上面级医疗机构主要应对的是情况较复杂的专科疾病，体现的是以疾病为中心的诊断模式，应采取按总额预付、按服务单元付费、按病种付费及按照疾病诊断相关分组为基础的预付制等付费方式的组合，能够有效控制医疗费用，降低医生诱导需求的发生概率，增强医疗机构下转患者的动力。

10.4.3　进一步拉大医保支付比例引导患者合理就诊

医保可通过拉大支付比例的方式引导居民合理就医，当前我国医保对各

层级医疗机构间的支付比例差距不大，对于经济收入日益增长的居民而言，较低的医保支付差距不足以改变居民的就诊行为。根据发达国家的经验，在拥有全科医生“守门人”制度的国家，针对不按照全科首诊，自己选择医生就诊的患者，其医疗费用不报销或仅报销很少的比例。在我国全科医生制度尚未构建完善的背景下，可通过鼓励居民下面级医疗机构首诊，医保支付差别报销的方式引导居民基层就诊，在全科医生制度逐渐完善后，可通过强制首诊的方式规范居民就诊行为，对于不按照就诊流程就诊的患者，采取拒绝报销或拒绝诊治的方法，规范居民的就诊行为。

10.5 构建医疗联合体促进医疗资源的优化配置与分工协作

医疗联合体是在一定区域内，通过各层级医疗机构资源的整合，形成的一种集各层级医疗机构功能于一体的，以患者为中心的诊疗体系。通过国内外实践经验可知，紧密型医疗联合体是最有利于整合医疗资源，实现资源在各层级医疗机构间的自由流动及实现以患者为中心的诊疗体系。

构建行之有效的紧密型纵向一体化的医联体，首先，政府需要继续推进医疗体制改革，通过政事分开、管办分开，实现各层级医疗机构间的自愿结合，通过打破医疗机构的行政区划、行政隶属关系，按照现代法人治理结构加强产权管理，实行医联体内部各利益主体共同决策机制，并建立统一的医疗服务质量标准、绩效考核体系，实现医疗联合体的紧密结合。

其次，医联体内部依据疾病发病规律的需求组建包括具有全科与专科功能的各层级医疗机构的组织体系，各层级医疗机构间分工明确，按照一级医疗机构负责所有疾病的预防及初次诊断，二级医疗机构负责一般重症，三级医疗机构负责急危重症的功能界定，制定具体的诊疗范围，同时，对于超过诊疗范围的病患实现医联体内部的转诊。

最后，为促进医联体内部各层级医疗机构功能的实现，必须配合医保制度、家庭医生签约制度、财政投入制度等的调整。为防止医联体滥用高层级优质医疗资源，医保机构通过对医联体采取总额预付的支付方式加强医联体的成本意识，卫生总费用通过对该医联体的总人数进行人头包干、结余留用、超支不补的方式，鼓励医联体自觉降低卫生费用，并积极做好下面级医疗机构的预防工作，以保证签约居民的健康，减少居民利用医疗卫生资源的频次与数量，并能够主动下转符合要求的康复患者。此外，为防止医联体因超过医疗保险的预付总额而拒绝患者治疗或降低诊疗服务质量的行为，可允许患者在经过一定签约时间之后自由更换医疗联合体，以加强医联体的服务意识。同时，财政支付制度应从供需双补逐渐转变为补需方，通过患者“用脚投票”的方式选择医疗服务质量好、成本低的医疗联合体，促进医疗联合体自觉规范自己的行为，实现以患者为中心的医疗资源布局。

参考文献

[1] Adam Brimelow. The Changing Health Service[EB/OL]. BBC, 2013. http://www.bbc.com/news/health-21849706.

[2] Allie Peckham, Julia Ho, Gregory Marchildon. Policy Innovations in Primary Care Across Canada(EB/OL). (2018). https://ihpme.utoronto.ca/wp-content/uploads/2019/08/NAO_RR1.pdf.

[3] Anand S., Ravallion M. Human Development in Poor Countries: On The Role of Private Incomes and Public Service[J]. The Journal of Economics Perspectives, 1993(1): 133-150.

[4] Amy M. Kilbourne, Devra E. Greenwald, Richard C., Hermann, etc. Financial Incentives and Accountability for Integrated Mecical Care in Department of Veterans Affairs Mental Health Programs[J]. Psychiatric Services, 2010, 61(1): 38-44.

[5] Ana Belén Espinosa-González, Charles Normand. Challenges in the Implementation of Primary Health Care Reforms: A Qualitative Analysis of Stakeholders' views in Turkey[EB/OL]. [2019-08-23].

[6] Australian Institute of Health and Welfare 2018. Australia's health 2018. Australia's health series no. 16. AUS 221. Canberra: AIHW.

[7] Blendon R. J., Schoen C., Donelan K., Osborn R., DesRoches C. M., Scoles K., Davis K., Binns K., Zapert K. Physicians' views on Quality of Care: A Five-country Comparison[J]. Health Aff (Millwood), 2001, 20(3): 233-243.

[8] Brian Hutchison, Jean-Frederic Levesque, Erin Strumpf, Natalie Coyle. Primary Health Care in Canada: Systems in Motion[J]. Milbank Q, 2011, 89(2): 256-288.

[9] Canadian Institute for Health Information. Canada's Health Care Providers [R]. Ottawa: 2001.

[10] Carey Thaldorf, Aaron Liberman. Inegration of Health Care Organizations. Using the Power Strategies of Horizontal and Vertical Integration in Public and Private Health Systems[J]. The Health Care Manager, 2007(26): 116-127.

[11] Chevreul K., Berg Brigham K., Durand-Zaleski I., Hernandez-Quevedo C. France: Health Systems in Transition[J]. Health Systems in Transition, 2015, 17(3): 1-218.

[12] Cohen M., Ferrier B., Woodward C. A., Brown J. Health Care System Reform. Ontario family physicians' reactions[J]. Can Fam Physician, 2001, 47(1): 1777-1784.

[13] Collins S. R. et al. The Income Divide in Health care: How the Affordable Care Act Will Help Restore Fairness to the U. S. Health System[J]. The Common wealth Fund Issue Briefs, 2012(3): 1-24.

[14] Cylus J., Richardson E., Findley L., Longley M., O'Neill C., Steel D. United Kingdom: Health System Review[J]. Health Systems in Transition, 2015, 17(5): 1-125.

[15] Dionne S. Kringos, Wienke G. W. Boerma. 欧洲初级保健——各国案例研究[M]. 武汉：华中科技大学出版社，2018.

[16] Fattore G., Salvatore D. Network Organizations of General Practitioners: Antecedents of Formation and Consequences of Participation[J]. BMC Health Services Research, 2010(10): 118.

[17] Gregory P. Marchildon. Canada: Health System Review[J]. Health Systems in Transition, 2013, 15(1): 1-179.

[18] Hardy B., Mur-Veemanu I., Steenbergen M., Wistow G. Inter-agency Services in England and the Netherlands: A Comparative Study of Integrated Care Development and Delivery[J]. Health Policy, 1999(48): 87-105.

[19] Healy J., Sharman E., Lokuge B. Australia: Health System Review[J]. Health Systems in Transition, 2006, 8(5): 1-158.

[20] Jay Makarenko. Canada's Health Care System: An Overview of Public and Private Participation[EB/OL]. https: www. mapleleafweb. com/features/canada-s-health-care-system-overview-public-and-private-participation. html.

[21] Judith Healy, Evelyn Sharman, Buddhima Lokuge. Australia: Health Systems in Transition[J]. Health Systems in Transiton, 2006, 8(5): 1-158.

[22] L'Assurance Maladie. Point d'information de l'Assurance Maladie du 22 janvier 2009[EB/ OL]. [2016-07-13]. http: www. amel i. fr/ fileadmin / user upload / documents/ Bilan medecin traitant Vdef2. pdf.

[23] Leichsenring K. Developing Integrated Health and Social Care Services for Older Lpersons in Europe[J]. International Journal of Integrated Care, 2004(4): 1-15.

[24] Les Revenus D' activité des Médecins Libéraux Récemment Installés [EB/OL]. [2016-07-13]. http: www. insee. fr/fr/ffc/docsffc/REVAIND15cD2 sante. pdf.

[25] Linden M., Gothe H., Ormel J. Pathways to Care and Psychological Problems of General Practice Patients in a Gate Keeper and an Open Access Health Care System: A Comparison of Germany and the Netherlands [J]. Soc Psychiatry Psychiatr Epidemio, 2003(38): 690-697.

[26] Lu A. A., Ronald A. A Framework for the Study of Access to Medical Care[J]. Health Services Research, 1974(9).

[27] Magali Coldefy (Irdes), Véronique Lucas-Gabrielli (Irdes). The Health Area, a Planning Tool for the Organisation of Care Supply and Health Policy? Evolutions from 2003 to 2011[J]. Questions d'Économie de La Santé n°175 2012 (4): 1-8.

[28] Maigeng Zhou, et al. Mortality, morbidity, and Risk Factors in China and Its Provinces, 1990-2017: A systematic Analysis for the Global Burden of Disease Study 2017[J]. The Lancet, Published Online June 24, 2019.

[29] Marchildon G. P., Hutchison, B. Primary Care in Ontario, Canada: New Proposals after 15 Years of Reform[J]. Health Policy, 2016: 120(7): 732-738.

[30] Mcclellan M., Mcneil B. J., Newhouse J. P. Does More Intensive Treatment of Acute Myocardial Infarction in the Elderly Reduce Mortality? Analysis Using Instrumental Variables [J]. Jama, 1994(11): 859-866.

[31] Ministry of Health. Interim Report on the Future Provision of Medical and Allied Services[M]. London: His Majesty's Stationery Office, 1920.

[32] Perrin J. M., Valvona J. Does Increased Physician Supply Affect Quality of Care? [J]. Health Affairs, 1986(4): 63-72.

[33] Brian Hutchison, Jean-Frederic Levesque, Erin Strumpf, Natalie Coyle. Primary Health Care in Canada: Systems in Motion[J]. Milbank Q., 2011, 89(2): 256-288.

[34] Taking Responsibility: Labor's Plan for Endingthe Blame Game on Health and Hospital Care[EB/OL]. Retrieved Nov. 25, 2007, from http: // www. alp. org. au.

[35] World Health Organization. World Health Statistics 2012[R]. Geneva: World Health Organization, 2012.

[36] Yann Bourgueil, Anna Marek, Julien Mousquès (Prospere */Irdes). Three Models of Primary Care Organisation in Europe, Canada, Australia and

New-Zealand[J]. Issues in Health Economics，2009：1-6.

[37] Yann Bourgueil，Anna Marek，Julien Mousquès（Prospere */Irdes）. Three Models of Primary Care Organisation in Europe，Canada，Australia and New-Zealand[J]. Issues in health economics n° 141-April 2009：1-6.

[38] 2019中国卫生和计划生育统计年鉴[M]. 北京：中国协和医科大学出版社.

[39] 2020年中国民营医疗与公立医疗发展现状及竞争格局[EB/OL]. https：//xw. qq. com/cmsid/20210406A0CBVV00.

[40] 世行和世卫报告. 中国医保政策亟须战略性改革[N]. 参考消息，2016-7.

[41] 澳大利亚：全科医生构筑健康核心[EB/OL]. https：//www. guojiayikao. com/jkbl/62134. html.

[42] 财政部副部长详解医改8500亿资金去向[EB/OL]. https：//finance. jrj. com. cn/2011/03/1009069409757. shtml.

[43] 陈宁姗，李建. 各国政府卫生投入及其对中国的启示[J]. 卫生经济研究，2003(7)：27-28.

[44] 陈胜辉，李策划. 马克思主义政治经济学视域下我国医疗问题研究[J]. 现代经济问题研究，2018(4)：30-38.

[45] 陈昕. 试论消费对劳动力再生产的影响[J]. 经济问题，1984(5)：33-36.

[46] 陈永正，董忻璐. 西方发达国家公共服务财力投入模式与借鉴(上)[J]. 行政论坛，2017(1)：115-127.

[47] 陈永正，李珊珊，黄滢. 中国医改的几个理论问题[J]. 财经科学，2018(1)：76-88.

[48] 陈屿. 构建“正三角形”医疗服务体系[N]. 湖北日报，2006-10-19.

[49] 程晓明. 卫生经济学[M]. 北京：人民卫生出版社，2003.

[50] 程晓明. 卫生经济学(第3版)[M]. 北京：人民卫生出版社，2012.

[51] 仇启华，黄苏，解德沅. 论一般垄断资本转变为国家垄断资本主义[J]. 经济研究，1981(11)：49-55.

[52] 崔欠华，方国瑜，杨阳等. 广州市社区居民对分级诊疗模式的知晓和认知情况调查[J]. 中国全科医生，2014(34)：4123-4126.

[53] 代佳欣. 西方医疗卫生服务可及性研究：分析框架及比较[J]. 天津行政学院学报，2020(6)：85-95.

[54] 代英姿，王兆刚. 中国医疗资源的配置：失衡与调整[J]. 东北财经

大学学报，2014(1)：47-53.

［55］董炳琨. 用马克思劳动力再生产理论指导卫生投入[J]. 中华医院管理杂志，1996(8)：449-451.

［56］杜治政. 论医疗卫生保健服务体系的合理结构[J]. 医学与哲学，2018(9A)：1-6.

［57］法国卫生组织和体系-(GIP)SANTé ET PROTECTION SOCIALE INTERNATIONALE[M]. 社会保障与卫生公共利益集团(GIP SPSI)，www. gipspsi. org，2010 年 7 月.

［58］方鹏骞. 我国分级医疗服务体系建设的关键问题[J]. 中国医院管理，2014(9)：1-3.

［59］付强. 促进分级诊疗模式建立的策略选择[J]. 中国卫生经济，2015(2)：28-31.

［60］甘庆辉. 锐观新加坡医疗重组，思考中国医联体发展[EB/OL]. https：//www. cn-healthcare. com/article/20180322/content-501601. html.

［61］高春亮，毛丰付，余晖. 激励机制、财政负担与中国医疗保障制度演变[J]. 管理世界，2009(4)：66-74.

［62］高和荣. 健康治理与中国分级诊疗制度[J]. 公共管理学报，2017(2)：139-144.

［63］高解春. 公立医院横向医疗资源整合的内涵研究[J]. 中国卫生经济，2014(6)：412-415.

［64］高靖. 劳动力再生产模式演变的根源性分析——基于劳动力商品理论的视角[J]. 重庆理工大学学报，2020(1)：166-174.

［65］高明. 福建省卫生资源优化配置研究[D]. 福州：福建师范大学，2006.

［66］高强. 发展医疗卫生事业，为构建社会主义和谐社会做贡献[J]. 中国卫生法制，2005(4)：4-11.

［67］高云霄. 构建深化医疗卫生体制改革的财政支撑体系研究[J]. 经济研究参考，2013(52)：7-11.

［68］顾昕，政府购买服务与社区卫生服务机构的发展[J]. 河北学刊，2012(2)：99-105.

［69］顾昕. 全球性医疗体制改革的大趋势[J]. 中国社会科学，2005(6)：121-128.

［70］顾昕. 医疗卫生资源的合理配置——矫正政府与市场失灵[J]. 国家行政学院学报，2006(3)：39-43.

[71] 郭永松. 国内外医疗保障制度的比较研究[J]. 医学与哲学(人文社会医学版), 2007(8): 2-3.

[72] 国家统计局. 新中国成立 70 周年经济社会发展成就系列报告之二十[EB/OL]. http://luan.offcn.com/html/2019/08/45096_2.html.

[73] 国家卫计委副主任马晓伟: 分级诊疗实施之日为公立医院改革成功之日[EB/OL]. http://money.163.com/16/0308/18/BHLHS8D300253B0H.html.

[74] 何超, 任耀飞, 尹增奎. 20 世纪我国农村合作医疗制度的历史思考及启示[J]. 陕西农业科学, 2006(11): 128-131.

[75] 胡建平, 饶克勤, 钱军程. 中国慢性非传染性疾病经济负担研究[J]. 中国慢性病预防与控制, 2007(3): 189-193.

[76] 胡建平, 饶克勤, 钱军程等. 中国疾病经济负担的宏观分析[J]. 中国卫生经济, 2007(26): 56-58.

[77] 胡善联. 医疗卫生领域财政事权和支出责任划分研究[J]. 卫生经济研究, 2018(10): 3-5.

[78] 华明远. 中日两国财政转移支付制度比较及其启示[J]. 改革探索, 2017(9): 37-43.

[79] 黄德圣, 潘小妹. 医院分级诊疗的现状及对策[J]. 基层医学论坛, 2014(34): 4727-4729.

[80] 黄芳玲. 转移支付制度的国际经验借鉴[J]. 经济研究导刊, 2009(33): 5-7.

[81] 黄海红, 郑宁. 英国家庭医生制度对我国分级诊疗模式的启示[J]. 解放军医院管理杂志, 2016(3): 296-298.

[82] 黄佩华, 迪帕克. 中国: 国家发展与地方财政[M]. 北京: 中信出版社, 2003: 72.

[83] 黄显官, 余郭莉, 彭博文. 实施分级医疗制度, 确保医保基金安全高效运行[J]. 卫生经济研究, 2013(9): 9-13.

[84] 黄显官. 实施分级医疗制度, 确保医保基金安全高效运行[J]. 卫生经济研究, 2013(9): 9-13.

[85] 黄滢, 傅新红, 邹炳文等. 基于资源配置视角的初级医疗体制改革研究[M]. 成都: 四川大学出版社, 2019.

[86] 黄滢. 初级医疗体制改革问题研究[D]. 成都: 四川大学, 2018.

[87] 黄玉捷. 不同健康产出水平下卫生总费用与健康产出对应关系研究[J]. 卫生软科学, 2019(3): 16-21.

[88] 姜洁, 李幼平. 我国分级诊疗模式的演进及改革路径探讨[J]. 四川

大学学报，2017(4)：29-35.

[89] 解德源. 关于国家垄断资本主义的几个理论问题[J]. 世界经济，1990(1)：14-21.

[90] 解静. 福利国家模式变迁的历史比较研究[D]. 沈阳：辽宁大学，2013.

[91] 解静. 我国新型农村合作医疗制度研究[D]. 北京：中央民族大学，2007.

[92] 科尔奈，翁笙和. 转轨中的福利、选择和一致性：东欧国家卫生部门改革[M]. 北京：中信出版社，2003.

[93] 孔祥金. 医疗资源配置视角下建立分级诊疗制度的问题与障碍分析[J]. 医学与哲学，2018(3A)：66-77.

[94] 孔祥利. 社会主义政治经济学的研究起点是经济资源[J]. 经济学动态，1998(2)：34.

[95] 匡莉，LiLi. 全科医疗特征功能视角下分级诊疗的定义及制度层次[J]. 中国卫生政策研究，2016，9(1)：19-26.

[96] 李菲. 我国医疗服务分级诊疗的具体路径及实践程度分析[J]. 中州学刊，2014(11)：90-95.

[97] 李玲. 将制度优势转化为人民健康福祉——新中国卫生健康七十年[EB/OL]. https：//www. cn-healthcare. com/article/20191006/content-524375. html.

[98] 李玲. “健康+”是社会发展的新模式[J]. 中国卫生，2016(7)：76-77.

[99] 李玲. 分级诊疗的基本理论及国际经验[J]. 卫生经济研究，2018(1)：7-9.

[100] 李玲. 让医疗回归公益本质[J]. 长三角，2009(5)：16-19.

[101] 李梦斐. 我国“医联体”发展现状与对策研究[D]. 济南：山东大学，2017.

[102] 李齐云. 分级财政体制研究[M]. 北京：经济科学出版社，2003.

[103] 李珊珊，黄滢. 分级医疗体制的本质、制度性障碍与对策建议[J]. 2016(12)：40-43.

[104] 李显文. 对我国分级诊疗模式相关问题的思考[J]. 卫生经济研究，2015(3)：18-20.

[105] 李新平. 医疗保障制度的效率分析：OECD 国家的经验和启示[D]. 天津：南开大学博士学位论文，2013.

[106] 李银才. 制度结构视角下的分级诊疗形成机制改革[J]. 现代经济探讨，2015(7)：53-57.

[107] 李银才. 我国医疗卫生制度变迁的经济分析[D] 南昌：江西财经

大学，2014.

［108］李月，成前，张栓. 卫生投入规模、地区差异与居民健康［J］. 西北人口，2020(1)：104-115.

［109］李跃平，黄子杰，郑富豪. 我国农村合作医疗基金筹资模式的分析与建议［J］. 福建医科大学学报，2017(3)：1-5.

［110］李珍，王平. 强力建设首诊制 纠正医疗资源误配置［J］. 中国卫生经济，2011(12)：24-27.

［111］李志荣，魏仁敏，徐媛等. 供给侧视角下的分级诊疗制度探讨［J］. 中国卫生经济，2018(2)：14-17.

［112］梁朝金，胡志，秦侠等. 德国分级诊疗实践和经验及对我国的启示［J］. 中国医院管理，2016(8)：76-77.

［113］梁万年. 卫生事业管理学［M］. 北京：人民卫生出版社，2017：63-64.

［114］列宁. 列宁全集(27 卷)［M］. 北京：人民出版社，1990：338.

［115］刘凤义，刘子嘉. 论劳动力再生产中集体消费的共享属性［J］. 政治经济学评论，2019(5)：39-61.

［116］刘国恩，官海静. 分级诊疗与全科诊所：中国医疗供给侧改革的关键［J］. 中国全科医学，2016(22)：2619-2614.

［117］刘继同. 中国医改困境的理论反思与现代卫生财政制度建设的基本路径［J］. 学习与实践，2016(7)：102.

［118］刘金伟. 城乡卫生资源配置的“倒三角”模式及其成因［J］. 调研世界，2006(3)：22-24.

［119］刘军民. 公共财政下政府卫生支出及管理机制研究［J］. 经济研究参考，2005(94)：1-20.

［120］刘兴柱，魏颖. 论卫生资源配置的倒三角［J］. 中国卫生经济，1996(10)：56-57.

［121］刘正华，吕宗耀. 财政分权与公共卫生支出：来自我国省级层面的经验证据［J］. 中国卫生经济，2014(10)：58-60.

［122］马克思. 资本论(第 1 卷)［M］. 北京：人民出版社，2004：199.

［123］马克思恩格斯全集(23 卷)［M］. 北京：人民出版社，1972：197.

［124］马克思恩格斯全集(第 26 卷)［M］. 北京：人民出版社，1995.

［125］马克思恩格斯文集(第 5 卷)［M］. 北京：人民出版社，2009.

［126］马克思恩格斯文集(第 8 卷)［M］. 北京：人民出版社，2009.

［127］马克思恩格斯选集(第 1 卷)［M］. 北京：人民出版社，1972.

［128］马克思恩格斯选集(第 4 卷)［M］. 北京：人民出版社，1972.

[129] 马天龙. 发达国家全科医生薪酬福利制度解析[J]. 中国卫生人才, 2015(1): 24-27.

[130] 马晓伟. 分级诊疗制度实现之日，乃是我国医疗体制改革成功之时 [EB/OL]. 2019-3-8. http://www.sohu.com/a/299991636_464387.

[131] 满晓玮，蒋艳，赵丽颖等. 卫生总费用与 GDP 和健康产出关系研究综述[J]. 中国卫生经济, 2016(4): 45-50.

[132] 缪琦. 荷兰拟推迟退休年龄以维持养老体系[N]. 第一财经日报, 2013-9-17(6).

[133] 宁方景. 中美医疗保障史研究[D]. 北京: 中央财经大学, 2016.

[134] 潘多拉. 分级诊疗制度建设事关医改成败[J]. 中国卫生人才, 2019(4): 12-13.

[135] 潘多拉. 分级诊疗制度建设事关医改成败[J]. 中国卫生人才, 2019(4): 12-13.

[136] 彭国甫，鄢洪涛. 地方政府农村公共事业管理制度的变迁及绩效分析[J]. 湖南社会科学, 2008(1): 56-67.

[137] 彭瑞骢，蔡仁华，周采铭. 1978~1991 中国改革全书(医疗卫生体制改革卷)[M]. 大连: 大连出版社, 1992.

[138] 钱东福. 城市医疗服务体系整合的理论与实证研究[M]. 天津: 天津出版社, 2014.

[139] 饶克勤. 健康中国战略与分级诊疗制度建设[J]. 中国卫生经济, 2018(2): 4-9.

[140] 萨日娜. 基于健康人力资本投入视角的财政卫生支出改革研究[D]. 北京: 财政部财政科学研究所, 2015.

[141] 沈士立，于晓松. 英国基本医疗卫生体制及其改良对中国全科医学发展的启示[J]. 中国全科医学, 2019(7): 2286-2292.

[142] 石光，邹君，田晓晓等. 德国等九个发达国家区域卫生规划的经验与启示[J]. 卫生经济研究, 2009(9): 22-25.

[143] 宋道盛. “经济资源”初探[J]. 开发研究, 1986(4): 43.

[144] 孙菊. 我国公共卫生支出的发展效应分析[J]. 中国软科学, 2003(11): 22-26.

[145] 谭琼，吴平. 基于 GE 指数法的城乡基本医疗卫生资源配置差距分析——以成都市为例[J]. 消费经济, 2013(4): 28-32.

[146] 汪冲. 专项转移支付漏损的理论分析与实证检验 [J]. 财经研究, 2007, 12(33): 58-67.

［147］王东进. 分级诊疗是一篇大文章［J］. 中国医疗保险，2015(10)：5-8.

［148］王虎峰，关于构建分级诊疗制度相关问题的思考［J］. 中国医疗管理科学，2014(1)：28-30.

［149］王虎峰，王鸿蕴. 关于构建分级诊疗制度相关问题的思考［J］. 中国医疗管理科学，2014(1)：28-30.

［150］王虎峰，元瑾. 对建立分级诊疗制度相关问题的探讨［J］. 中国医疗管理科学，2015(1)：11-15.

［151］王晶，杨小科. 中国农村基层医疗卫生改革的制度选择与发展反思［J］. 东北师范大学学报，2014(6)：68-72.

［152］王倩云，鱼敏. 澳大利亚卫生体制改革趋势［J］. 中国卫生事业管理，2008(3)：211-213.

［153］王庆富，王学海，杜承铭等. 马克思主义哲学原理［M］. 武汉：武汉大学出版社，1997.

［154］王小林. 中国卫生服务筹资：公平与发展——基于儿童发展的视角［J］. 南京大学学报(哲学·人文科学·社会科学版)，2007(3)：42-53.

［155］王雪云，姚峥嵘等. 基于供给侧视角的我国分级诊疗相关问题思考［J］. 中国意愿管理，2017(3)：21-23.

［156］王宜秋，郑萍，于晓雷等. 当前国内毛泽东思想研究述评［J］. 社会科学管理与评论，2012(12)：78-94.

［157］卫生部 WHO 赴澳大利亚卫生管理培训项目考察团. 澳大利亚现行医疗体制初探［J］. 卫生职业教育，2006(5)：5-9.

［158］文小才. 中国医疗卫生资源配置中的财政投入制导机制研究［J］. 经济经纬，2011(1)：141-146.

［159］吴丽丽，徐充. 中国城乡公共资源均衡配置的制度探析［J］. 北方论丛，2014(2)：143-147.

［160］武博. 卫生资源配置公平性问题研究［D］. 武昌：武昌大学，2013.

［161］夏杏珍. 农村合作医疗制度的历史考察［J］. 当代中国史研究，2003(5)：110-118.

［162］谢春燕，何江江，胡善联. 英国初级卫生保健质量与结果框架解析［J］. 中国医院管理，2015(7)：78-79.

［163］谢宇航，陈永正. 发达国家转移支付制度对地方财力及公共服务的影响［J］. 财经科学，2016(9)：64-76.

［164］熊先军. 对分级诊疗的异见［J］. 中国医疗保险，2015(10)：11-14.

[165] 熊先军. 建立分级诊疗制度，前提须解决医疗体制问题[N]. 中国劳动保障报，2015(4).

[166] 熊先军. 医疗体制不顺 分级诊疗难建[N]. 中国医药报，2015-5-1.

[167] 徐元根. 富阳县卫生志[M]. 北京：中国医药科技出版社，1991.

[168] 姚岚，舒展，陈子敏. 财政分级负责制与分担制对公共卫生补偿政策的影响[J]. 中国初级卫生保健，2004(11)：5-6.

[169] 姚泽麟. 政府职能与分级诊疗[J]. 公共管理学报，2016，13(3)：61-70.

[170] 殷林飞. 马克思主义劳动力再生产理论：价值旨趣、二重建构与时代转向——基于国内学界 40 余年来的研究[J]. 中共杭州市委党校学报，2020(4)：13-20.

[171] 应亚珍. 政府卫生投入：国际经验与中国实践[J]. 卫生经济研究，2013(7)：6-9.

[172] 尤来寅. 社会福利增长的实质是劳动力再生产社会化[J]. 学术刊，1985(5)：18-24.

[173] 于保荣，王维夫，李友卫等. 英国、澳大利亚和德国的基本卫生服务提供及管理体制研究[J]. 中国卫生事业管理，2007(9)：641-644.

[174] 余红星，冯友梅，付旻等. 医疗机构分工协作的国际经验及启示[J]. 中国卫生政策研究，2014(6)：10-15.

[175] 余红星，姚岚，李莹. 基于分级诊疗的医疗机构分工协作机制探究[J]. 中国医院管理，2017(7)：1-3.

[176] 余红星. 我国医疗机构分工协作动力机制研究[D]. 武汉：华中科技大学，2015.

[177] 余亮. 促进我国基本公共卫生服务均等化的财政转移支付制度研究[D]. 北京：北京工商大学，2014.

[178] 张栋. 新中国以来医疗卫生事业的发展轨迹[J]. 团结，2011(2)：29-32.

[179] 张海红，杜沩，王贺胜. 医疗资源垂直整合的几种情况分析[J]. 医学与哲学，2015(7)：69-72.

[180] 张良. 经济资源嵌入视域下农村新型社区治理问题研究[D]. 武汉：华中师范大学，2017.

[181] 张亮，胡志. 卫生事业管理学[M]. 北京：人民卫生出版社，2013.

[182] 张文康在中国科学院创新战略论坛上的演讲[EB/OL]. [2002-1-31]. http：//www. cas. ac. cn/html/Dir/2002/01/31/5616. htm.

[183] 张毓辉：应确保卫生投入在中央和地方财政中的优先地位[EB/OL]. https：//finance. sina. com. cn/china/gncj/2020-03-06/doc-iimxxstf6984248. shtml.

[184] 张自宽，朱子会，王叔城等. 关于我国农村合作医疗保健制度的回顾性研究[J]. 中国农村卫生事业管理，1994(6).

[185] 赵斌. 社会医疗保险背景下的分级诊疗制度国际借鉴及中国困境[J]. 中国医疗保险，2017(5)：14-19.

[186] 赵聚军. 政府间核心公共服务职责划分的理论与实践[J]. 中央财经大学学报，2008(11)：17-23.

[187] 政策无力，中国还是没有形成分级诊疗格局：朱恒鹏[EB/OL]. http：//zl. hxyjw. com/arc_22915，2017(11).

[188] 中国新型农村合作医疗大病保险覆盖率[EB/OL]. https：//www. youhro. com/yiliaobaoxian/21707. html.

[189] 中华人民共和国卫生部. 中国卫生统计年鉴 2005[M]. 北京：中国协和医科大学出版社，2005.

[190] 中华人民共和国中央人民政府[EB/OL]. http：//www. gov. cn/zhengce/content/2017-04/26/content_5189071. htm.

[191] 周娟. 澳大利亚公立医院供给模式研究[J]. 管理观察，2015(18)：148-150.

[192] 周凌志，刘俊，罗利刚等. 国外卫生服务守门人制度的发展现状及启示[J]. 中国卫生事业管理，2010(12)：116-118.

[193] 周绿林，于彩霞. 卫生经济学[M]. 北京：科学出版社，2016.

[194] 朱恒鹏，林绮晴. 改革人事薪酬制度，建立有效分级诊疗体系[J]. 中国财政，2015(4)：69-71.

[195] 朱恒鹏. 建立分级诊疗体系如何可能[J]. 中国党政干部论坛，2018(10)：25-27.

[196] 朱恒鹏. 医疗卫生财政投入机制与国家治理体系现代化[J]. 经济学动态，2019(12)：3-14.

[197] 朱慧青，何克春. 从卫生资源与卫生服务利用流向看分级诊疗实施效果——以某市为例[J]. 现代医院，2018(2)：168-169.

[198] 朱玲. 政府与农村基本医疗保健保障制度选择[J]. 中国社会科学，2000(4)：89-99.

[199] 朱铭来，丁继红. 我国医疗保障制度在构建的经济学分析[J]. 南开经济研究，2006(4)：65.

[200] 资源配置严重失衡 法国出现大规模“医疗荒漠”[EB/OL]. http：//

www. vodjk. com/news/181012/1512413. shtml.

［201］邹萃. 建立分级诊疗新秩序［J］. 中国社会保障，2014(9)：68-70.

［202］邹晓旭等. 分级医疗服务体系构建：国外经验与启示［J］. 中国卫生经济，2015，34(2)：32-36.